高等职业教育“十四五”规划教材

黑龙江生物科技职业学院
高水平高职院校建设项目成果——项目化课程系列教材

中药提取分离技术

杨松岭　主编

中国农业大学出版社
· 北京 ·

内容简介

本教材以典型中药的提取分离为例，由七个项目组成，涵盖了常用中药化合物的提取分离方法。每个项目根据具体的生产需要，配以产品概述、工作情境、批生产指令、知识加油站、任务描述、任务准备、任务实施、生产记录、考核评价等相关内容。本教材以企业典型工作任务以及工作情境为导入，结合生产文件，讲解相关基础知识，以真实的工作岗位需求带领学生进行实操，构建能够完全符合职业要求的知识体系。

本教材每个项目按照实际生产岗位设置1～3个工作任务，每个工作任务由职业能力、任务描述、任务准备、知识准备、任务实施、任务考核六方面内容组成，便于学生加深理解和提高实践操作技能，且批生产记录为单页设计，可随时拆卸作为课堂记录使用。

本教材适用于高等职业院校中药学、中药制药技术、药品生产技术等相关专业教学，亦可作为药品生产企业专业技术人员的参考书。

图书在版编目(CIP)数据

中药提取分离技术/杨松岭主编．--北京：中国农业大学出版社，2022.1

ISBN 978-7-5655-2709-8

Ⅰ.①中…　Ⅱ.①杨…　Ⅲ.①中药化学成分－提取－高等职业教育－教材②中药化学成分－分离－高等职业教育－教材　Ⅳ.①R284.2

中国版本图书馆CIP数据核字(2022)第018091号

书　　名　中药提取分离技术

作　　者　杨松岭　主编

策划编辑　张　玉　　　　**责任编辑**　田树君　许晓婧

封面设计　郑　川

出版发行　中国农业大学出版社

社　　址　北京市海淀区圆明园西路2号　　　　**邮政编码**　100193

电　　话　发行部 010-62733489，1190　　　　读者服务部 010-62732336

　　　　　　编辑部 010-62732617，2618　　　　出　版　部 010-62733440

网　　址　http://www.caupress.cn　　　　**E-mail** cbsszs@cau.edu.cn

经　　销　新华书店

印　　刷　北京时代华都印刷有限公司

版　　次　2022年3月第1版　　2022年3月第1次印刷

规　　格　185 mm×260 mm　　16开本　　13.25印张　　330千字

定　　价　39.00元

编写人员

主　编　杨松岭

副主编　孙　妍　姜成忠

编　委　（以姓氏笔画为序）

闫久江（黑龙江珍宝岛药业股份有限公司）
孙　妍（黑龙江生物科技职业学院）
杨松岭（黑龙江生物科技职业学院）
杨依烨（天津红日药业股份有限公司）
陈玉花（黑龙江农业工程职业学院）
范志坤（黑龙江葵花药业股份有限公司）
尚　磊（黑龙江职业学院）
姜成忠（黑龙江生物科技职业学院）

序言

目前，我国高等职业教育的院校数量和办学规模都有了长足的发展，高等职业教育应该也必须进入内涵建设阶段。从高职院校实施重点建设项目的进程来看，自21世纪初的教改项目，到2006年开始的国家示范性高职院校和骨干院校建设项目，到2015年启动的优质高职院校项目，再到2019年中国特色高水平高职院校建设，应该说，进入改革发展新阶段的高职院校已经具备了比较充足的内涵建设实力和一定的内涵建设水准。如果内涵建设水准是高水平高职院校的基础，那么一定数量的高水平专业应该是其基础之基础，而课程建设既是高水平专业建设的基础，也是高水平专业建设的重点和难点。对一所学校而言，先进的教学理念和创新的教改观念，只有落实到每一位教师，落实到每一门课程，落实到每一堂课的教学中，才能有效发挥对教学积极促进的作用。

《国务院关于加快发展现代职业教育的决定》（国发〔2014〕19号）明确提出，要推进人才培养模式创新，推行项目教学、案例教学、工作过程导向教学等新型教学模式。为尽快适应新的形势要求，提高广大教师教学水平，2015年1月，黑龙江生物科技职业学院聘请以教育部职业教育师资培训基地、国家示范性高职院校——宁波职业技术学院戴士弘教授为首的专家团队，开展了为期一年的教师职业教育教学能力培训。通过培训，全院专任教师高质量完成了主讲课程的项目化整体设计和单元设计，有81.39%的专任教师通过了专家组的测评，有效提升了教师的课程开发能力、教学设计能力、项目式教学实施能力和项目化教改研究能力，为提升课堂教学质量打下了坚实基础。2016年，学院明确将优质项目化课程建设作为教学工作重点，制定了《优质项目化课程建设实施方案》《骨干专业项目化课程体系改造实施方案》等推进制度，明确了项目化教材既是教材又是学材，既是指导书又是任务书，既承载知识又体现能力培养的总体编写思路。项目化教材要打破学科体系，以生产实际设计任务为驱动，按项目化要求安排教学内容；在内容的编排上，要遵循基于工作过程、行动导向教学的六步法原则；在实现教学目标上，要依据课程改革要求和工作实际需求对相关知识点予以整合，使教学过程与工作过程相关联；在考核评价上，要通过工作任务的完成体现学生对知识的掌握和技能的提升，由此对于项目教学过程和结果进行评价。

2019年1月，国务院颁发《国家职业教育改革实施方案》(国发〔2019〕4号)进一步提出，推动实施“三教”改革作为促进产教融合校企“双元”育人的重要抓手。经过多年的摸索，学院项目化课程建设思路进一步明确，提出立足职业岗位要求，把现实职业领域的生产、管理、经营、服务等实际工作内容和过程作为课程的核心，把典型的职业工作任务或工作项目作为课程的主体内容，并与1+X证书制度要求相衔接，若干个项目课程组成课程模块，进而有机构成与职业岗位实际业务密切对接的课程体系。2016年起，学院先后4批遴选并确定了51门课程为优质项目化课程建设项目。由蔡长霞、翟秀梅、杨松岭等11名院级评审专家与课程负责人共同以“磨课”的方式，一门课程一门课程“说”设计、一个单元一个单元“抠”细节，经过广大教师的共同努力，共计建成1门国家级精品资源共享课、1门国家级精品在线开放课程、18门省级精品在线开放课程、2门省级课程思政示范课。通过项目化课程建设，锻炼出一支德技精湛的教师队伍，打造出一批优质项目化课程，建成了一批内容形式精良的教材，形成了一套精准施教的有效教法，学院内涵建设水平迈上新的台阶，有力推动了学院高质量发展。

“白日不到处，青春恰自来。苔花如米小，也学牡丹开。”这首《苔》是清代诗人袁枚的一首小诗，从中人们可以领悟到生命有大有小，生活有苦有甜。作为默默耕耘在高职一线的教师，如无名的花，悄然地开着，不引人注目，也少人喝彩。即使这样，他们仍然执着地盛开，毫无保留地把自己最美的瞬间绽放给这个世界。今天，看到学院项目化课程系列教材陆续问世，虽然它们只是一朵朵微小的苔花，却也定将会像牡丹那样，开得阳光灿烂，开得生机勃勃！花朵芬芳，因为凝聚了众人的汗水，我不敢专美，更不敢心中窃喜，我知道我们前面的路还很长，但我坚信，有种子，花总要开的，我更坚信，繁花似锦就在前面。

2020年是极不平凡的一年，突如其来的新冠疫情虽然对我们的教学造成了极大冲击，但也激发了我们为教育事业发展奋进的力量。我希望全院教师不忘初心，牢记使命，把全部的精力用于课程改革和课程建设中去，专注课堂、专注学生，继往开来，努力开发出更多、更好的项目化教材和教学资源并应用到教学中去，争创中国特色高水平高职院校和全国百所乡村振兴人才培养优质院校！

黑龙江生物科技职业学院党委书记　李东阳

2020年12月于哈尔滨

前言

2019 年 1 月，国务院发布《国家职业教育改革实施方案》(以下简称《方案》，职教 20 条)，提出建设一大批校企“双元”合作开发的国家规划教材，倡导使用新型活页式、工作手册式教材并配套开发信息化资源。2019 年 12 月，教育部印发《职业院校教材管理办法》，要求规范和加强职业院校教材管理，可见国家对职业教育教材建设的重视程度。2020 年 1 月，国家教材委员会印发的《全国大中小学教材建设规划(2019—2022 年)》明确指出：职业教育教材关键是体现“新”“实”，反映新知识、新技术、新工艺、新方法，及时编修，提升服务国家产业发展能力，同时解决“多而少优”的问题。

职业教育教材对于培养国家高素质劳动者和技术技能人才，提升新时代职业教育现代化水平，促进经济社会发展和提高国家竞争力具有重要的指导意义。

本教材突出职业教育特点，深化产教融合，强化企业参与，系“双元”合作开发教材。教材内容科学先进、针对性强。突出理论和实践相结合，强调实践性，充分反映中药制药产业最新进展，及时将中药制药产业发展的新技术、新工艺、新规范纳入教材内容，反映主要岗位群及典型工作任务的职业能力要求。

本教材与传统教材相比，具有以下 4 个特征：

1. 基于工作过程的思路编排项目和任务，内容强调实践性

教材坚持以职业能力为本位，以应用为目的，以中药提取分离岗位群的工作过程为主线，将岗位标准与教学标准融合，以典型工作任务驱动知识和技能的学习，教材告诉学生的是“是什么，做什么，怎么做”，同时用心领悟“为什么做”，应具备哪些“职业素养”，教材结构和内容更突出实用性和实践性，符合技术技能人才培养的基本要求，也体现了基于工作过程的学习。

2. 基于对学生综合职业能力的培养，做到内容和形式上的创新

教材具备“工作活页”的属性，内容源于职业典型工作任务，基于校企“双元”合作，工学结合一体的人才培养模式，服务于企业用人需求，满足学习者职业生涯发展要求。教材不仅在形式上打破了传统教材的编写模式，而且在内容上突破了传统教材的结构体例，在国内职业教育教材领域中均属开创性的尝试。

3. 基于职业教育思想导向，思想上强调职业道德和职业意识的培养

在功能上，本教材除了具有一般教材思想品德教育功能外，还突出其职业引导功能。通

过教材使学生了解职业、热爱职业岗位，帮助学生树立正确的价值观、择业观，培养良好的职业道德和职业意识。不仅传授知识，而且更突出技能和能力的培养。

4．基于多元受众，不断改革创新，促进岗位成才

教材由企业实践经验丰富的技术专家和职业院校具备双师素质、教学经验丰富的一线专业教师共同编写。教材内容体现理论知识与实际应用相结合，衔接“1＋X”证书内容。既能满足学历教育需求，也能满足职业培训需求。教材可供职业院校教师教学、行业企业员工培训、岗位技能认证培训等多元使用。

本教材由杨松岭任主编，孙妍、姜成忠任副主编，杨依烨、闫久江、范志坤、陈玉花、尚磊参编。具体分工如下：尚磊编写项目一，杨松岭编写项目二、项目三、项目四，孙妍编写项目五，姜成忠编写项目六、项目七，陈玉花编写所有项目附件的批生产指令和批生产记录，闫久江、范志坤、杨依烨编写所有项目附件的各类文件。

在本教材的编写过程中，得到了各院校的大力支持和配合，许多同仁也对本教材的编写提出了宝贵的意见。同时，参阅了部分专家、学者的研究成果和论著，在此一并致谢！

在教材编写过程中，虽几经易稿，但由于编者水平有限，教材中定当有不当和疏漏之处，敬请广大师生和同行批评指正。

编　者

2021年8月

目　录

项目一　茶叶中咖啡因的提取 …… 1
任务　茶叶的浸提 …… 7
项目二　柴胡中柴胡皂苷的提取 …… 21
任务 1　柴胡的回流提取 …… 25
任务 2　柴胡提取液的浓缩 …… 29
任务 3　柴胡浓缩液的干燥 …… 33
项目三　陈皮中橙皮苷的提取 …… 50
任务 1　陈皮的连续回流提取 …… 54
任务 2　陈皮提取液的乙醇回收及浓缩 …… 59
项目四　肉桂中挥发油的提取与包合 …… 75
任务 1　肉桂挥发油的水蒸气蒸馏提取 …… 79
任务 2　肉桂挥发油的包合 …… 84
任务 3　挥发油包合物的减压干燥 …… 89
项目五　连翘中连翘苷及连翘脂苷的提取分离 …… 104
任务 1　连翘的煎煮提取 …… 109
任务 2　连翘提取液的醇沉与乙醇回收 …… 118
任务 3　连翘提取液的喷雾干燥 …… 125
项目六　金银花中绿原酸的提取分离 …… 149
任务 1　金银花的超声提取 …… 150
任务 2　金银花提取液的精制 …… 155
项目七　黄芩中黄芩苷的提取分离 …… 173
任务 1　黄芩的煎煮提取 …… 177
任务 2　黄芩提取液的精制 …… 180
任务 3　黄芩提取物的微波干燥 …… 184
参考文献 …… 200

项目一　茶叶中咖啡因的提取

【项目导学】

我们都知道茶有提神的效果,这种提神的效果来自咖啡因。咖啡因又叫咖啡碱,是一种生物碱化合物,属于中枢神经兴奋剂,对人体比较温和,它可刺激人体中枢神经系统引起大脑的兴奋,消除疲劳,缓解疼痛,提高工作效率,加强新陈代谢,促进血液循环,增强人体心脏和胃肠道方面的功能,一般适量饮用不会影响身体健康。目前,有咖啡因成分的咖啡、茶、软饮料及能量饮料十分畅销,因此,咖啡因也是世界上最普遍被使用的精神药品。茶是咖啡因的主要来源之一,有数据显示,茶中咖啡因占2%~5%,咖啡豆中咖啡因的含量是1%~2%。也就是说,同质量的茶叶和咖啡豆相比较,茶叶的咖啡因含量要比咖啡豆高。所以咖啡因可以从茶叶中提取,作为精细化工原料,主要用于制药、食品和饮料工业。

【项目要求】

能力目标	知识目标	素质目标
1. 能正确地进行中药浸提操作; 2. 了解中药提取岗位的相关生产文件; 3. 能了解中药提取岗位的生产流程。	1. 理解生物碱类化合物的化学性质和药理作用; 2. 描述浸提法及提取基本原理; 3. 识记浸提法的提取过程。	1. 认识中药提取岗位的职业要求; 2. 知道精神类药品的危害,增强法制观念; 3. 对中药传统文化有所认识; 4. 通过任务结果评价,促进培养学生求精、拓新的工匠精神。

【知识加油站】

一、中药提取分离的常用术语

中药提取分离技术的常用术语分成4类,包括药物分类名词、中药提取物术语、中药提取术语和工艺术语。

(一)药物分类名词

1. 中药　是指在中医基础理论指导下用以防病治病的药物,包括中药材、中药饮片和中成药。

2. 中药材　是指药用动物、植物、矿物的药用部分，采收后经产地初加工形成的原料药材。

3. 中药饮片　药材经过炮制后可直接用于中医临床或制剂生产使用的处方药品。

4. 中成药　中药成药的简称，它以中药饮片为原料，在中医理论指导下，按法定处方和制法大批量生产，具有特有名称，并标明功能主治、用法用量和规格，实行批准文号管理的药品。

(二)中药提取物术语

1. 中药提取物　是以中药材为起始原料，按中医临床和中药现代制剂生产的处方要求，将原药材经加工、炮制、提取精制，制备出的物态稳定，含有一种或几种功能主治明确的化合物，并具有稳定可控的质量标准的制剂原料。提取物包括以水或醇等为溶剂经提取制成的流浸膏、稠浸膏或干浸膏，或含一类或数类有效成分的有效部位和含量达到90%以上的单一有效成分。

2. 有效成分　是指存在于中药中具有生物活性的单体化合物，能用结构式和分子式表示，具有一定的物理常数，如熔点、沸点、溶解度、旋光度等。

3. 无效成分　是指中药中没有生物活性和防病治病作用的化学成分。如：果胶、树胶、黏液质、叶绿素等均未表现有生物活性，故属于无效成分。

4. 有效部位　是提取分离过程中得到的中间体，为混合物，包含多种有效成分在内。如在提取中得到的银杏总黄酮、人参总皂苷、苦参总碱等均属于有效部位，它们含有多种有效成分，若想获得有效成分的单体，我们需要进一步进行分离和精制。

5. 干浸膏　是指中药以某一种溶剂浸出，所得浸出液经浓缩、干燥至含水量约为5%的提取物，如甘草浸膏、紫花杜鹃浸膏等。

6. 稠浸膏　是指从中药材中以某一种溶剂浸出，所得浸出液经浓缩至含水量为15%～20%的制成品，称为稠浸膏。如刺五加浸膏。

7. 流浸膏　是指从中药材中以某一种溶剂浸出，所得浸出液经过浓缩除去部分溶剂而制成的浸出液。除另有规定外，每1 mL流浸膏相当于中药材1 g。如复方益母草流浸膏。

(三)中药提取术语

1. 提取　是指选择适当的溶剂和提取方法使中药材中所含的有效成分或有效部位尽可能浸出的单元操作。

2. 浓缩　是为了提高中药浸出液浓度的一类单元操作工序的总称。

3. 浸出　从中药材中以某一种溶剂浸出一种浸出液的单元操作过程，是中药提取过程中的一个工序。它是从固体物质中分离一种溶剂可溶物的手段。

4. 精制　是从中药浸出液中分离有效成分，去除杂质的一些单元操作的总称，也称除杂。它包括萃取、沉淀、吸附、洗脱、离子交换、离心和过滤等。

(四)工艺术语

1. 工艺流程　是指中药生产中从药材投入到取得产品，依次连续的通过设备或管道进行加工的过程。

2. 工艺流程图　是根据一定的生产方法制定的，是按顺序组成全部生产的工艺操作的图解式描述，并注明参与这些操作的物料、控制参数与条件及由操作产生的结果。

3. 工艺规程　它是为生产特定数量的成品而制定的一个或一套文件，包括生产处方、生产操作要求和包装操作要求，规定原辅料和包装材料的数量、工艺参数和条件、加工说明（包括中间控制）、注意事项等内容。

4. 批生产记录　是指一个批次的待包装品或成品的所有生产记录。批生产记录能提供该批产品的生产历史以及与质量有关的情况。

二、生物碱类化合物

生物碱类化合物（二维码 1-1）是主要存在于生物体内一类含氮的有机化合物，但不包括氨基酸、蛋白质和 B 族维生素。大多数生物碱分子是较复杂的杂环化合物且氮原子多结合在杂环内具有碱性，能和酸结合生成盐，但也有一些例外，像麻黄碱的氮原子不在环内，秋水仙碱几乎没有碱性。

二维码 1-1
生物碱类化合物

生物碱主要分布在植物界，绝大多数存在于高等植物的双子叶植物中。在植物体内，有一定碱性的生物碱往往和有机酸结合成盐存在，如柠檬酸盐、草酸盐、酒石酸盐等，少数生物碱与无机酸结合成盐，如盐酸小檗碱；少数碱性极弱的生物碱以游离态存在，如酰胺类。极少数生物碱以酯、苷、氮氧化物形式存在。

（一）生物碱的生物活性

多数生物碱有较强的生理活性，是中药中重要的有效成分之一。

1. 镇痛作用　多数具镇痛活性的生物碱属于异喹啉生物碱，罂粟中所含的吗啡碱是著名镇痛剂。又如罂粟科植物延胡索中的生物碱延胡索乙素具有显著的镇痛作用。

2. 解痉作用　中药洋金花中所含的生物碱成分莨菪碱具有显著的解痉作用，东莨菪碱也具有类似作用，并具有扩张毛细血管，改善微循环等作用。

3. 抗菌消炎作用　黄连中的小檗碱具有抗菌消炎、抗肠道细菌感染等作用。苦参碱是有激素样作用而无激素副作用的强力抗炎药。

4. 抗癌作用　天然生物碱成分是一类很有前途的抗癌活性物质，如喜树碱及其类似物具有 DNA 断裂的独特抗癌机制，对肝癌细胞有良好的选择性。长春新碱可抑制 k562 细胞增殖，具有抗肿瘤的作用。苦参中的苦参碱和氧化苦参碱对癌细胞有着显著的抑制作用。

5. 止咳平喘　麻黄碱、伪麻黄碱是中药麻黄中主要的生物碱化合物，可用于预防支气管哮喘发作和缓解轻度的哮喘发作，目前用得最多的是治疗各种原因引起的鼻黏膜的充血肿胀所致的鼻塞，所以经常加入抗感冒复方制剂中。

素质提升

私人种植多少罂粟不违法

罂粟是一种美丽的植物，叶片碧绿，花朵五彩缤纷，茎株亭亭玉立，蒴果高高在上，但从蒴果上提取的汁液，可加工成鸦片、吗啡、海洛因；入药，有敛肺、涩肠、止咳、止痛和催眠等功效，治久咳、久泻、久痢、脱肛、心腹筋骨诸痛。因此，鸦片成为世界上毒品的重要根源，而罂粟这一美丽的植物可以称为恶之花了。

罂粟，属于毒品原植物。在我国，对罂粟种植严加控制，未经国家有关部门批准一律禁止种植。非法种植罂粟不满五百株的，按治安案件处理，五百株以上的按刑事案件处理。

根据《中华人民共和国刑法》第三百五十一条的规定，非法种植罂粟、大麻等毒品原植物的，一律强制铲除。有下列情形之一的，处五年以下有期徒刑、拘役或者管制，并处罚金：

种植罂粟五百株以上不满三千株或者其他毒品原植物数量较大的；经公安机关处理后又种植的；抗拒铲除的。

非法种植罂粟三千株以上或者其他毒品原植物数量大的，处五年以上有期徒刑，并处罚金或者没收财产。

(二)生物碱的化学结构

大多数生物碱是较复杂的杂环化合物，所以生物碱的分类方法也比较复杂，目前多采用化学结构分类法，下面介绍一下生物碱类化合物的结构与分类：

1. 有机胺类　此类生物碱结构比较简单，而且突出的特点是氮原子不结合在环内，但仍有很强的生物活性，如麻黄碱和伪麻黄碱，氮原子不在苯环上，止咳平喘作用强；分子相对比较小，有挥发性，能随水蒸气蒸馏出来。

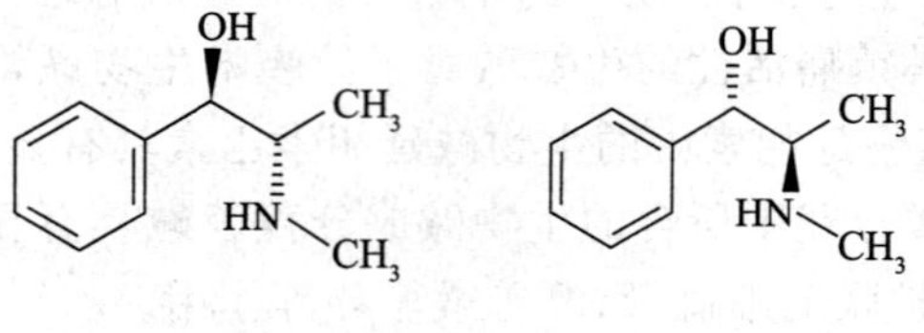

麻黄碱　　伪麻黄碱

2. 莨菪烷类　是莨菪醇和有机酸缩合而成的脂类化合物，许多重要的中药主要成分均为此类生物碱，如颠茄的根和叶中含有多种莨菪烷类生物碱，代表成分莨菪碱和东莨菪碱，这类化合物能平喘解痉止痛。

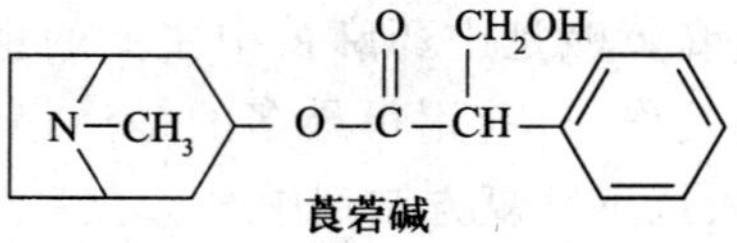

莨菪碱

3. 喹啉类　喹啉类生物碱目前已知有150多个，主要分布在芸香科植物中，该类生物碱具有喹啉基本母核，代表化合物为喜树碱，它有较强的抗癌活性，目前主要用于治疗白血病和直肠癌。

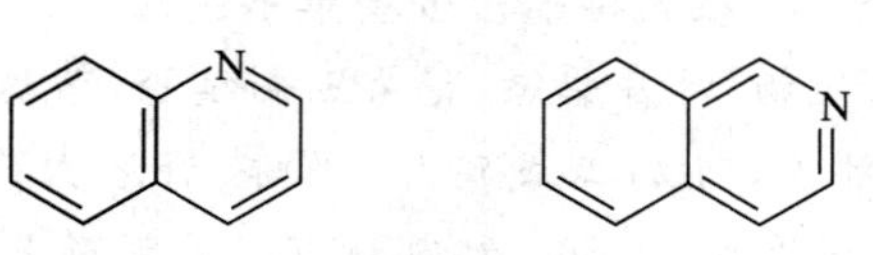

喹啉　　异喹啉

4. 异喹啉类　是最大的一类生物碱，数量最多，结构类型也最多，生物活性广，它以异喹啉或四氢异喹啉为基本母核，根据连接基团不同，又可以分成小类。异喹啉类生物碱广泛分布于防己科、罂粟科、豆科、小檗科和番荔枝科的植物中，小檗碱、吗啡、可待因均属于异喹啉类生物碱。

5. 吲哚类　此类生物碱具有吲哚母核，也是化合物数目比较多的一类生物碱，主要分布在马钱科、夹竹桃科、茜草科等植物中，如从中药马钱子中分离的士的宁也称番木鳖碱；从萝芙木属植物中提取的利血平，它能降低血压和减慢心率，其作用非常缓慢、温和而持久，是目前常用的一种降压药。

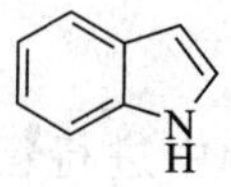
吲哚

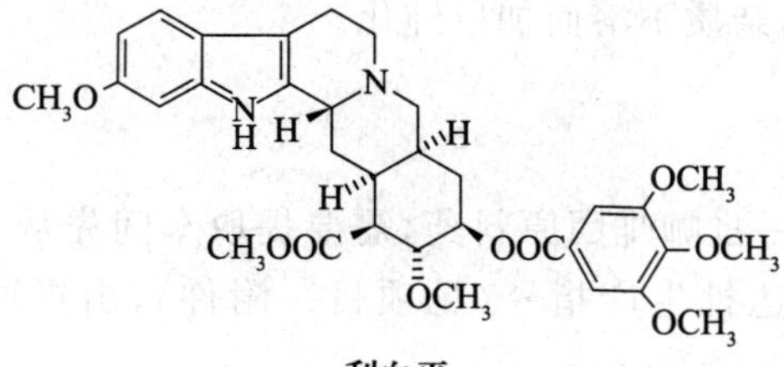

利血平

6. 黄嘌呤类　是由咪唑和嘧啶相骈合的二环化合物，分子结构中含有四个氮原子，属于多氮杂环。典型的药物包括咖啡因，茶碱，可可碱。

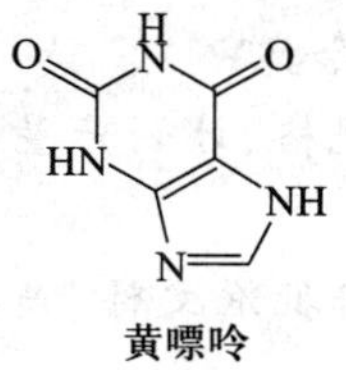

黄嘌呤

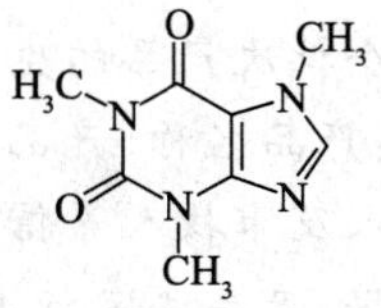

咖啡因

(三)理化性质

1. 颜色　大多数生物碱是无色或白色，只有少数生物碱含有较长的共轭体系而具有颜色，如小檗碱为黄色，血根碱为红色。

2. 气味　生物碱多具有苦味或辛味，成盐后苦味增强，如盐酸小檗碱的苦味强于小檗碱，个别生物碱具有甜味，如甜菜碱。

3. 挥发性与升华性　多数生物碱无挥发性，少数小分子、游离态的生物碱具有挥发性和升华性。如咖啡碱具有升华性，麻黄碱、槟榔碱具挥发性，可采用水蒸气蒸馏法提取。

4. 旋光性　大多数生物碱分子有手性碳原子存在，即具有光学活性，且多数为左旋光性。生物碱的生物活性与其旋光性密切相关，通常左旋光体生物活性强于右旋光体，如左旋-莨菪碱比右旋-莨菪碱的散瞳作用大100倍。

5. 溶解性　影响生物碱溶解性的因素很多，其与结构中的氮原子存在状态，分子量大小，所含极性集团的种类和数量等因素有关。

一般来说，我们根据生物碱的溶解性将生物碱分成脂溶性生物碱和水溶性生物碱。

大多数游离的伯胺、仲胺、叔胺类生物碱均为脂溶性生物碱，易溶于亲脂性有机溶剂、酸水，难溶于水和碱水。但此类生物碱成盐后，一般易溶于水，可溶于醇类，由于酸的种类不同，所形成的盐溶解度也有差异，如含氧酸盐的水溶性往往较大，与大分子有机酸所形成的盐水溶性差，与小分子有机酸或无机酸形成的盐水溶性较好。

水溶性生物碱主要指季铵型生物碱和氮氧化物的生物碱(如氧化苦参碱),可溶于水、甲醇、乙醇。小分子的生物碱(如麻黄碱)既可溶于水,又可溶于有机溶剂。

(四)提取方法

具有一定碱性的生物碱在植物体内都以盐的形式存在,故可以采用水和酸水提取。酸水提取一般采用0.5%~1%的无机酸水提取,以便将生物碱有机酸盐置换成无机酸盐,增大溶解度。通常使用盐酸、硫酸、醋酸、酒石酸等。

游离生物碱及生物碱盐也可采用醇提法。但其缺点是提取液常含有亲脂性杂质,可利用生物碱溶于酸水,杂质不溶而加以纯化。

【生产指令】

企业计划生产一批咖啡因原料药,需要提取车间先从茶叶中进行粗提。生产部根据生产计划由工艺员下达批生产指令(见项目一附件),由提取车间组织进行茶叶中咖啡因的提取。

岗位知识扩展

批生产指令

批生产指令为一个批次产品的生产总指令。

批生产指令内容:产品名称、产品批号、规格、计划产量、生产日期、处方、包装材料数量、备注、指令人及审核人等信息。

生产指令编制依据:产品法定标准及注册批准文件、产品工艺规程、产品的验证文件、有关的标准操作程序。

批生产指令由生产部生产调度员/工艺员根据生产计划、库存情况及相应的工艺处方进行编制,生产部部长审核,质量部部长批准,至少提前一天发放给生产车间,每批产品生产前由生产车间专人负责分批发放,生产结束随批生产记录装订。

一、产品概述

1. 产品名称:茶叶提取液

2. 处方:每批产量500 mL

原辅料名称	每100 mL用量	每批生产用量
茶叶	1 g	5 g

二、生产工艺流程图

茶叶提取的生产工艺流程图见图 1-1。

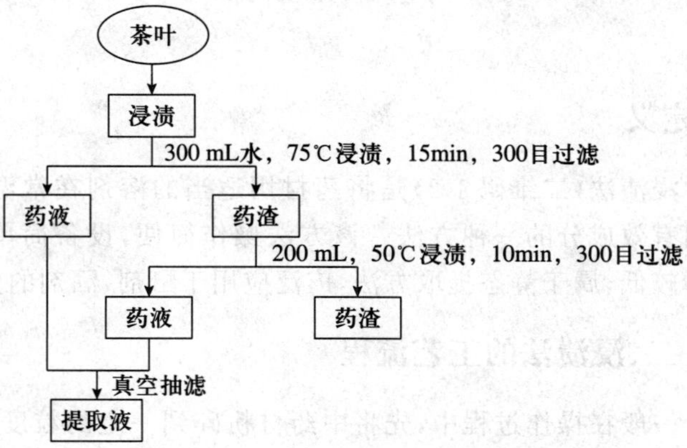

图 1-1　茶叶提取生产工艺流程图

任务　茶叶的浸提

【职业能力】

1. 能根据生产指令计算相关物料的用量，并填写领料单；
2. 能按规程进行生产前检查，并确认检查结果；
3. 能正确填写生产过程凭证；
4. 能根据生产过程填写批生产记录；
5. 能读懂工艺规程及标准操作规程；
6. 能清楚生产后清场要求；
7. 能应用浸渍法提取中药材。

【任务描述】

取称量好的绿茶，放入烧杯中。加入 300 mL 75℃水，置于 75℃水浴锅中进行恒温加热，用玻璃棒不断搅拌，浸提 15 min 停止，用 300 目滤网过滤。茶叶残渣再加入 200 mL 50℃水，置于 50℃水浴锅中进行恒温加热，用玻璃棒不断搅拌，浸提 10 min 停止，用 300 目滤网过滤。合并两次所得滤液，真空抽滤，用量筒量取滤液，备用。

【任务准备】

1. 任务场地：一体化实训室
2. 建议学时：2 学时
3. 物料要求：绿茶、饮用水

4. 仪器设备要求:电子天平、电陶炉、水浴锅、无油真空过滤装置、滤纸、500 mL 烧杯、300 目滤网、温度计、玻璃棒、500 mL 量筒

5. 文件要求:工艺规程、批生产记录、生产凭证

【知识准备】

一、浸渍法的定义

二维码 1-2
浸渍法

浸渍法(二维码 1-2)是将药材用适当的溶剂在常温或温热的条件下浸泡出有效成分的一种方法。该方法操作简便,设备简单,但所需时间长,提取率较低,属于静态提取方法,广泛应用于酊剂、酒剂的生产。

二、浸渍法的工艺流程

一般在操作过程中,先将中药材粉碎到一定的粒度后,装入适宜的容器中,加入适宜的溶剂(如水、乙醇等),室温或加热浸泡规定的时间,过滤,形成浸提液和药渣。保留浸提液,从而得到有效成分。

通过浸渍法的工艺流程,可以看出浸渍法主要工艺参数是浸泡温度和浸泡时间,一般情况下,根据浸泡温度将浸渍法分为冷浸渍法和热浸渍法。

(一)冷浸渍法

冷浸渍法多在室温下进行,也称常温浸渍法,视药材品种,一般要浸渍 3～5 d,甚至长达数月。

冷浸渍法,不用加热,故适用于含挥发性、多糖、黏性物质及不耐热成分的药材,药物生产中酊剂、酒剂常用此法。此法还有一个优点,溶剂以浸出一次为度,所得的成品在室温下一般能保持较好的澄明度。

(二)热浸渍法

热浸渍法与冷浸渍法基本相同,但浸渍温度与溶媒有关,一般乙醇为溶媒时,在 40～60℃进行浸渍,水为溶媒时,在 60～80℃进行,这样可以缩短浸提时间,其余操作和冷浸渍法相同。

热浸渍法,由于温度较高,可以大幅度缩短浸出时间,提高效率,有效成分浸提也更全面。但由于浸提温度高于室温,故浸出液中杂质浸出量也相应增加,冷却后有沉淀析出导致澄明度不如冷浸渍法好。含有不稳定成分的药材不采用此法。此法一般也适用于酒剂生产。

(三)浸渍法的注意事项

1. 药材处理　浸渍的药材首先要根据生产处方要求进行炮制,然后根据溶剂的性质及药材的性质粉碎至适度,生产中一般为饮片或粗粉。

2. 浸渍溶媒　浸渍溶媒的选用要根据药材种类及成分性质选定;一般常用不同浓度乙醇溶液为溶媒;浸渍法因浸渍操作时间长,特别是在冷浸渍法中以水为溶媒时很容易变质,必要时还要加入适量的防腐剂。

3. 浸出液的收集　各种浸渍法都必须压榨药渣,这样可以把存在于药材组织内的浸提液收集回来,特别对于浸渍溶媒量相对较少时,压榨药渣取得残留浸出液可以更好地提高浸出量,也就是提高提取收率。

4. 浸渍时间　应结合具体条件和方法按实际浸出效率决定,以充分浸取其有效成分。

【任务实施】

一、生产前准备

序号	步骤	任务实施	操作要求
1	开具领料单	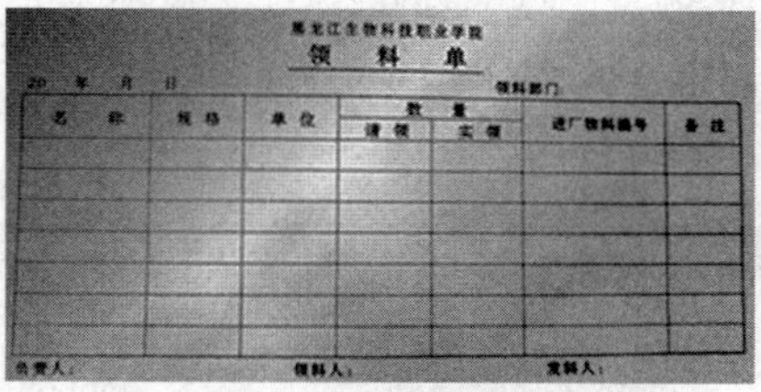 黑龙江生物科技职业学院 领　料　单 20　年　月　日　　领料部门 名　称 | 规格 | 单位 | 数量（请领 | 实领） | 进厂物料编号 | 备注 负责人：　　领料人：　　发料人：	由工序负责人根据生产指令开具需料领料单，一式两份，由车间主任签字，并到中药材库领取物料。
2	检查清场合格证（副本）	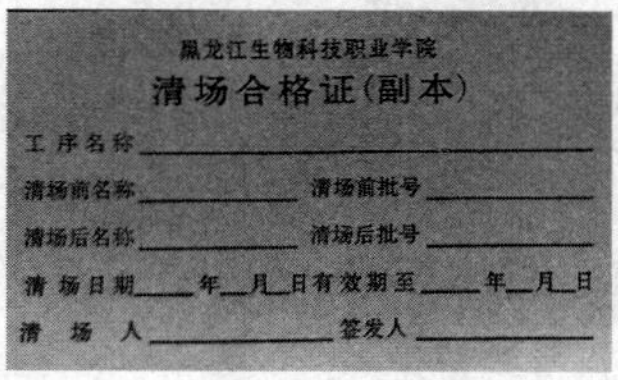 黑龙江生物科技职业学院 清场合格证（副本） 工序名称________ 清场前名称______ 清场前批号______ 清场后名称______ 清场后批号______ 清场日期____年__月__日有效期至____年__月__日 清场人______ 签发人______	检查上批清场合格证（副本），有效期是否在范围内，如合格，放入本批批生产记录中；如不合格，重新清场。
3	生产前检查	1. 检查生产现场清洁、设备清洁状态； 2. 检查是否有批生产指令、清场合格证（副本）、空白生产记录、岗位标准操作规程； 3. 检查物料包装完整，有物料标签，物料标签内容填写齐全，品名、批号、数量正确无误，与指令要求一致。	1. 环境、设备卫生符合要求。设备运转正常； 2. 各项记录文件齐全； 3. 核对物料品名、批号、规格、数量、质量与生产指令相符合。
4	开具生产许可证	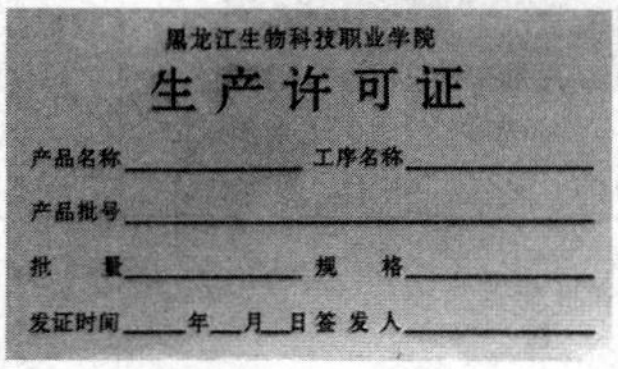 黑龙江生物科技职业学院 生产许可证 产品名称______ 工序名称______ 产品批号________ 批　量______ 规　格______ 发证时间____年__月__日签发人______	根据生产指令填写生产状态标志（生产许可证），并悬挂在指定位置。
5	称量配料	1. 检查天平校验合格证； 2. 按照批生产指令用量称取茶叶。	记录应及时、准确、真实、完整，称取过程及时记录在批生产记录中，均经复核人复核。

二、茶叶浸提

序号	步骤	任务实施	操作要求
1	第一次浸提	1. 将称量好的绿茶，放入烧杯中； 2. 加入 300 mL 75℃水，置于 75℃水浴锅中恒温加热； 3. 浸提 15 min，用 300 目滤网过滤，滤液、滤渣分别备用。	1. 加水量要符合要求； 2. 提取温度要符合要求； 3. 提取时间要符合要求； 4. 要不时地搅拌； 5. 及时准确填写批生产记录，并做到字迹清晰、数据完整，不得任意涂改和撕毁。

续表

序号	步骤	任务实施	操作要求
2	第二次浸提	1. 将茶叶残渣放入烧杯中； 2. 加入 200 mL 50℃水，置于 50℃水浴锅中恒温加热； 3. 浸提 10 min，用 300 目滤网过滤，滤液备用。	1. 加水量要符合要求； 2. 提取温度要符合要求； 3. 提取时间要符合要求； 4. 要不时地搅拌； 5. 及时准确填写批生产记录，并做到字迹清晰、数据完整，不得任意涂改和撕毁。
3	合并滤液	1. 合并两次所得滤液； 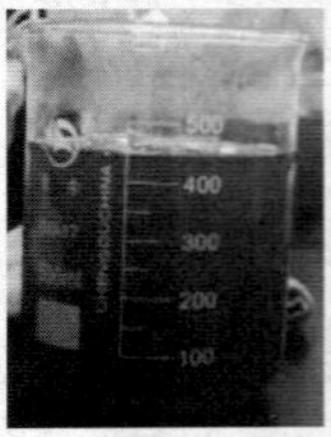 2. 真空抽滤； 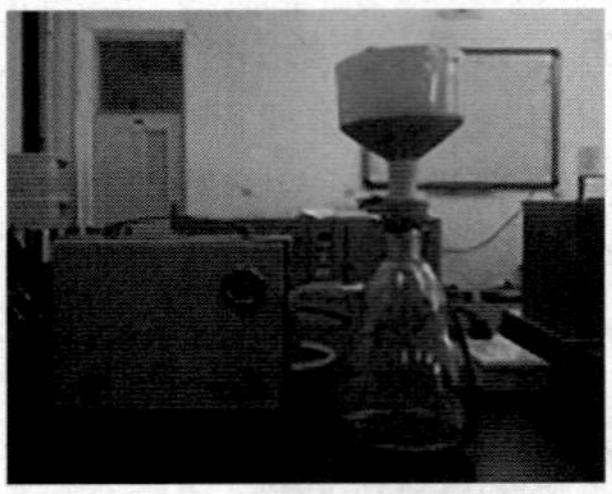 3. 用量筒量取滤液。	1. 准确量取滤液； 2. 及时准确填写批生产记录，并做到字迹清晰、数据完整，不得任意涂改和撕毁。

三、清场

序号	步骤	任务实施	操作要求
1	清洁生产现场	1. 清洁操作台、天平、设备、地面至干净； 2. 彻底清除产品遗留物料。 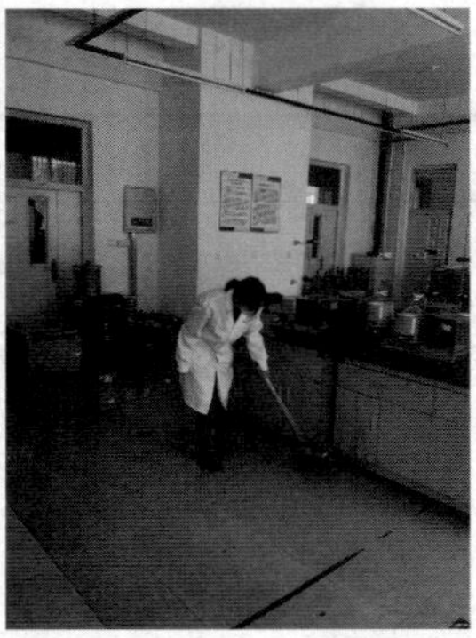	1. 无上批产品相关文件和物料； 2. 目视无污迹，表面光洁； 3. 生产所用工器具应清洁干净； 4. 地面、灯具、门窗、内墙应清洁干净。

续表

序号	步骤	任务实施	操作要求
2	填写记录	1. 填写清场记录，由 QA 检查合格，发给清场合格证； 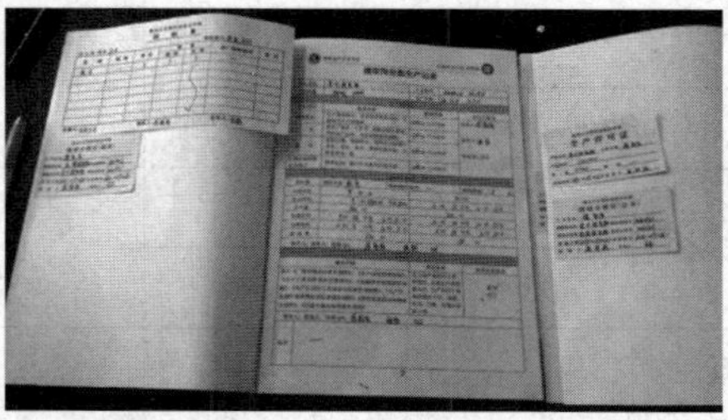 2. 清场合格证(正本)纳入批生产记录中，及时更换状态标识。	1. 要符合清场要求； 2. 及时准确填写批生产记录。

素质提升

生产后为什么要进行清场

从药品生产实施 GMP(药品生产质量管理规范)角度来说，降低人为差错，防止交叉污染和混淆是确保药品质量的重要前提，是实施 GMP 的主要目的之一。清场就是在每个生产阶段之间达到这一目的的核心措施。清场工作可以概括为“设备复位、清理物料、整理文件、清洁环境、人员退出”，从而完全排除生产过程对生产现场的全部影响，使其恢复到生产阶段之前的基础状态，排除该次生产活动对生产现场及后续生产活动的所有影响。达到降低人为差错、防止交叉污染和混淆的目的。

从标准化现场管理来说，清场即为 6S 标准化管理，是一种管理模式，即整理(SEIRI)、整顿(SEITON)、清扫(SEISO)、清洁(SEIKETSU)、素养(SHITSUKE)、安全(SECURITY)。

用以下的简短语句来描述 6S，也能方便记忆：

整理：要与不要，一留一弃；　**整顿**：科学布局，取用快捷；

清扫：清除垃圾，美化环境；　**清洁**：清洁环境，贯彻到底；

素养：形成制度，养成习惯；　**安全**：安全操作，以人为本。

【任务考核】

项目一　茶叶中咖啡因的提取考核表

<table>
<tr><td rowspan="3">基本信息</td><td>姓　名</td><td colspan="2"></td><td>班　级</td><td colspan="2"></td></tr>
<tr><td>学　号</td><td colspan="2"></td><td>组　别</td><td colspan="2"></td></tr>
<tr><td>考核日期</td><td colspan="2">年　月　日</td><td>总评成绩</td><td colspan="2"></td></tr>
<tr><td rowspan="9">考核内容</td><td rowspan="2">序号</td><td rowspan="2">步骤</td><td colspan="2">完成情况</td><td rowspan="2">标准分</td><td rowspan="2">评分</td></tr>
<tr><td>完成</td><td>未完成</td></tr>
<tr><td>1</td><td>生产前检查</td><td></td><td></td><td>10</td><td></td></tr>
<tr><td>2</td><td>第一次浸提</td><td></td><td></td><td>20</td><td></td></tr>
<tr><td>3</td><td>第二次浸提</td><td></td><td></td><td>20</td><td></td></tr>
<tr><td>4</td><td>合并滤液</td><td></td><td></td><td>10</td><td></td></tr>
<tr><td>5</td><td>清场检查</td><td></td><td></td><td>10</td><td></td></tr>
<tr><td>6</td><td>批记录、凭证填写</td><td></td><td></td><td>20</td><td></td></tr>
<tr><td>7</td><td>团队协作</td><td></td><td></td><td>10</td><td></td></tr>
</table>

项目一附件1　茶叶提取批生产指令

批　生　产　指　令

<table>
<tr><td>产品名称</td><td colspan="2">茶叶提取物</td><td colspan="2">规　　格</td><td colspan="3">—</td></tr>
<tr><td>产品批号</td><td colspan="2"></td><td colspan="2">计划产量</td><td colspan="3">500 mL</td></tr>
<tr><td>生产车间</td><td colspan="2">提取车间</td><td colspan="2">生产日期</td><td colspan="3">年　　月　　日</td></tr>
<tr><td rowspan="3">指令签发</td><td colspan="2">起草人</td><td colspan="2">（生产部工艺员签字）</td><td>拟定日期</td><td colspan="2">××××年××月××日</td></tr>
<tr><td colspan="2">生产部核准人</td><td colspan="2">（生产部长签字）</td><td>核准日期</td><td colspan="2">××××年××月××日</td></tr>
<tr><td colspan="2">质量部核准人</td><td colspan="2">（质量部长签字）</td><td>核准日期</td><td colspan="2">××××年××月××日</td></tr>
<tr><td rowspan="2">指令接收</td><td colspan="2">接收人</td><td colspan="2">（车间工艺员签字）</td><td>接收日期</td><td colspan="2">××××年××月××日</td></tr>
<tr><td colspan="2">现场 QA</td><td colspan="2">（质量部质检员签字）</td><td>接收日期</td><td colspan="2">××××年××月××日</td></tr>
<tr><td rowspan="3">原辅料</td><td>名称</td><td>生产厂家</td><td>包装规格</td><td>厂家批号</td><td>理论用量</td><td>消耗定额</td><td>实际用量</td></tr>
<tr><td>绿茶</td><td></td><td></td><td></td><td>5 g</td><td>—</td><td>5 g</td></tr>
<tr><td>—</td><td>—</td><td>—</td><td>—</td><td>—</td><td>—</td><td>—</td></tr>
<tr><td colspan="8">说明：仓库依据合格报告单发放物料。</td></tr>
</table>

生产状态标识粘贴页

领料单粘贴处： 清场合格证(副本)粘贴处：

项目一附件 2　茶叶提取批生产记录

提取岗位批生产记录

<table>
<tr><td>产品名称</td><td></td><td>产品批号</td><td></td></tr>
<tr><td>产品批量</td><td></td><td>生产日期</td><td>年　　月　　日</td></tr>
<tr><td colspan="4">生产前检查</td></tr>
<tr><td>检查项目</td><td>检查内容</td><td>检查结果</td><td>责任人签字</td></tr>
<tr><td>1. 现场状态</td><td>生产现场清洁、设备清洁状态完好，正确填写生产状态牌。</td><td>□符合　□不符合</td><td rowspan="4">检查人：
复核人：
现场 QA：</td></tr>
<tr><td>2. 文件</td><td>有生产指令、清场合格证(副本)、空白生产记录、岗位标准操作规程。</td><td>□符合　□不符合</td></tr>
<tr><td>3. 物料</td><td>包装完整，有物料卡，物料卡内容填写齐全，品名、批号、数量正确无误，与指令要求一致。</td><td>□符合　□不符合</td></tr>
<tr><td>4. 确认输料管道及阀门</td><td>管道走向，阀门开关是否正确无误。</td><td>□符合　□不符合</td></tr>
<tr><td colspan="4">提取生产操作</td></tr>
<tr><td>投料量</td><td>物料名称：</td><td>物料编码/批号：</td><td>物料数量：　g</td></tr>
<tr><td>浸提次数</td><td>第一次</td><td colspan="2">第二次</td></tr>
<tr><td>加水时间</td><td>时　分至　时　分</td><td colspan="2">时　分至　时　分</td></tr>
<tr><td>加 水 量</td><td>mL</td><td colspan="2">mL</td></tr>
<tr><td>保温时间</td><td>时　分至　时　分</td><td colspan="2">时　分至　时　分</td></tr>
<tr><td>出液时间</td><td>时　分至　时　分</td><td colspan="2">时　分至　时　分</td></tr>
<tr><td>滤 液 量</td><td>mL</td><td colspan="2">mL</td></tr>
<tr><td>合并滤液</td><td colspan="3">mL</td></tr>
<tr><td colspan="4">操作人：　　　　复核人：　　　　现场 QA：</td></tr>
<tr><td colspan="4">清　场</td></tr>
<tr><td colspan="2">清洁步骤</td><td>清洁要求</td><td>是否达到要求</td></tr>
<tr><td colspan="2">执行《厂房设施清洁操作规程》《生产过程管理规程》《生产工具及容器具管理规程》《地漏清洁标准操作规程》《生产区清洁工具清洁与存放管理规程》《生产区、仓储区废弃物处理标准操作规程》《提取系统清洁标准操作规程》《出渣车清洁标准操作规程》。</td><td>无上批产品相关文件和物料。目视无污迹，表面光洁。生产所用工器具应清洁干净。地面、灯具、门窗、内墙应清洁干净。</td><td>是□
否□</td></tr>
<tr><td colspan="4">操作人：　　　　复核人：　　　　现场 QA：</td></tr>
<tr><td>备注</td><td colspan="3"></td></tr>
</table>

生产状态标识粘贴页

生产许可证粘贴处：
清场合格证（正本）粘贴处：

项目一附件3　生产过程中相关状态凭证

××××药业有限公司

领　料　单

20　　年　　月　　日　　　　　　　　　　　　　　　　　　　　领料部门：

名称	规格	单位	数量		进厂物料编号	备注
			请领	实领		

负责人：　　　　　　　　　　　　领料人：　　　　　　　　　　　　发料人：

××××药业有限公司

生 产 许 可 证

产品名称　　　　　　　　　　　　工序名称

产品批号 ________________________________

批　　量 ______________　　规　　格 ______________

发证时间 ________年____月____日　　签 发 人 ______________

××××药业有限公司

清 场 合 格 证(正本)

工 序 名 称 ________________________________

清场前名称 ______________ 清场前批号 ______________

清场后名称 ______________ 清场后批号 ______________

清 场 日 期 ______年____月____日 有 效 期 至 ______年____月____日

清 场 人 ______________ 签 发 人 ______________

××××药业有限公司

清 场 合 格 证(副本)

工 序 名 称 ________________________________

清场前名称 ______________ 清场前批号 ______________

清场后名称 ______________ 清场后批号 ______________

清 场 日 期 ______年____月____日 有 效 期 至 ______年____月____日

清 场 人 ______________ 签 发 人 ______________

项目一附件 4　岗位职责

提取车间提取岗位职责

目的：建立提取车间提取岗位职责

范围：提取车间提取岗位

责任：提取车间提取岗位对岗位标准的实施负责

内容：

1. 素质要求

(1)工作热情：应以饱满的工作热情，投入到每日的工作中，完成好本职工作。

(2)责任心：对工作应有责任心，熟悉本操作产品的质量标准，做到认真、细心，保质保量完成本岗工作。

(3)操作技能：熟悉本岗位的标准操作规程(SOP)，了解设备的性能，掌握设备的使用、维护、保养。

(4)标准的执行力：生产中应严格按照 GMP(药品生产质量管理规范)要求，本岗位的标准操作规程(SOP)和生产计划执行。

2. 岗位要求

(1)上岗前按“进入生产区更衣规程”着装穿戴，并做好操作前的一切准备工作。

(2)严格按照岗位标准操作规程、工艺规程和设备操作规程操作，做到称量、配制准确，加入溶剂数量准确，提取次数准确，提取时间准确，操作正确，不得有差错。

(3)工作期间，严禁串岗，不得做与本岗位无关事务，不得擅离岗位。

(4)班前班后，投料前后，均要核对工艺处方、中药材饮片的名称、编码、数量并复核称量，加入规定数量的溶剂并复核，不得有误。

(5)认真如实填好原始操作记录，不得随意涂改，做好交接工作，保证合格中间产品进入下道工序。

(6)控制蒸汽加热，按规定温度提取，防止过热溢锅。按工艺要求过滤药液，清除药渣。

(7)生产结束或更换品种时，及时做好清洁卫生和清场工作，并认真填写清场记录。

(8)经常检查设备运转情况，注意设备维护、保养，非本设备操作人员不得操作设备。操作时发现故障应及时上报以杜绝事故的发生。

(9)出现不合格品、尾料，不得乱丢，做好记录，按规定处理。

(10)遵守企业各项规章制度，服从分配，遵守劳动纪律，做好本岗位工作。

项目一附件5　标准操作规程

生产前检查标准操作规程

目的:建立生产前检查操作规程,防止差错与混药。

范围:本规程适用于各品种生产前的检查。

责任:操作者、班组长、车间工艺员、车间质量检查员,对各自的检查工作负责。

内容:

1. 生产操作开始前,班组长必须对工艺卫生、设备状况进行检查。

(1)检查生产场所是否符合该区域清洁卫生要求。

(2)更换生产品种及批次前是否清场,清场者、检查者是否签字,未取得清场合格证不得进行另一品种及批次的生产。

(3)对设备状况进行检查,是否有“设备完好”及“清洁合格证”。

(4)对生产用计量器具、仪器、仪表进行必要的检查,超过计量周期不得使用。

(5)设备、容器、工具清洗是否符合标准,是否在规定的有效期内。

(6)对原辅料、包装材料、半成品进行核对,核对其名称、进厂编号(批号)规格、检验报告单、合格证等。

(7)检查岗位、设备等相关文件是否齐全。

2. 检查合格后,车间质量检查员进行复检,合格后方可开始生产。

项目二　柴胡中柴胡皂苷的提取

【项目导学】

1939 年，在太行山抗战的很多八路军将士患上了流感、疟疾等，因为封锁严密，药品很难运进来，药品异常缺乏。时任一二九师卫生部部长钱信忠号召医务人员上山采集柴胡熬成汤药给病号服用，“居然效果很好”。为方便携带，八路军制药厂将柴胡制成柴胡膏，但“临床效果不佳”，后来钱信忠提议把柴胡蒸馏提取制成针剂。

野战卫生部卫生材料厂药剂科长韩刚主持研发，没有专门的蒸馏设备，研制人员用白铁皮焊成水蒸气装置，把蒸汽通到放有柴胡的罐中，再连接焊接的冷却器装置收集蒸馏液。开始蒸出的柴胡液是浑浊的，上面漂浮着一层油，之后经第二次蒸馏，终于蒸出了透明的柴胡液体。这就是中医药史第一支肌注中药注射液，命名为“瀑澄利尔”。1941 年“五一节”，该药受到晋冀鲁豫边区大会的奖励，韩刚被八路军卫生部授予“创造发明家”称号。后来，这种针剂正式命名为“柴胡注射液”。当时用来“主治流感、回归热、产褥热、肺结核发展期发热，并能对付顽固疟疾”。

【项目要求】

能力目标	知识目标	素质目标
1. 能正确应用回流提取法进行中药提取操作； 2. 能正确进行中药浓缩操作； 3. 能正确进行中药提取物常压干燥操作； 4. 了解中药提取、浓缩、干燥岗位的相关生产文件； 5. 能了解中药提取各岗位的生产流程； 6. 能根据提取过程绘制工艺流程图，并规范标识物料加入点、工艺条件等信息。	1. 理解皂苷类化合物的化学性质和药理作用； 2. 描述回流提取法提取基本原理； 3. 识记回流提取法的提取过程； 4. 描述浓缩的含义、特点及适用范围； 5. 描述干燥的含义、特点及适用范围； 6. 识记常压干燥过程及设备。	1. 认识中药提取、浓缩、干燥岗位的职业要求； 2. 热爱中医药事业，弘扬中医药文化； 3. 培养学生主动学习的习惯和创新精神； 4. 培养学生环保意识和质量意识； 5. 培养学生敬业精神； 6. 通过任务结果评价，促进培养学生求精、拓新的工匠精神。

【知识加油站】

二维码 2-1
皂苷类化合物

皂苷类化合物(二维码 2-1)是一类结构比较复杂的苷类化合物。它的水溶液经振摇后能产生大量持久性、似肥皂样的泡沫,故名皂苷。皂苷类化合物在中药中分布广泛,常见于薯蓣科、玄参科、百合科、五加科、豆科、远志科、桔梗科、石竹科等植物中,许多中药如人参、三七、桔梗、远志、柴胡、甘草和绞股蓝等的主要成分都是皂苷类。一些海洋生物如海星、海参中也发现有皂苷存在。

(一)皂苷的生物活性

皂苷类化合物生物活性显著,特别是防治心脑血管疾病和免疫调节方面临床应用效果理想。

1. 抗菌、抗炎作用　皂苷类化合物具有明显的抗菌、抗炎活性,很多三萜皂苷和类固醇类皂苷均具有植物抗病原体和人类抗病原体的作用。

2. 降血脂、降胆固醇及抗动脉硬化作用　此类作用是皂苷一个重要而广泛的作用。众所周知的含有心血管活性皂苷的植物包括许多传统中药,最著名的是人参和西洋参,它们的主要有效成分为三萜皂苷,含量约 4%,其中须根含量较主根高,全植物中以花蕾含皂苷量最多。西洋参因有较强抗氧化活性和清除自由基作用,所以对心血管系统的作用较人参更强。

3. 免疫调节作用　皂苷对人体的免疫系统具有调节作用,包括免疫促进和免疫抑制作用。如人参和黄芪能增强机体自身免疫功能。人参皂苷对正常动物内皮系统的吞噬功能有刺激和促进作用,能使自身免疫增强,也是免疫调节剂。

4. 其他作用　如桔梗皂苷能抑制乙醇诱导的血清中谷丙转氨酶和谷草转氨酶的增加,使血清中白蛋白水平恢复正常,达到保肝的作用;薯蓣皂苷可用作合成甾体避孕药和激素类药物的原料。

素质提升

“人参皂苷 Rg3”研发人富力博士荣获国家中医药创新突出贡献奖

2017 年 1 月 10—11 日在北京召开的全国中医药科技创新工作会议上,人参皂苷 Rg3 的研发者、国家科技奖励项目评审专家、大连富生制药首席科学家——富力博士,作为一类单体中药项目中医药科技创新的杰出代表,凭借“国家技术发明二等奖——人参皂苷 Rg3 创制的关键技术及应用”,被国家中医药管理局授予国家中医药创新突出贡献奖。

富力博士与 2016 年度科学技术奖项获得者屠呦呦同台领奖,共同接受奖励的还有王永炎院士、张伯礼院士、于德泉院士、陈香美院士。彰显了国家和社会对于人参皂苷 Rg3 作为中医药现代化代表成果的充分肯定。

人参皂苷 Rg3 是我国继青蒿素之后自主研发的一个单分子天然药物,药品历时 15 年研发,创制了一套完整的转化、富集、拆分、纯化技术,实现了 95%纯度 Rg3 工业化生产,并完成了国内外抗肿瘤单体中药质量标准,其创制与应用标志着我国 Rg3 衍生新化合物研究和手性化合物工业化生产技术达到了国际先进水平,堪称中医药现代化创新发展的典范。

(二)皂苷的化学结构

皂苷有多种分类方法，按皂苷分子中糖链数目的不同，可将皂苷分为单糖链皂苷、双糖链皂苷、三糖链皂苷；根据皂苷元是否含有羧基，又可以分为酸性皂苷和中性皂苷；目前最常用的分类方法是根据皂苷元的化学结构分为甾体皂苷和三萜皂苷两大类。

1. 甾体皂苷　是具有螺旋甾烷类化合物结构母核的一类皂苷，具有 27 个 C 的螺旋甾烷或异螺旋甾烷结构；甾体皂苷元含 A、B、C、D、E 和 F 六个环，其中 A、B、C、D 环为甾体母核；E 环是呋喃环，F 环是吡喃环，两环以螺缩酮的形式相连接(C22 是螺原子)；当 C27 为 β-型，称螺旋甾烷；为 α-型，称异螺旋甾烷。甾体皂苷中一般不含有羧基，呈中性，故又称中性皂苷。

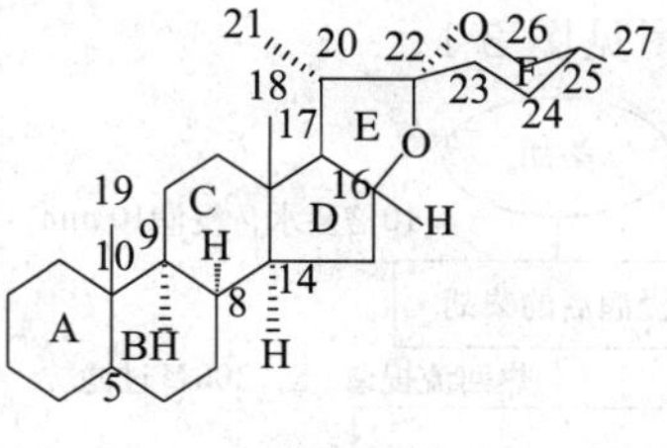

甾体皂苷

2. 三萜皂苷　是由三萜皂苷元和糖结合而成，其皂苷元由 6 个异戊二烯(C5H8)单位，30 个碳原子组成，由于分子中常连有羧基，呈酸性，故多为酸性皂苷。根据苷元的结构可将三萜皂苷进一步分为四环三萜和五环三萜两大类。

(三)理化性质

1. 性状　皂苷类化合物分子量较大，不易结晶，多为无色或乳白色无定形粉末，少数为晶体。皂苷多具吸湿性，味甘而辛辣，对黏膜有刺激性，尤其鼻内黏膜最为敏感，吸入鼻内可引起喷嚏。还可以反射性地促进呼吸道黏液腺分泌，使浓痰稀释，易于排出。桔梗、枇杷叶等止咳化痰药均含有皂苷。

2. 溶解性　皂苷类化合物一般可溶于水，易溶于热水、热乙醇和浓度较低的醇溶液中，几乎不溶于或难溶于丙酮、乙醚及石油醚等极性小的有机溶剂。

3. 表面活性　皂苷水溶液经强烈振摇能产生持久性的泡沫，且不因加热而消失，是因为皂苷具有表面活性，有降低水溶液表面张力的缘故，所以皂苷可作为清洁剂、乳化剂。

4. 溶血性　大多数皂苷能破坏红细胞而具有溶血作用，但并非所有皂苷都具有溶血作用，如人参总皂苷，而皂苷口服无溶血作用，因此含皂苷的中药静脉注射剂必须做溶血试验。

(四)提取方法

皂苷类化合物的提取以溶剂法为主，常用的溶剂为水或不同浓度乙醇。对于提取过程中溶出的极性杂质可采用正丁醇萃取法、大孔树脂法等除去。

【生产指令】

公司生产部根据销售部的销售计划和产品库存拟计划生产 1 批柴胡提取物，生产部调度员下达了批生产指令(见项目二附件)，近期由提取车间组织提取柴胡。

一、产品概述

1. 产品名称:柴胡提取物

2. 处方:每批产量 10 g

原辅料名称	每 1 g 用量	每批生产用量
柴胡	5 g	50 g

二、生产工艺流程图

柴胡提取的生产工艺流程图见图 2-1。

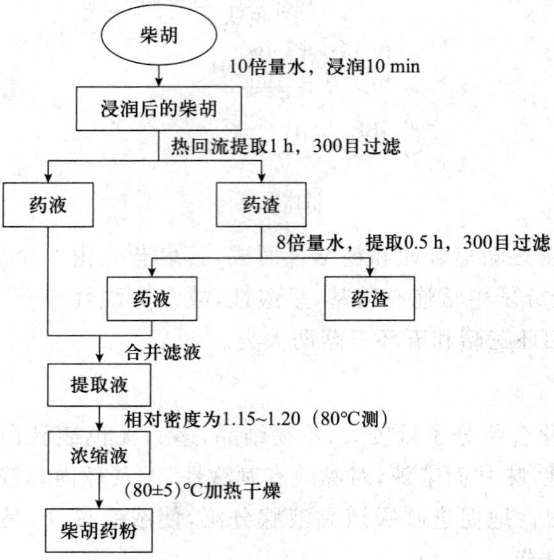

图 2-1　柴胡提取工艺流程图

岗位知识扩展

如何正确填写生产记录

1. 记录填写要内容真实,数据完整,记录及时,不得提前填写。

2. 字迹清晰,不得用铅笔填写。

3. 不得撕毁或任意涂改。如填写发生错误,应在上面画“—”,在旁边重写、签名并注明日期。画掉部分仍需清晰可辨认。

4. 记录内容填写齐全,不得留有空项。如无内容则用“—”表示,内容与上项相同时应重复抄写,不得用“''”或“同上”表示。

5. 品名不得简写,要填标准名。

6. 操作失误,数据偏移等不得掩盖,应如实填写。

7. 填写日期一律横写,并不得简写,如 2020 年 7 月 1 日不得写成“20”“1/7”或“7/1”。

8. 姓名应填写全名,不得只写姓或名,不允许盖章或代签。

任务1　柴胡的回流提取

【职业能力】

1. 能根据生产指令计算相关物料的用量，并正确填写领料单；
2. 能按规程进行生产前检查，并确认检查结果；
3. 能正确填写生产过程凭证；
4. 能根据生产过程正确填写批生产记录；
5. 能读懂工艺规程及标准操作规程；
6. 能清楚生产后清场要求；
7. 能应用回流提取法提取中药材；
8. 能正确安装回流提取设备。

【任务描述】

取称量好的柴胡投入圆底烧瓶中，加入10倍量的水，浸润10 min后，打开加热装置，开始加热，自沸腾起开始记录时间，提取1 h后，用300目滤网过滤。滤渣加入8倍量水，继续提取0.5 h后，用300目滤网过滤。合并滤液，备用。

【任务准备】

1. 任务场地：一体化实训室
2. 建议学时：4学时
3. 物料要求：柴胡、饮用水
4. 仪器设备要求：电子天平、1 000 mL圆底烧瓶、冷凝管、乳胶管2根、电热套、循环水装置、1 000 mL烧杯、300目滤网、玻璃棒、1 000 mL量筒
5. 文件要求：工艺规程、批生产记录、生产凭证

【知识准备】

一、回流提取法的定义

回流提取法(二维码2-2)就是在一般使用低沸点的有机溶剂如乙醇、氯仿等加热提取中药中有效成分时，为了减少溶剂挥发损失而采取的一种提取方法。回流提取法本质上是一种热浸渍法，也称作回流热浸法，因溶剂的循环使用所以溶媒用量较少，浸提较完全。通常回流提取法适用于质地较硬，浸提困难的中药提取。

二维码2-2
回流提取法

二、操作方法

回流提取法一般需要提取2～3次，溶剂用量一般需要是被提取药材量

的 5～10 倍。首先将药材粉碎成一定粒度，这样有助于提高有效成分的溶出速率。然后用提取溶剂浸润药材后就可以加入规定的提取溶剂，加热回流一定时间后，滤出提取液，药渣再添加新溶剂回流 2～3 次，合并滤液即可(图 2-2)。

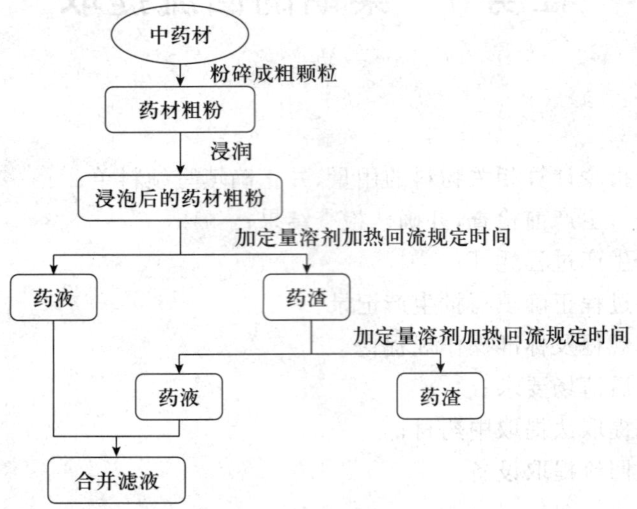

图 2-2　回流提取工艺流程

三、应用特点

(1)因为溶剂能循环使用，该法较渗漉法的溶剂耗用量少，节省成本。

(2)在进行回流浸提时，药材与溶剂共沸的温度过高，中药材有效成分(特别是生物活性成分)被大量地破坏或流失，并增加无效成分的含量，如糊精、胶质、鞣质、淀粉等，导致提取液质量降低，造成后续浓缩、分离、纯化工艺的复杂性。

(3)药材与溶剂在接近平衡时的浓度差小，导致提取时间长、提取率低。为了提高提取率，只能放出提取液，再加入新鲜的提取溶媒使原提取液有浓度差，才能进一步提取，这样延长了提取时间，使操作程序烦琐。

(4)当一次提取完毕后，便有大量稀的提取液等待浓缩，此过程需大量蒸汽与冷却水处理，整个过程至少需 18 h，过程劳动强度大、时间长、能源浪费与生产率低。

【任务实施】

一、生产前准备

序号	步骤	任务实施	操作要求
1	开具领料单	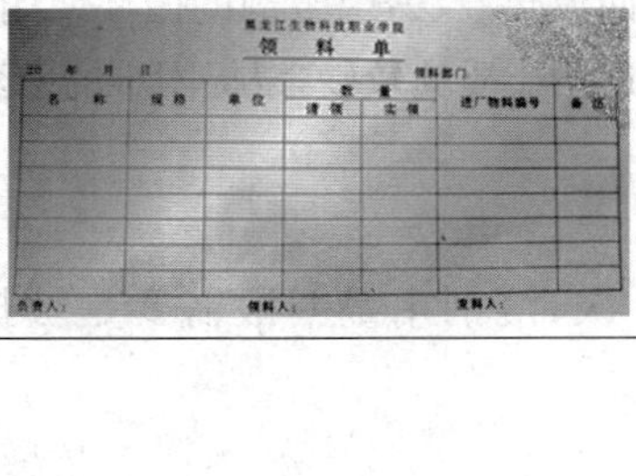 黑龙江生物科技职业学院 领　料　单	由工序负责人根据生产指令开具需料领料单，一式两份，由车间主任签字，并到中药材库领取物料。

续表

序号	步骤	任务实施	操作要求
2	检查清场合格证(副本)	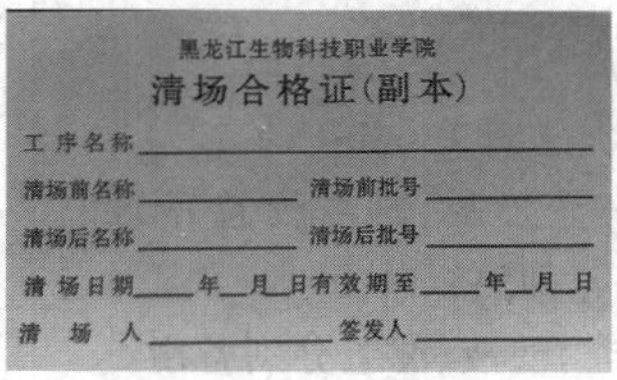 黑龙江生物科技职业学院 清场合格证(副本) 工序名称____ 清场前名称____ 清场前批号____ 清场后名称____ 清场后批号____ 清场日期____年__月__日有效期至____年__月__日 清场人____ 签发人____	检查上批清场合格证(副本),有效期是否在范围内,如合格,放入本批批生产记录中;如不合格,重新清场。
3	生产前检查	1. 检查生产现场清洁、设备清洁状态; 2. 检查是否有批生产指令、清场合格证(副本)、空白生产记录、岗位标准操作规程; 3. 检查物料包装完整,有物料标签,物料标签内容填写齐全,品名、批号、数量正确无误,与指令要求一致。	1. 环境、设备卫生符合要求。设备运转正常; 2. 各项记录文件齐全; 3. 核对物料品名、批号、规格、数量、质量与生产指令相符合。
4	开具生产许可证	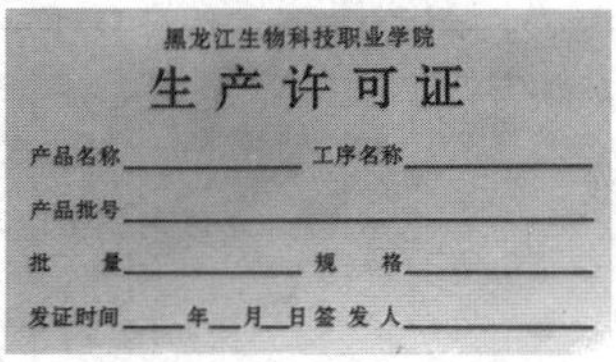 黑龙江生物科技职业学院 生产许可证 产品名称____ 工序名称____ 产品批号____ 批量____ 规格____ 发证时间____年__月__日 签发人____	根据生产指令填写生产状态标志(生产许可证),并悬挂在指定位置。
5	称量配料	1. 检查天平校验合格证; 2. 按照批生产指令用量称取柴胡。	记录应及时、准确、真实、完整,称取过程及时记录在批生产记录中,均经复核人复核。

二、回流提取

序号	步骤	任务实施	操作要求
1	回流提取装置安装	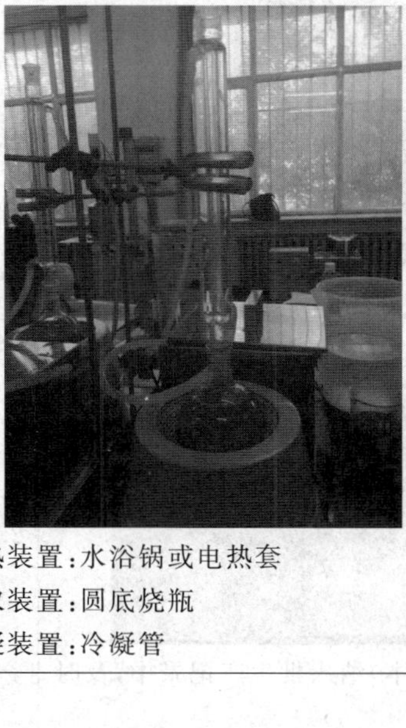 1. 加热装置:水浴锅或电热套 2. 提取装置:圆底烧瓶 3. 冷凝装置:冷凝管	1. 安装顺序:从下往上的顺序,并使整个回流装置无论从正面看还是从侧面看都是端正垂直的; 2. 双口夹(也叫双顶丝。开口方向应朝上,不能朝下); 3. 冷凝管下口为进水管,一般连接到自来水水龙头;上口为出水管,所连胶管放在水池里; 4. 圆底烧瓶内装药材约为容量的1/3～1/2,溶剂浸过药材表面1～2 cm。

续表

序号	步骤	任务实施	操作要求
2	第一次回流提取	1. 取柴胡投入圆底烧瓶中； 2. 加入10倍量的水，浸润10 min； 3. 打开加热装置，开始加热，自沸腾起开始记录时间，提取1 h，停止加热； 4. 用300目滤网过滤，滤液、滤渣分别备用。	1. 加水量要符合要求； 2. 提取时间要符合要求； 3. 操作时要双人复核； 4. 及时准确填写批生产记录，并做到字迹清晰、数据完整，不得任意涂改和撕毁。
3	第二次回流提取	1. 滤渣加入8倍量水； 2. 打开加热装置，开始加热，自沸腾起开始记录时间，提取0.5 h，停止加热； 3. 用300目滤网过滤，滤液备用。	1. 加水量要符合要求； 2. 提取时间要符合要求； 3. 操作时要双人复核； 4. 及时准确填写批生产记录，并做到字迹清晰、数据完整，不得任意涂改和撕毁。
4	合并滤液	1. 合并两次所得滤液； 2. 用量筒量取滤液。	1. 准确量取滤液； 2. 操作时要双人复核； 3. 及时准确填写批生产记录，并做到字迹清晰、数据完整，不得任意涂改和撕毁。

三、清场

序号	步骤	任务实施	操作要求
1	清洁生产现场	1. 清洁操作台，天平，设备，地面至干净； 2. 彻底清除产品遗留物料。 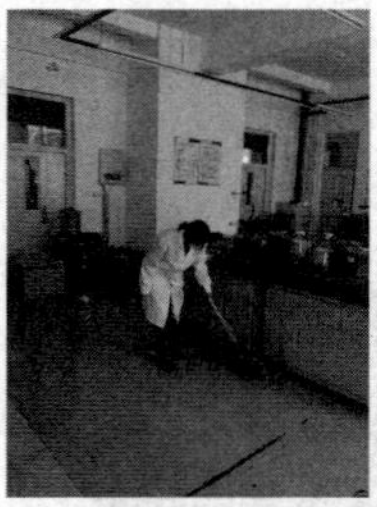	1. 无上批产品相关文件和物料； 2. 目视无污迹，表面光洁； 3. 生产所用工器具应清洁干净； 4. 地面、门窗、内墙应清洁干净。
2	填写记录	1. 填写清场记录，由QA检查合格，发给清场合格证； 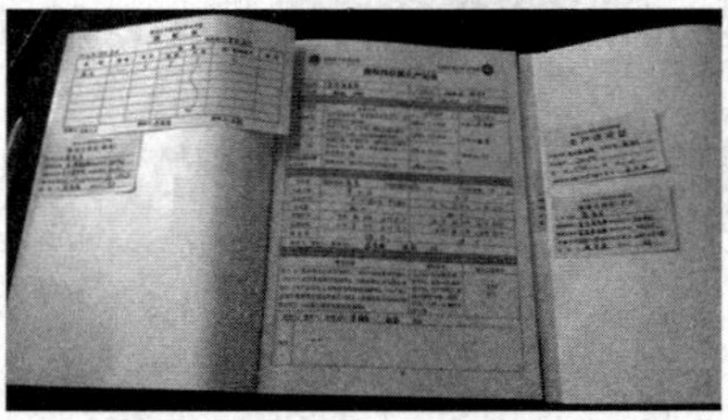 2. 清场合格证（正本）纳入批生产记录中，及时更换状态标识。	1. 要符合清场要求； 2. 及时准确填写批生产记录。

素质提升

中药渣属于什么垃圾?

在垃圾分类中,中药渣属于湿垃圾。湿垃圾包括:食材废料、剩菜剩饭、过期食品、瓜皮果核、花卉植物、中药药渣等。

湿垃圾应从产生时就与其他品种垃圾分开收集,投放前尽量沥干水分,其中:有包装物的湿垃圾应将包装物去除后分类投放,包装物应投放到对应的可回收物或干垃圾收集器;盛放湿垃圾的容器,如塑料袋等,在投放时应予去除。

根据《国家危险废物名录》,项目生产过程中产生的中药渣不属于危险废物。

中药渣中含有丰富的营养成分,如多糖、纤维素、无机盐等,可以作为食用菌的栽培料,这方面已经有不少的报道,技术也相对的成熟。中药渣作为食用菌栽培料不仅能够取得良好的经济效益,而且栽培食用菌后的残渣,经过食用菌的分解以后,富含有植物所必需的磷、钾等元素。所以如妥善利用,中药渣亦可变垃圾为宝,对土地、空气等造成的污染亦可解决。

任务2 柴胡提取液的浓缩

【职业能力】

1. 能按规程进行生产前检查,并确认检查结果;
2. 能正确填写生产过程凭证;
3. 能根据生产过程正确填写浓缩岗位批生产记录;
4. 能读懂工艺规程及标准操作规程;
5. 能清楚生产后清场要求;
6. 能进行中药提取液的浓缩;
7. 能使用比重计测定浓缩液的相对密度;
8. 能计算收膏率。

【任务描述】

将柴胡提取液倒入不锈钢锅中或1 000 mL烧杯中,用电磁炉或电陶炉加热浓缩至相对密度为1.15~1.20(80℃测),放冷即可。

【任务准备】

1. 任务场地:一体化实训室
2. 建议学时:2学时
3. 物料要求:柴胡提取液
4. 仪器设备要求:不锈钢锅或1 000 mL烧杯、电磁炉或电陶炉、温度计、比重计、500 mL量筒

5. 文件要求:工艺规程、批生产记录、生产凭证

【知识准备】

提取液的浓缩是现代制药的关键工艺和技术之一,浓缩工艺技术的先进与否,直接影响药品质量。

一、浓缩的定义

浓缩是利用蒸发原理,通过加热使提取液中的部分溶剂汽化后除去,从而提高提取液的浓度。

二、工艺方法

浓缩的操作过程是利用加热的方法将溶液加热至沸腾状态,使其中的溶剂部分汽化并移除,以提高提取液中的有效成分浓度并分离出溶剂的过程。根据浓缩的过程,可以将浓缩分成蒸发和蒸馏两种方法。

(一)蒸发

蒸发就是通过加热使不需要回收的溶剂汽化挥散的一种方法,它一般适用于水提取液的浓缩。蒸发作为浓缩的重要手段,既能保持中医药特色,对中药的品种又有很强的适应性,在中药提取生产中应用最早也最广泛,又称为蒸发浓缩。

目前蒸发浓缩工艺,按照操作压力一般分为:常压蒸发和减压蒸发;按照蒸发器的效数可分为单效、双效和多效蒸发。

不同的蒸发方法适用于不同的物质,常压蒸发用于非热敏性药液的蒸发。目前实验室可将水提取液置于蒸发皿或相应容器中,直火或水浴加热,使水分蒸发除去。工业小批量生产是将提取液放入蒸汽夹层锅,利用蒸汽加热进行蒸发浓缩。常压蒸发的耗能大,效率低。

对于含热敏性成分的提取液,目前实验室广泛采用旋转蒸发器进行减压浓缩。操作时,蒸馏瓶在恒温水浴锅中旋转,使溶液在瓶壁上形成薄膜,增大了溶剂的受热面积,溶剂蒸汽在高效冷却器作用下冷凝为液体,回流到收集瓶中,达到快速浓缩提取液的目的。这种减压蒸发相对于常压蒸发不仅速度快,还可有效避免提取液中某些成分的分解破坏。

现代化大生产中,为了节省能源,很多厂家采用多效浓缩工艺。单效浓缩是蒸发器产生的二次蒸汽不再利用,而是经冷凝后移除。多效浓缩是将几个蒸发器顺序连接起来协同操作,通入原始蒸汽的蒸发器称为第一效,一效中的料液受热产生大量的蒸汽(称为二次蒸汽),它进入二效加热室给二效料液加热,依次类推,最后一效产生的二次蒸汽进入冷凝器被冷却除去。制药工业生产中常用的多效蒸发器是二效或三效蒸发器,可以根据蒸发水量的多少来选择。

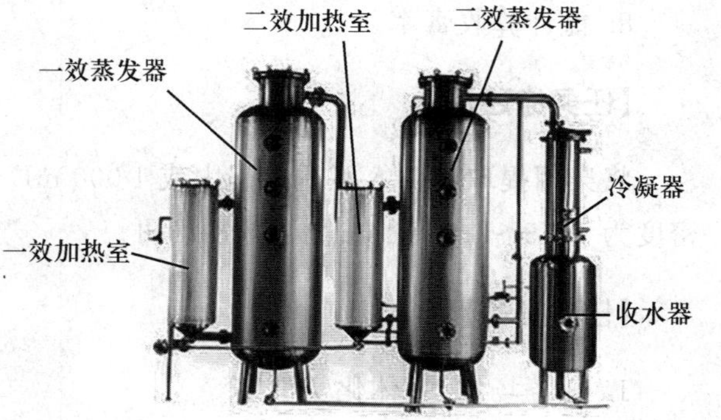

图 2-3　双效浓缩器

图 2-3 为生产中常用的双效浓缩器,双效浓缩器工作时,一次蒸汽浓缩所产生

的二次蒸汽进行下一步浓缩，浓缩的药液串联进入二效浓缩，多效则依此类推，其根本目的是节约能源。

例如，一效浓缩 1 t 蒸发量需要 1.2 t 蒸汽，二效浓缩则只需要 0.57 t 蒸汽，三效只需要 0.43 t 蒸汽。即一次浓缩产生的蒸汽作为二次浓缩的热源，实现节能。如在真空的条件下进行低温连续浓缩，更适用于热敏性物料。

双效浓缩器在使用时，要注意以下几点：(1)为了加快浓缩速度，可采用真空减压浓缩，其真空度的高低要根据物料性质和生产工艺的不同确定；(2)回收有机溶剂时真空度不要过大，以减少有机溶剂的损耗；(3)设备用作浓缩工艺时，冷凝器不要通入冷凝水，否则会产生内回流，减慢浓缩速度；在回收乙醇时，冷凝器要通入冷凝水使其产生冷凝作用，以利于乙醇的回收；(4)出料时必须使设备恢复常压。

(二)蒸馏

蒸馏是将提取液加热使溶剂汽化并冷凝为液体回收的一种方法，它适用于有机溶剂提取液的浓缩。

蒸馏工艺和蒸发工艺有些类似，按照操作压力可将其分为常压蒸馏和减压蒸馏。按照操作方式，又可分为间歇蒸馏和连续蒸馏。蒸馏方法的选择可随提取液的沸点和性质而定。例如常压蒸馏适用于溶剂沸点低，有效成分遇热稳定的提取液浓缩、如三氯甲烷、乙醚、石油醚等提取液。减压蒸馏则是在减压条件下进行，它的原理是利用液体的沸点随压力变化而变化的性质，通常适用于溶剂沸点高，有效成分受热易分解的提取液浓缩。一般当溶剂沸点超过 70℃，就可以采用减压蒸馏。此法既可以降低溶液沸点，又可以缩短蒸馏时间，提高浓缩效率。

中药浓缩工艺中，受热时间、浓缩温度和浓缩的工艺与设备是影响浓缩质量的关键因素，温度更是其重要的控制指标。随着相关技术的发展，又有膜过滤浓缩、吸附树脂分离浓缩、冷冻浓缩和低温浓缩等方法，但这些方法还没有完全应用到大生产中。

【任务实施】

一、生产前准备

序号	步骤	任务实施	操作要求
1	检查清场合格证(副本)	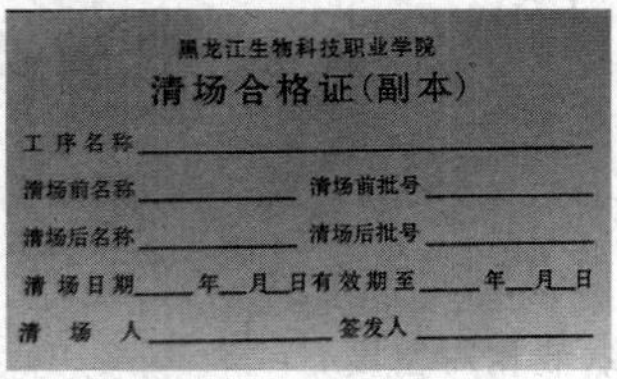 黑龙江生物科技职业学院 清场合格证(副本) 工序名称＿＿＿＿ 清场前名称＿＿＿＿　清场前批号＿＿＿＿ 清场后名称＿＿＿＿　清场后批号＿＿＿＿ 清场日期＿＿年＿月＿日有效期至＿＿年＿月＿日 清场人＿＿＿＿　签发人＿＿＿＿	检查上批清场合格证(副本)，有效期是否在范围内，如合格，放入本批批生产记录中；如不合格，重新清场。
2	生产前检查	1. 检查生产现场清洁、设备清洁状态； 2. 检查是否有批生产指令、清场合格证(副本)、空白生产记录、岗位标准操作规程； 3. 检查物料包装完整，有物料标签，物料标签内容填写齐全，品名、批号、数量正确无误，与指令要求一致。	1. 环境、设备卫生符合要求。设备运转正常； 2. 各项记录文件齐全； 3. 核对物料品名、批号、规格、数量、质量与生产指令相符合。

续表

序号	步骤	任务实施	操作要求
3	开具生产许可证	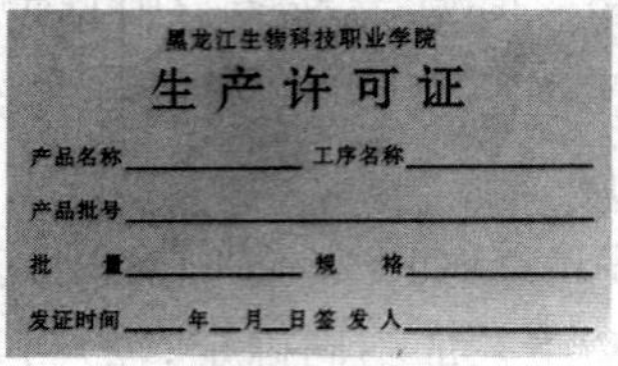 黑龙江生物科技职业学院 生产许可证 产品名称＿＿＿＿ 工序名称＿＿＿＿ 产品批号＿＿＿＿ 批　量＿＿＿＿ 规　格＿＿＿＿ 发证时间＿＿＿＿年＿＿月＿＿日签发人＿＿＿＿	根据生产指令填写生产状态标志(生产许可证),并悬挂在指定位置。

二、提取液浓缩

序号	步骤	任务实施	操作要求
1	浓缩	1. 将柴胡提取液倒入不锈钢锅中或 1 000 mL 烧杯中; 2. 用电磁炉或电陶炉加热浓缩。	1. 提取液的量不得超过容积的 2/3; 2. 蒸发过程中必须用玻璃棒不断搅拌,以防止局部温度过高而使液体飞溅; 3. 记录好相关操作参数。
2	相对密度测定	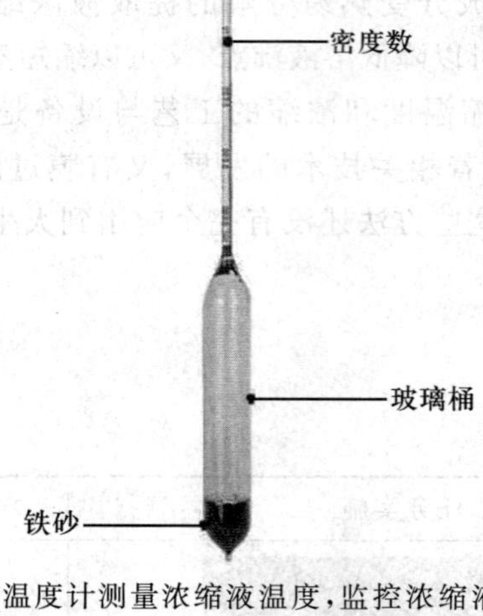 1. 用温度计测量浓缩液温度,监控浓缩液温度达到 80℃; 2. 将浓缩液倒入 500 mL 的量筒内,读取体积数; 3. 用比重计测定浓缩液相对密度; 4. 计算收膏率,进行偏差分析。	1. 将比重计垂直放入量筒,比重计不晃动时观察水平液面的刻度值即为测量结果; 2. 比重与温度有关,浓缩液温度一定要符合工艺要求; 3. 计算要准确; 4. 及时准确填写批生产记录,并做到字迹清晰、数据完整,不得任意涂改和撕毁。

三、清场

序号	步骤	任务实施	操作要求
1	清洁生产现场	1. 清洁操作台，天平，设备，地面至干净； 2. 彻底清除产品遗留物料。 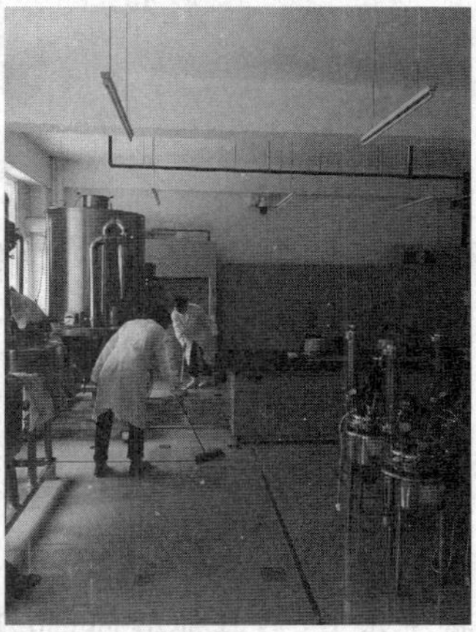	1. 无上批产品相关文件和物料； 2. 目视无污迹，表面光洁； 3. 生产所用工器具应清洁干净； 4. 地面、门窗、内墙应清洁干净。
2	填写记录	1. 填写清场记录，由 QA 检查合格，发给清场合格证； 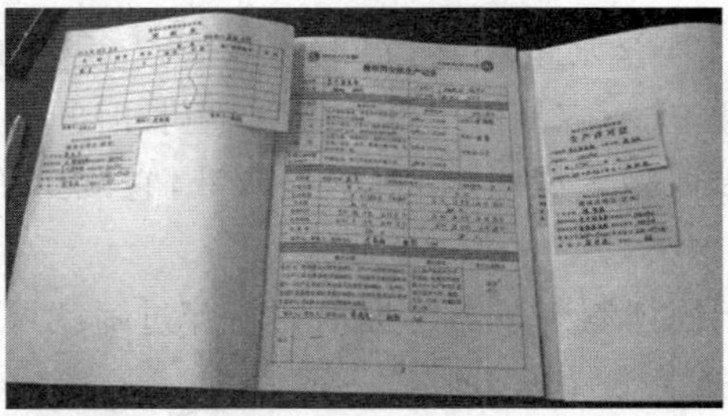 2. 清场合格证（正本）纳入批生产记录中，及时更换状态标识。	1. 要符合清场要求； 2. 及时准确填写批生产记录。

任务 3　柴胡浓缩液的干燥

【职业能力】

1. 能按规程进行生产前检查，并确认检查结果；
2. 能正确填写生产过程凭证；
3. 能根据生产过程正确填写干燥岗位批生产记录；
4. 能读懂工艺规程及标准操作规程；
5. 能清楚生产后清场要求；
6. 能按规程对中药提取液进行常压干燥。

【任务描述】

取柴胡浓缩液加入物料盘中，放入热风循环烘箱中(80±5)℃加热干燥。干燥结束后，取出干膏，称重(双人复核)，装于洁净塑料袋内，密封。

【任务准备】

1. 任务场地：一体化实训室
2. 建议学时：2 学时
3. 物料要求：柴胡浓缩液
4. 仪器设备要求：电热鼓风干燥箱、不锈钢盘、电子天平、自封袋
5. 文件要求：工艺规程、批生产记录、生产凭证

【知识准备】

一、干燥的定义

干燥就是用适宜的方法除去提取物中水分(或其他溶剂)而获得干燥物的工艺操作。

二、干燥的目的

(1)可以提高提取物的稳定性：含水量越高，提取物越容易滋生细菌，化学性质也不稳定，干燥后，可以提高化学稳定性，也不容易滋生细菌，可以更长时间地保存。

(2)便于物料储存及运输：提取物干燥后，相对于提取液，它减少了物料的体积与重量，节省储存空间，方便运输。

(3)便于制备各种制剂，对于固体制剂只需将提取物粉碎过筛就可以使用了。

知识扩展

水分存在方式

水分存在的两种方式分别是非结合水和结合水。非结合水，它包括表面润湿水分，粗大毛细管和孔隙中的水分。它们在干燥过程中很容易被蒸发除去；结合水则包括细小毛细管所吸附的水分和渗到物料组织细胞中的水分。它们与物料有较强的结合力，难以蒸发除去。所以干燥后物料仍含有一定的水分。

三、干燥影响因素

1. 被干燥物料的性质　物料的性质包括物料的形状、大小，料层的厚薄及物料中水分的结合方式。如颗粒状的物料要比粉末状的物料干燥得快，因为粉末之间空隙小、内部水分扩散慢，干燥速率低。结晶性物料和有组织细胞的药材比浸出液浓缩后的膏状物干燥快，因为膏状物的结构不像晶体物质能形成粒状并在颗粒之间有空隙，也不像有组织细胞的药材，具有许多毛细管。物料堆积愈厚，暴露的面积愈小，干燥也愈慢。

2. 干燥介质的温度、湿度和流速　在适当范围内提高干燥介质的温度可加快干燥速度，但应根据物料的性质选择适宜的干燥温度，以防止某些热敏性的有效成分被破坏。干燥介质的相对湿度越小，越容易干燥。随着物料中湿分的汽化，为避免烘箱或烘房内相对湿度饱和而停止蒸发，一般采用鼓风、排风装置增大空气流速、排除湿蒸汽，更新气流以降低干燥介质的相对湿度。

3. 干燥速度与干燥方法　干燥应控制在一定速度下缓缓进行。干燥过程中，首先表面水分很快蒸发除去，然后内部水分扩散至表面继续蒸发。若一开始干燥温度过高，干燥速度过快，则物体表面水分很快蒸发，内部水分来不及迁移至表面，使粉粒彼此紧密粘着，甚至熔化结壳，从而阻碍了内部水分的蒸发，使干燥不完全，造成“假干”现象。

干燥的方法也与干燥速率有较大关系，静态干燥如烘房、烘箱等干燥方式中物料处于静态，暴露面小，水蒸气散失慢，干燥速率差。沸腾干燥、喷雾干燥属流化干燥，物料在动态情况下，粉粒彼此分开、不停地跳动，与干燥介质接触面大，干燥效率高。

4. 干燥的压力　经研究发现压力与蒸发量成反比，采用减压干燥，可以降低干燥温度，加快蒸发速度，干燥后的产品也疏松、易碎、质量稳定。

四、干燥方法

干燥方法的分类有很多种，如按操作方式分类可分为间歇式干燥和连续式干燥，按操作压力分类可分为常压干燥和真空干燥，按热量传递方式分类可分为传导干燥、对流干燥、辐射干燥、介电加热干燥。对于一种具体的干燥设备，其热能的传递方式可以是上述的一种或几种方式的联合。在中药提取过程中，应根据物料的形状、热稳定性以及对干燥物品的工艺和质量要求，选择适当的干燥方法与设备。

目前在中药提取物干燥中最常用的方法是常压干燥、减压干燥、喷雾干燥和微波干燥。

五、常压干燥

（一）定义

常压干燥，通常称作烘干法，它是在一个大气压的条件下，将湿物料放在烘盘内，利用热的干燥气流使湿物料水分汽化，进行干燥的一种方法。

（二）特点

此法简单易行，所以被广泛使用，同时它适用于对热稳定的药物。如中药稠浸膏、药材、散剂、胶囊剂、片剂等固体制剂多用此法干燥。由于物料处于静止状态，干燥速度较慢，干燥时间长，可能需要几天时间，同时，易引起成分的破坏，通常称为烧焦，所得干燥品较难粉碎。

（三）常用设备

常压干燥所使用的设备，称为箱式干燥器，它一般为方形密封的金属箱，其四周以绝热材料加以保温，箱内装有隔板，板内具有夹层或附有蛇管，以便通入载热剂加温。箱式干燥器的干燥媒介为热空气，它既是载热体又是载湿体，既带来热量，进行干燥，又通过其流动将水蒸气带走。热空气的流动方式为自然对流、强制平行流动、强制穿流流动等方式。

小型的箱式干燥设备，也就是实验室常用烘箱（图 2-4），多采用强制气流的方法，由鼓风机、隔板、加热器等组成。操作时将需要干燥的湿料放在隔板的架上，开启加热器和鼓风机，以蒸汽或电能为热源，产生热风通过各层物料带走湿分达到干燥的目的，最后自出口处将热湿空气排出箱外。排出的热湿空气如未饱和，可利用气流调节器，使一部分回入气道，与新鲜空气混合后重新利用。

大型箱式干燥设备叫作烘房（图 2-5），也称热风循环烘箱。它一般是间歇操作，其外壁为绝热材料，以减少热的损失，箱内有多层支架，可放多层物料盘，物料盘为金属筛网或多孔板，热风可均匀地穿过物料层。工作时一般以蒸汽或电能为热源，产生的热风通过物料带走湿分而达到干燥的目的。

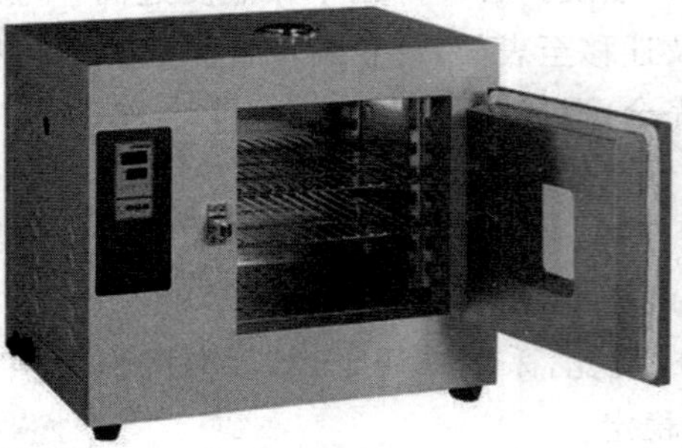

图 2-4　实验室用烘箱

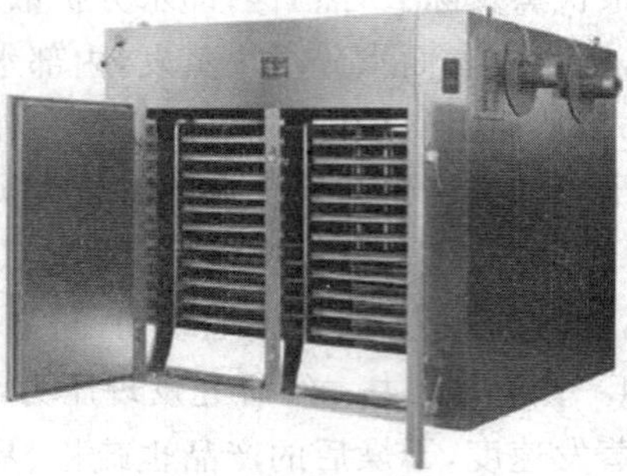

图 2-5　烘房

箱式干燥器的特点是结构简单，设备投资少，操作方便，适应性强，同一设备可适用于干燥多种物料，每一批物料的干燥温度可根据需要适当改变，且干燥后物料破损少、粉尘少，适合批量少、品种多的企业生产。但干燥时间长、物料干燥不够均匀、热利用率低、劳动强度大，为加快干燥，必要时可加强翻动并及时排出湿空气。

【任务实施】

一、生产前准备

序号	步骤	任务实施	操作要求
1	检查清场合格证（副本）	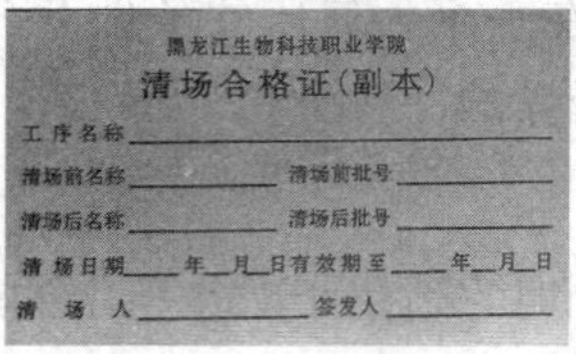 黑龙江生物科技职业学院 清场合格证（副本） 工序名称 清场前名称　清场前批号 清场后名称　清场后批号 清 场 日 期　年　月　日有效期至　年　月　日 清　场　人　签发人	检查上批清场合格证（副本），有效期是否在范围内，如合格，放入本批批生产记录中；如不合格，重新清场。
2	生产前检查	1. 检查生产现场清洁、设备清洁状态； 2. 检查是否有批生产指令、清场合格证（副本）、空白生产记录、岗位标准操作规程； 3. 检查物料包装完整，有物料标签，物料标签内容填写齐全，品名、批号、数量正确无误，与指令要求一致。	1. 环境、设备卫生符合要求。设备运转正常； 2. 各项记录文件齐全； 3. 核对物料品名、批号、规格、数量、质量与生产指令相符合。
3	开具生产许可证	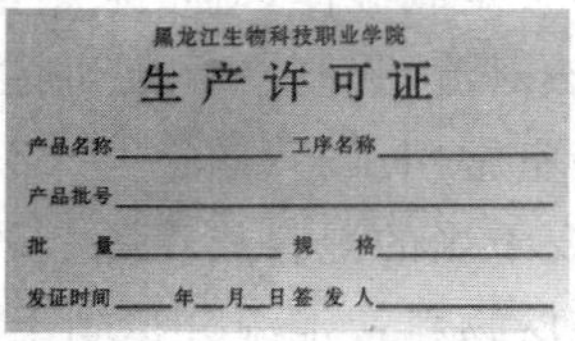 黑龙江生物科技职业学院 生 产 许 可 证 产品名称　工序名称 产品批号 批　量　规　格 发证时间　年　月　日签发人	根据生产指令填写生产状态标志（生产许可证），并悬挂在指定位置。

二、浓缩液干燥

序号	步骤	任务实施	操作要求
1	干燥	1. 将柴胡浓缩液倒入不锈钢盘中； 2. 设定烘箱额定温度为 80℃； 3. 将盛有浓缩液的不锈钢盘放入烘箱中进行干燥。	1. 干燥温度要符合要求； 2. 箱内底部加热丝上置有散热板，不可将物料放置其上，以免影响热量上流导致热量积聚； 3. 及时准确填写批生产记录，并做到字迹清晰、数据完整，不得任意涂改和撕毁。
2	收率计算	1. 将干燥好的提取物放凉后，取出，装入自封袋； 2. 用电子天平称量浸膏粉量； 3. 填写物料卡； 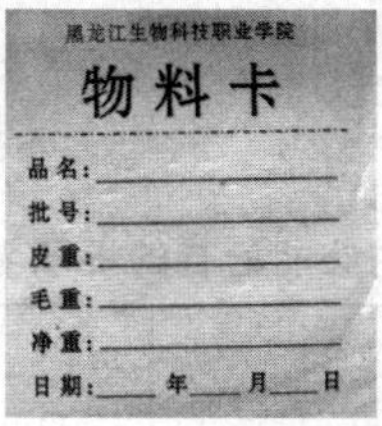 黑龙江生物科技职业学院 物料卡 品名： 批号： 皮重： 毛重： 净重： 日期：年 月 日 4. 计算收率； 5. 填写中间产品请验单。 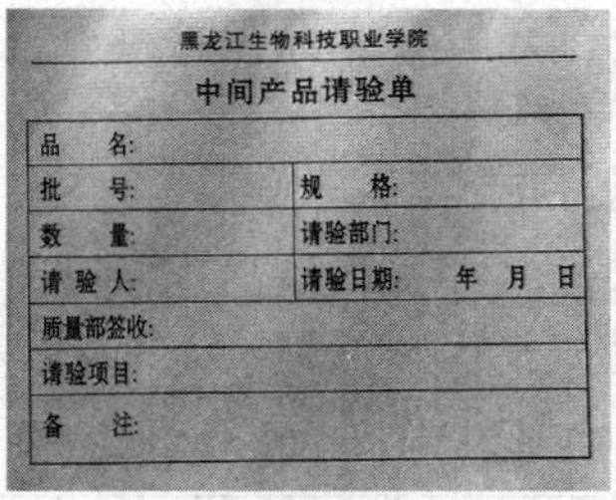 黑龙江生物科技职业学院 中间产品请验单 品 名： 批 号： 规 格： 数 量： 请验部门： 请验人： 请验日期： 年 月 日 质量部签收： 请验项目： 备 注：	1. 检查天平校验合格证； 2. 计算要准确； 3. 及时准确填写批生产记录，并做到字迹清晰、数据完整，不得任意涂改和撕毁。

三、清场

序号	步骤	任务实施	操作要求
1	清洁生产现场	1. 清洁操作台，天平，设备，地面至干净； 2. 彻底清除产品遗留物料。 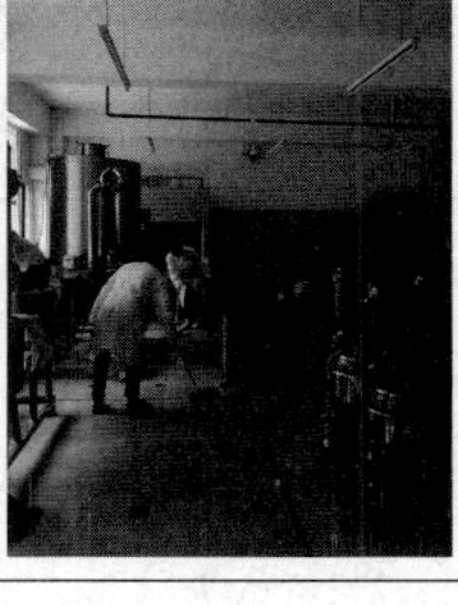	1. 无上批产品相关文件和物料； 2. 目视无污迹，表面光洁； 3. 生产所用工器具应清洁干净； 4. 地面、灯具、门窗、内墙应清洁干净。

续表

序号	步骤	任务实施	操作要求
2	填写记录	1. 填写清场记录，由 QA 检查合格，发给清场合格证； 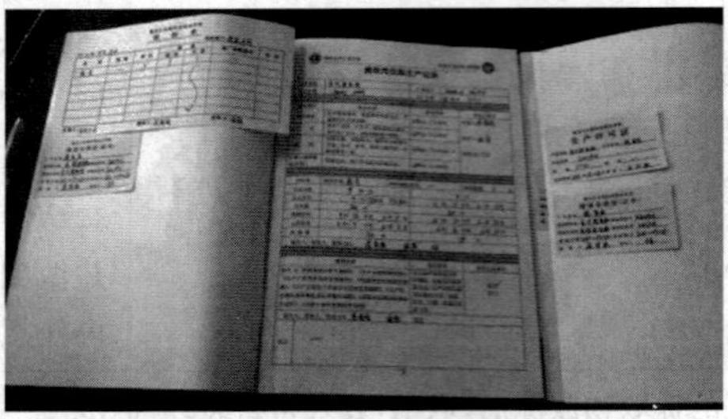 2. 清场合格证（正本）纳入批生产记录中，及时更换状态标识。	1. 要符合清场要求； 2. 及时准确填写批生产记录。

【任务考核】

项目二　柴胡中柴胡皂苷的提取考核表

<table>
<tr><td rowspan="3">基本信息</td><td>姓　名</td><td colspan="3"></td><td>班　级</td><td></td></tr>
<tr><td>学　号</td><td colspan="3"></td><td>组　别</td><td></td></tr>
<tr><td>考核日期</td><td colspan="3">年　月　日</td><td>总评成绩</td><td></td></tr>
<tr><td rowspan="13">考核内容</td><td rowspan="2">序号</td><td rowspan="2">步骤</td><td colspan="2">完成情况</td><td rowspan="2">标准分</td><td rowspan="2">评分</td></tr>
<tr><td>完成</td><td>未完成</td></tr>
<tr><td>1</td><td>任务 1 操作</td><td></td><td></td><td>15</td><td></td></tr>
<tr><td>2</td><td>任务 1 产品展示</td><td></td><td></td><td>5</td><td></td></tr>
<tr><td>3</td><td>任务 1 清场检查</td><td></td><td></td><td>5</td><td></td></tr>
<tr><td>4</td><td>任务 2 操作</td><td></td><td></td><td>10</td><td></td></tr>
<tr><td>5</td><td>任务 2 产品展示</td><td></td><td></td><td>5</td><td></td></tr>
<tr><td>6</td><td>任务 2 清场检查</td><td></td><td></td><td>5</td><td></td></tr>
<tr><td>7</td><td>任务 3 操作</td><td></td><td></td><td>10</td><td></td></tr>
<tr><td>8</td><td>成品展示</td><td></td><td></td><td>10</td><td></td></tr>
<tr><td>9</td><td>任务 3 清场检查</td><td></td><td></td><td>5</td><td></td></tr>
<tr><td>10</td><td>批记录、凭证填写</td><td></td><td></td><td>20</td><td></td></tr>
<tr><td>11</td><td>团队协作</td><td></td><td></td><td>10</td><td></td></tr>
</table>

项目二附件1 柴胡提取批生产指令

批 生 产 指 令

<table>
<tr><td>产品名称</td><td colspan="2">柴胡提取物</td><td colspan="2">规　　格</td><td colspan="3">—</td></tr>
<tr><td>产品批号</td><td colspan="2"></td><td colspan="2">计划产量</td><td colspan="3">10 g</td></tr>
<tr><td>生产车间</td><td colspan="2">提取车间</td><td colspan="2">生产日期</td><td colspan="3">年　　月　　日</td></tr>
<tr><td rowspan="3">指令签发</td><td colspan="2">起草人</td><td colspan="2">（生产部工艺员签字）</td><td>拟定日期</td><td colspan="2">××××年××月××日</td></tr>
<tr><td colspan="2">生产部核准人</td><td colspan="2">（生产部长签字）</td><td>核准日期</td><td colspan="2">××××年××月××日</td></tr>
<tr><td colspan="2">质量部核准人</td><td colspan="2">（质量部长签字）</td><td>核准日期</td><td colspan="2">××××年××月××日</td></tr>
<tr><td rowspan="2">指令接收</td><td colspan="2">接收人</td><td colspan="2">（车间工艺员签字）</td><td>接收日期</td><td colspan="2">××××年××月××日</td></tr>
<tr><td colspan="2">现场 QA</td><td colspan="2">（质量部质检员签字）</td><td>接收日期</td><td colspan="2">××××年××月××日</td></tr>
<tr><td rowspan="3">原辅料</td><td>名称</td><td>生产厂家</td><td>包装规格</td><td>厂家批号</td><td>理论用量</td><td>消耗定额</td><td>实际用量</td></tr>
<tr><td>柴胡</td><td></td><td></td><td></td><td>50 g</td><td>—</td><td>50 g</td></tr>
<tr><td>—</td><td>—</td><td>—</td><td>—</td><td>—</td><td>—</td><td>—</td></tr>
<tr><td colspan="8">说明：仓库依据合格报告单发放物料。</td></tr>
</table>

生产状态标识粘贴页

领料单粘贴处：

清场合格证(副本)粘贴处：

项目二附件 2　柴胡提取批生产记录

提取岗位批生产记录

产品名称		产品批号	
产品批量		生产日期	年　　月　　日

生产前检查

检查项目	检查内容	检查结果	责任人签字
1. 现场状态	生产现场清洁、设备清洁状态完好，正确填写生产状态牌。	□符合　□不符合	检查人：
2. 文件	有生产指令、工艺卡、清场合格证(副本)、空白生产记录、岗位标准操作规程。	□符合　□不符合	复核人：
3. 物料	包装完整，有物料卡，物料卡内容填写齐全，品名、批号、数量正确无误，与指令要求一致。	□符合　□不符合	现场 QA：
4. 确认输料管道及阀门	管道走向，阀门开关是否正确无误。	□符合　□不符合	

提取生产操作

投料量	物料名称：	物料编码/批号：	物料数量：　g

浸提次数	第一次	第二次
加水时间	时　分至　时　分	时　分至　时　分
加 水 量	mL	mL
浸润时间	时　分至　时　分	——
升温时间	时　分至　时　分	时　分至　时　分
回流时间	时　分至　时　分	时　分至　时　分
滤 液 量	mL	mL
复核人：	现场 QA：	

清　场

清洁步骤	清洁要求	是否达到要求
执行《厂房设施清洁操作规程》《生产过程管理规程》《生产工具及容器具管理规程》《地漏清洁标准操作规程》《生产区清洁工具清洁与存放管理规程》《生产区、仓储区废弃物处理标准操作规程》《提取系统清洁标准操作规程》《出渣车清洁标准操作规程》。	无上批产品相关文件和物料。目视无污迹，表面光洁。生产所用工器具应清洁干净。地面、灯具、门窗、内墙应清洁干净。	是□ 否□
操作人：	复核人：	现场 QA：
备注		

生产状态标识粘贴页

生产许可证粘贴处：   清场合格证（正本）粘贴处：   清场合格证（副本）粘贴处：

浓缩岗位批生产记录

产品名称		产品批号	
产品批量		生产日期	年　月　日

生产前检查

检查项目	检查内容	检查结果	责任人签字
1. 现场状态	生产现场清洁、设备清洁状态完好，正确填写生产状态牌。	□符合　□不符合	检查人：
2. 文件	有生产指令、工艺卡、清场合格证（副本）、空白生产记录、岗位标准操作规程。	□符合　□不符合	复核人：
3. 物料	包装完整，有物料卡，物料卡内容填写齐全，品名、批号、数量正确无误，与指令要求一致。	□符合　□不符合	现场 QA：
4. 确认输料管道及阀门	管道走向，阀门开关是否正确无误。	□符合　□不符合	

浓缩生产操作

提取液总量	mL		
浓缩起止时间	时　分至　时　分		
浓缩参数	蒸汽压力 0.13～0.15 MPa	真空度 －0.05～－0.09 MPa	温度 50～100℃
	MPa	MPa	℃
出液起止时间	时　分至　时　分		

浓缩浸膏数据	浸膏密度 g/cm^3	浸膏体积 mL	收膏率：浸膏体积×浸膏密度÷提取原料投料量×100%
			%（保留一位小数）
偏差：　有□　无□	偏差说明：		
操作人：	复核人：	现场 QA：	

清　场

清洁步骤	清洁要求	是否达到要求
执行《厂房设施清洁操作规程》《生产过程管理规程》《生产工具及容器具管理规程》《地漏清洁标准操作规程》《生产区清洁工具清洁与存放管理规程》《生产区、仓储区废弃物处理标准操作规程》《浓缩系统清洁标准操作规程》。	无上批产品相关文件和物料。目视无污迹，表面光洁。生产所用工器具应清洁干净。地面、灯具、门窗、内墙应清洁干净。	是□ 否□
操作人：	复核人：	现场 QA：
备注		

生产状态标识粘贴页

生产许可证粘贴处：

清场合格证(正本)粘贴处：

清场合格证(副本)粘贴处：

干燥岗位批生产记录

产品名称		产品批号	
产品批量		生产日期	年 月 日

生产前检查

检查项目	检查内容	检查结果	责任人签字
1. 现场状态	生产现场清洁、设备清洁状态完好，正确填写生产状态牌。	□符合 □不符合	检查人：
2. 文件	有生产指令、工艺卡、清场合格证（副本）、空白生产记录、岗位标准操作规程。	□符合 □不符合	复核人：
3. 物料	包装完整，有物料卡，物料卡内容填写齐全，品名、批号、数量正确无误，与指令要求一致。	□符合 □不符合	现场 QA：
4. 确认输料管道及阀门	管道走向，阀门开关是否正确无误。	□符合 □不符合	

干燥生产操作

浸膏体积	mL		
预热起止时间	时 分至 时 分		
干燥起止时间	时 分至 时 分		
干燥设备名称	电热鼓风干燥箱□	真空干燥箱□	高速离心喷雾干燥机□
干燥设备名称	HB-841-2□ GZX-9067-MBE□	GETS-2AZ-1□	LPG-5□
干燥参数	干燥温度： ℃	干燥温度： ℃ 真空度： MPa	进风温度 1： ℃ 进风温度 2： ℃ 转速：

收率	投料量 g	浸膏粉量 g	收率：浸膏粉量÷提取投料量×100%
收率			%（保留一位小数）
偏差： 有□ 无□	偏差说明：		
操作人：	复核人：	现场 QA：	

清　场

清洁步骤	清洁要求	是否达到要求
执行《厂房设施清洁操作规程》《生产过程管理规程》《生产工具及容器具管理规程》《地漏清洁标准操作规程》《生产区清洁工具清洁与存放管理规程》《生产区、仓储区废弃物处理标准操作规程》《干燥系统清洁标准操作规程》。	无上批产品相关文件和物料。目视无污迹，表面光洁。生产所用工器具应清洁干净。地面、灯具、门窗、内墙应清洁干净。	是□ 否□
操作人：	复核人：	现场 QA：
备　注		

生产状态标识粘贴页

生产许可证粘贴处：

清场合格证(正本)粘贴处：

中间产品请验单粘贴处：

项目二附件3 生产过程中相关状态凭证

××××药业有限公司

中间产品请验单

品　　名：	
批　　号：	规　　格：
数　　量：	请验部门：
请 验 人：	请验日期：　　年　　月　　日
质量部签收：	
请验项目：	
备　　注：	

××××药业有限公司

物　料　卡

品　名：________

批　号：________

皮　重：________

毛　重：________

净　重：________

日　期：______年____月____日

项目二附件4　岗位责位

提取车间浓缩岗位职责

目的:建立提取车间浓缩岗位职责

范围:提取车间浓缩岗位

责任:提取车间浓缩岗位对岗位标准的实施负责

内容:

1. 素质要求

(1)工作热情:应以饱满的工作热情投入到每日的工作中,完成好本职工作。

(2)责任心:对工作应有责任心,熟悉本操作产品的质量标准,做到认真、细心,保质保量地完成本岗工作。

(3)操作技能:熟悉本岗位的标准操作规程(SOP),了解设备的性能,掌握设备的使用、维护、保养。

(4)标准的执行力:生产中应严格按照GMP(药品生产质量管理规范)要求,本岗位的标准操作规程(SOP)和生产计划执行。

2. 岗位要求

(1)上岗前按"进入生产区更衣规程"着装穿戴,并做好操作前的一切准备工作。

(2)严格按照岗位标准操作规程、工艺规程和设备操作规程操作。

(3)工作期间,严禁串岗,不得做与本岗位无关事务,不得擅离岗位。

(4)班前班后,投料前后,均要核对需浓缩的提取液的品名、批号、体积、储存罐号。

(5)认真如实填好原始操作记录,不得随意涂改,做好交接工作,保证合格中间产品进入下道工序。

(6)按工艺要求严格控制温度、压力及控制进料速度。

(7)生产结束或更换品种时,及时做好清洁卫生和清场工作,并认真填写清场记录。

(8)经常检查设备运转情况,注意设备维护、保养,非本设备操作人员不得操作设备,操作时发现故障应及时上报以杜绝事故的发生。

(9)出现不合格品、尾料,不得乱丢,做好记录,按规定处理。

(10)遵守企业各项规章制度,服从分配,遵守劳动纪律,做好本岗位工作。

提取车间干燥岗位职责

目的:建立提取车间干燥岗位职责

范围:提取车间干燥岗位

责任:提取车间干燥岗位对岗位标准的实施负责

内容:

1. 素质要求

(1)工作热情:应以饱满的工作热情投入到每日的工作中,完成好本职工作。

(2)责任心:对工作应有责任心,熟悉本操作产品的质量标准,做到认真、细心,保质保量地完成本岗工作。

(3)操作技能:熟悉本岗位的标准操作规程(SOP),了解设备的性能,掌握设备的使用、维护、保养。

(4)标准的执行力:生产中应严格按照GMP(药品生产质量管理规范)要求,本岗位的标准操作规程(SOP)和生产计划执行。

2. 岗位要求

(1)上岗前按“进入洁净区更衣规程”着装穿戴,并做好操作前的一切准备工作。

(2)严格按照岗位标准操作规程、工艺规程和设备操作规程操作。

(3)工作期间,严禁串岗,不得做与本岗位无关事务,不得擅离岗位。

(4)班前班后,投料前后,均要核对需干燥的浓缩液的品名、批号、数量等。

(5)认真如实填好原始操作记录,不得随意涂改,做好交接工作,保证合格中间产品进入下道工序。

(6)按工艺要求严格控制各种烘干操作的温度、烘干时间、压力及进料速度等相关工艺参数。

(7)对干燥产品的质量指标完成情况负责。

(8)生产结束或更换品种时,及时做好清洁卫生和清场工作,并认真填写清场记录。

(9)经常检查设备运转情况,注意设备维护、保养,非本设备操作人员不得操作设备,操作时发现故障应及时上报以杜绝事故的发生。

(10)出现不合格品、尾料,不得乱丢,做好记录,按规定处理。

(11)遵守企业各项规章制度,服从分配,遵守劳动纪律,做好本岗位工作。

项目三　陈皮中橙皮苷的提取

【项目导学】

据史料记载，早在上古时代，就有陈皮的相关记述了，相传在圭峰、牛牯岭、古兜山，三峰一湖形成，这是陈皮在历史上第一次出现。进入远古时代，有流传仙鹭带来橘、柑的神话故事，并且记录到当时的《神农本草经》中。"橘皮疗气大胜，以东橘为好，西江者不如，须陈久者为良。"这是陈皮发展史中，首次被写进医书，并在《神农本草经》中列为上品。公元205年-公元210年之间，"医圣"张仲景，也在著书《伤寒杂病论》中提到橘皮入药，并有润肺、止咳、化痰、健脾、顺气、止渴的药效。直至公元1050—1058年间，宋太医局编制《太平惠民和剂局方》时提及以陈皮为主料的二陈汤，使陈皮的功效真正发扬光大。此外，《纲目拾遗》《本草求原》《四川中药志》中也都有记载着陈皮功效不仅能治病，还可养生。时至今天，陈皮还能对心血管系统、呼吸系统、消化系统起保护的作用。所以说，陈皮当之无愧是天然养护血管的健康佳品，它对多种现代慢性病有极好的调理效果。

【项目要求】

能力目标	知识目标	素质目标
1. 能正确应用连续回流提取法进行中药提取操作； 2. 能正确地进行乙醇回收操作； 3. 能正确地使用旋转蒸发仪； 4. 能了解中药提取各岗位的生产流程； 5. 能根据提取过程绘制工艺流程图，并规范标识物料加入点、工艺条件等信息。	1. 理解黄酮类化合物的化学性质和药理作用； 2. 描述连续回流提取法提取基本原理； 3. 识记连续回流提取法的提取过程； 4. 识记乙醇回收过程及设备。	1. 认识中药提取、乙醇回收岗位的职业要求； 2. 热爱中医药事业，弘扬中医药文化； 3. 培养学生主动学习的习惯和创新精神； 4. 培养学生质量意识； 5. 通过任务结果评价，促进培养学生求精、拓新的工匠精神。

【知识加油站】

黄酮类化合物（二维码3-1）在自然界中分布最广，是一类重要的多酚类化合物，由于此类化合物多为淡黄色或黄色，且具有酮式羰基，故称黄酮类化合物。黄酮类化合物是广泛存在于自然界的一大类"植物色素"化合物。主要存在于双子叶植物如唇形科、玄参科、菊科、芸香科、豆科和裸子植物如银杏科中，在菌类、藻类、地衣类等低等植物中较少见。现已确认其化学结构的生物黄酮类物质有 4 000～5 000 种。与多糖、生物碱同为植物来源的三大天然产品。

黄酮类化合物广泛存在于植物中，主要以两种形式存在。大多数黄酮化合物与糖结合成苷，称为黄酮苷类，在植物的花、果实、叶中多以苷的形式存在；有的以游离形式存在，即未与糖结合，称为游离黄酮或黄酮苷元，在坚硬的木质部中，多以游离的苷元形式存在。同一植物中可能同时存在游离黄酮及其苷。

二维码 3-1
黄酮类化合物

(一)黄酮的生物活性

1. 对心血管系统的作用　槐米中的芸香苷和陈皮中的橙皮苷等成分有调节血管通透性和维生素 P 样作用，能降低血管脆性及异常通透性，可用作防治高血压及动脉硬化的辅助治疗剂。银杏中的银杏黄酮、葛根中的葛根素等成分有明显的扩张冠状动脉作用。山楂中的黄酮可以降血脂及降压。槲皮素可以抑制血小板聚集、防止血栓形成。

2. 抗肝脏病毒作用　从水飞蓟种子中分得一系列黄酮化合物，水飞蓟素，有很强的保肝作用。临床上用以治疗急、慢性肝炎，肝硬化及中毒性肝损伤等疾病均取得了较好的效果。

3. 抗炎抗菌作用　黄芩中的黄芩苷、黄芩素等成分有一定程度的抗菌作用。

4. 其他作用　黄酮类化合物在镇咳、祛痰、解痉、雌性激素样作用等方面也有一定的治疗作用，如大豆素等异黄酮类均有雌性激素样作用，川陈皮素具有止咳平喘作用。

(二)黄酮的化学结构

黄酮类化合物泛指 A 环与 B 环两个苯环，通过中央三碳链相互连接而成，具有 C6—C3—C6 基本骨架的一系列化合物。

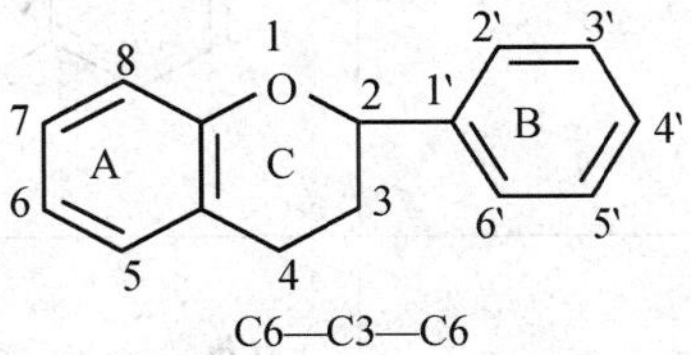

C6—C3—C6

黄酮类化合物多为上述基本母核的衍生物，在 A 环和 B 环上常有羟基、甲氧基、异戊烯基等取代基(表 3-1)。组成苷的糖类常有 *D*-葡萄糖、*D*-半乳糖、*L*-鼠李糖、*L*-阿拉伯糖、*D*-木糖及 *D*-葡萄糖醛酸等。也有双糖和三糖，如芸香糖、龙胆二糖、龙胆三糖等。糖多结合在 C3、C5、C7 位，其他位置也有连接。

表 3-1　黄酮类化合物的主要结构类型

结构类型与特点	代表成分
黄酮和黄酮醇类 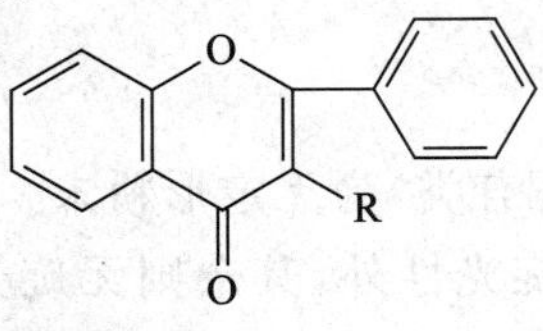 R=H　黄酮 R=OH　黄酮醇	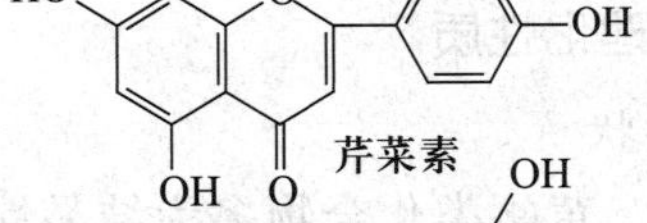 芹菜素 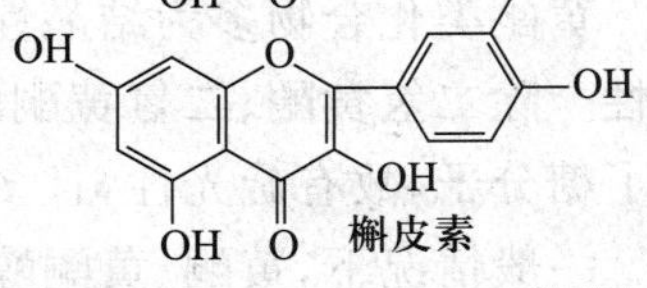 槲皮素

续表

结构类型与特点	代表成分
二氢黄酮和二氢黄酮醇类 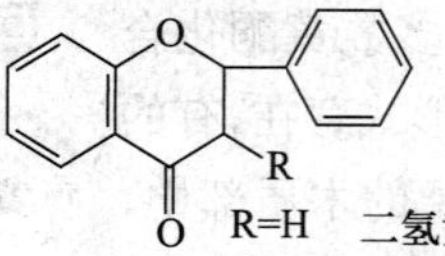 R=H 二氢黄酮 R=OH 二氢黄酮醇	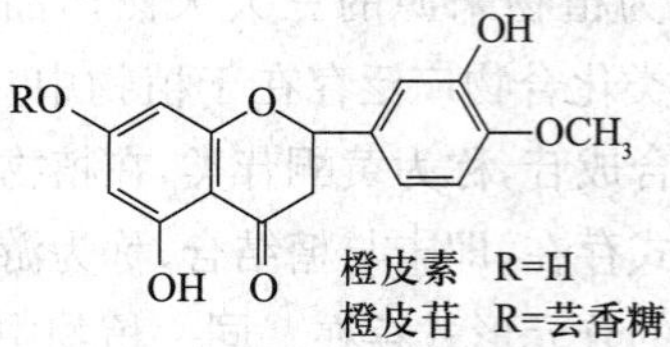 橙皮素 R=H 橙皮苷 R=芸香糖
查尔酮类 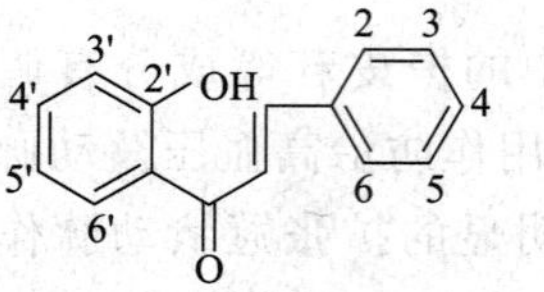	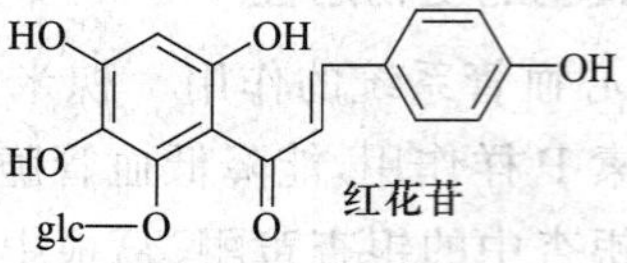 红花苷
异黄酮 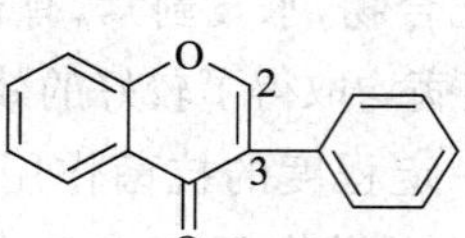	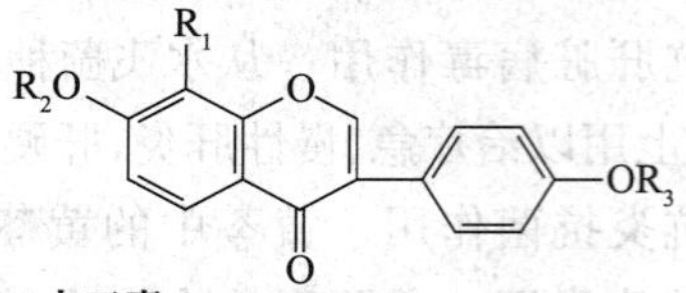 大豆素 大豆苷 $R_1=R_3=H$ $R_2=glc$
花色素和黄烷醇类 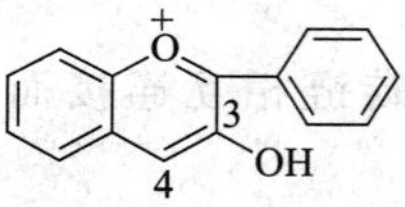	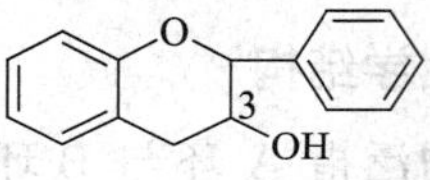 黄烷-3-醇 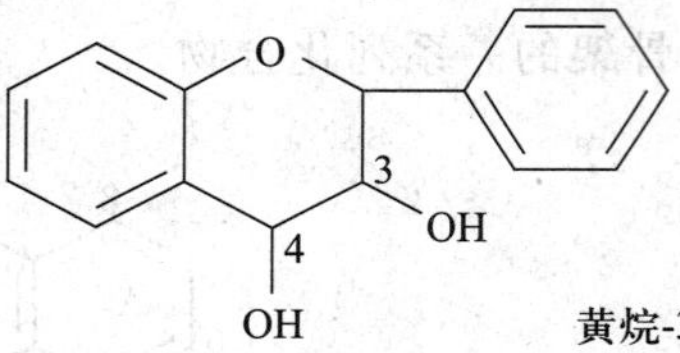 黄烷-3，4-二醇
双黄酮类 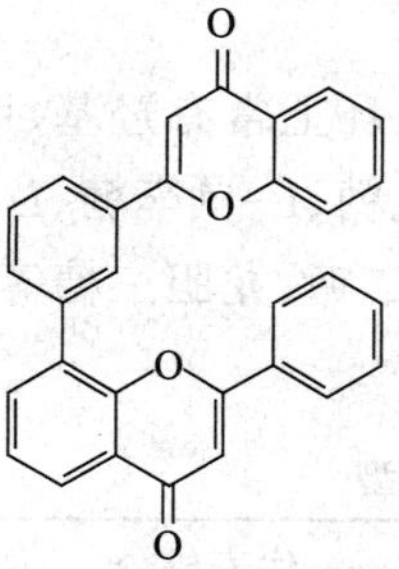	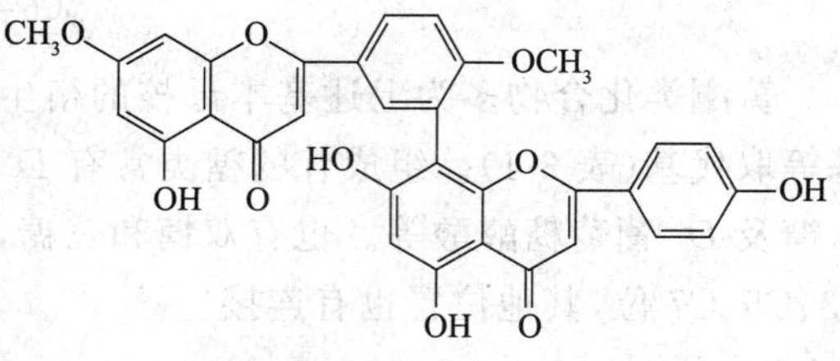 银杏双黄酮（银杏素）

(三)理化性质

1. 性状

形状　黄酮类化合物多为结晶性固体，少数(如黄酮苷类)为无定形粉末。

旋光性　除二氢黄酮、二氢黄酮醇、黄烷醇类具有旋光性外，其余则无旋光性。黄酮苷由于引入了糖分子，故有旋光性，且多为左旋。

颜色　一般情况下，黄酮、黄酮醇及其苷类多显灰黄或黄色，查尔酮显黄或橙黄色，而二氢黄酮、二氢黄酮醇、异黄酮类不显色和显微黄色。

花色素及其苷元的颜色随 pH 不同而改变，一般 pH＜7 时显红色、pH＝8.5 时显紫色、pH＞8.5 时显蓝色。

2. 溶解度　一般游离苷元难溶或不溶于水，易溶于甲醇、乙醇、乙酸乙酯、乙醚等有机溶剂及稀碱水溶液。对于黄酮苷一般易溶于水、甲醇、乙醇等强极性溶剂中，可溶于乙酸乙酯，难溶或不溶于苯、乙醚、氯仿等有机溶剂中。

3. 酸碱性　黄酮类化合物分子结构中一般含有酚羟基，所以黄酮类化合物一般显酸性，可溶于碱性水溶液、吡啶中。

(四)提取方法

1. 醇提法　提取黄酮类化合物最常用的方法，乙醇或甲醇是最常用的提取溶剂，黄酮苷及其苷元均可溶于其中。一般用 60%左右的稀醇提取黄酮苷类，90%～95%的浓醇提取黄酮苷元。提取方法可采用冷浸法、渗漉法和回流法等。

2. 热水提取法　黄酮苷类具有亲水性，可用热水提取，如从槐花米中提取芸香苷。如果提取液中含较多多糖、蛋白质等杂质，可将水提取液浓缩后加入多倍量的浓醇，即水提醇沉法将其沉淀除去。

3. 碱溶酸沉法　利用黄酮类化合物多具有酚羟基，易溶于碱水，而难溶于酸水的性质，用碱水提取后，再加酸使其酸化，黄酮类化合物即可沉淀析出。此法应用广泛，具有经济、安全、方便等优点。适用于具有酸性而又难溶于冷水的黄酮类化合物。

【生产指令】

近期企业采购的陈皮，质量部已检验合格，生产部根据生产计划下达批生产指令(见项目三附件)，要求提取车间明天开始组织陈皮的提取生产。

一、产品概述

1. 产品名称：陈皮提取物

2. 处方：每批产量 20 mL

原辅料名称	每 1 mL 用量	每批生产用量
陈皮	1 g	20 g

二、生产工艺流程图

陈皮提取的生产工艺流程图见图 3-1。

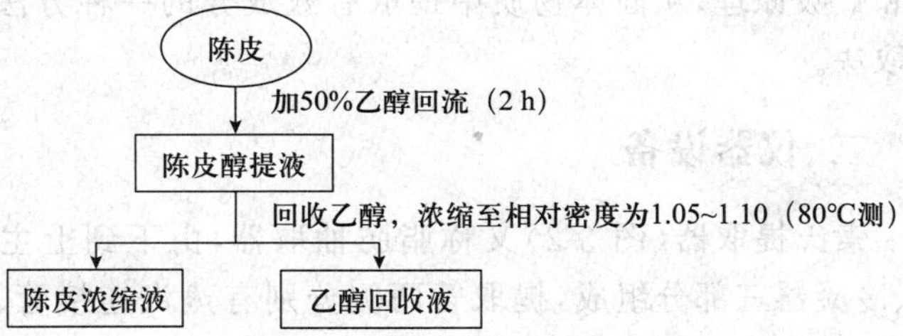

图 3-1　陈皮提取工艺流程图

任务 1　陈皮的连续回流提取

【职业能力】

1. 能按规程进行生产前检查，并确认检查结果；
2. 能正确填写生产过程凭证；
3. 能根据生产过程正确填写批生产记录；
4. 能读懂工艺规程及标准操作规程；
5. 能清楚生产后清场要求；
6. 能应用连续回流提取法提取中药材；
7. 能正确安装索氏提取器；
8. 会计算乙醇浓度；
9. 会使用酒精计测定酒精浓度。

【任务描述】

取称量好的陈皮放入滤纸筒，装入提取管中，取 500 mL 50% 乙醇溶液投入到圆底烧瓶中，打开加热装置，开始加热，自沸腾起开始记录时间，提取 2 h，用 300 目滤网过滤后备用。

【任务准备】

1. 任务场地：一体化实训室
2. 建议学时：4 学时
3. 物料要求：陈皮、饮用水、95% 乙醇
4. 仪器设备要求：电子天平、索氏提取器、乳胶管 2 根、电热套、循环水装置、1 000 mL 烧杯、300 目滤网、玻璃棒、500 mL 量筒、酒精计
5. 文件要求：工艺规程、批生产记录、生产凭证

【知识准备】

一、连续回流提取法的定义

二维码 3-2
连续回流提取法

连续回流提取法（二维码 3-2）是在回流提取法的基础上，利用溶剂回流和虹吸原理，从固体物质中提取有效成分的一种方法，该方法又叫索氏提取法。

二、仪器设备

索氏提取器（图 3-2）又称脂肪抽取器，由下到上主要由提取器、提取管、冷凝器三部分组成，提取管两侧分别有蒸汽连接管、虹吸管，各部分连

接处要严密不能漏气。

在提取时，提取器中的溶剂加热沸腾后，产生的溶剂蒸汽通过蒸汽连接管上升，在冷凝器中被冷凝为液体滴入提取器中对药材进行浸提。当液面超过虹吸管最高处时，即发生虹吸现象，溶液又流回提取器中，就这样利用溶剂回流和虹吸作用，反复循环，使中药材中的可溶物富集到提取器内，得到浓浸出液。

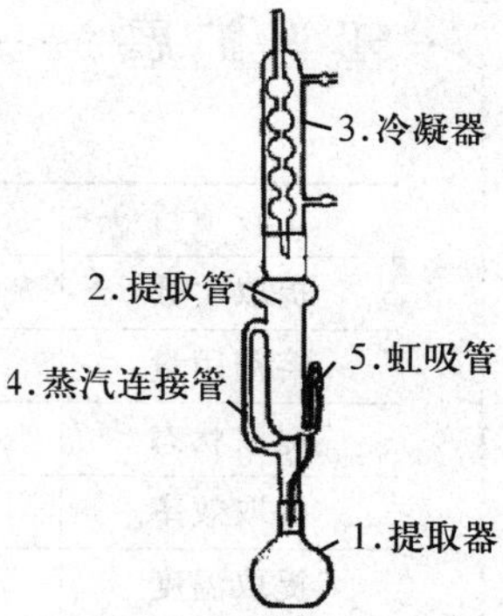

图 3-2　索氏提取器

三、应用特点

(1)连续回流提取最突出的优点是动态提取。每次接触物料的都是冷凝回流的新溶剂，使物料内外保持浓度差，实现了动态提取，与一般静态提取装置相比，其提取效率显著提高。

(2)操作简便，回流过程可借助虹吸作用自动进行，提取管内聚集的提取液超出虹吸管的顶端时即由虹吸管流回提取器，整个装置除了对提取器加热之外无须其他外供动力，避免了实验人员在提取过程中多次更换溶剂的烦琐操作。

(3)溶剂用量少，由于提取溶媒受热蒸发，进入冷凝器，冷凝后的溶剂对物料进行提取后又返回提取器，从而实现溶剂循环利用，无须补加新溶剂，因而显著减少了溶剂用量。

由上述可知，索氏提取法具有既能实现动态提取，又能减少溶剂用量的优点，是回流提取、渗漉法等其他提取方法所难以比拟的。

该方法是利用提取液受热蒸发所得溶剂进行循环提取，通常是用于提取热稳定性较好的成分，对于该类成分而言，动态提取兼加热提取为理想选择，可以获得更高的提取效率。对热易分解或变色的物质不宜采用，高沸点的溶剂也不宜采用。当使用高沸点溶剂时、其回流速度相对较慢，提取时间较长，影响了提取效率。浸取完毕后，只有卸开装置，才能取走提取管中的多余溶剂，因此空气中残留的溶剂对实验人员的健康及环境造成不利影响。且易在药渣内残留大量溶剂，对进一步处理造成困难。

四、操作流程

1. 装样　将提取溶剂装入圆底烧瓶，必要时可加入一些沸石，防止溶剂暴沸；将装好药材粗粉的滤纸筒或袋放入索氏提取器中。药材的高度应低于虹吸管的顶部。否则被提取物不能被溶剂充分浸泡，影响提取效果，同时被提取物不能漏出滤纸筒或袋，以免堵塞虹吸管。

2. 连接装置　将圆底烧瓶固定在水浴锅或电热套中，其上连接索氏提取器及配套的冷凝管，先通入冷凝水，再开电源。安装时要注意，连接装置的顺序是由下至上，冷凝水是下进上出。

3. 连续回流提取　溶剂受热蒸发，遇冷后变为液体滴回提取器中，接触药材开始进行浸提，待溶剂液面高于虹吸管上端时，浸出液发生一次虹吸流入烧瓶，连续虹吸，待有效成分被充分提出，发生最后一次虹吸后，先关电源，待冷凝管下端没有液体滴回索氏提取器时再关冷凝水。接着拆装置，拆装置的顺序应该是由上至下。

4. 分离药液与药渣　将索氏提取器中的药渣倒掉，将圆底烧瓶中的药液倒出即得到总提取液。

知识扩展

两种提取法的比较

比较项目	回流提取法(回流热浸法)	连续回流提取法(索氏提取法)
提取次数	2～3次	1次
溶剂用量	多	少
提取状态	静态	动态
提取效率	低	高
提取温度	加热(热提)	加热(热提)
适用药材	热稳定	热稳定

【任务实施】

一、生产前准备

序号	步骤	任务实施	操作要求
1	开具领料单	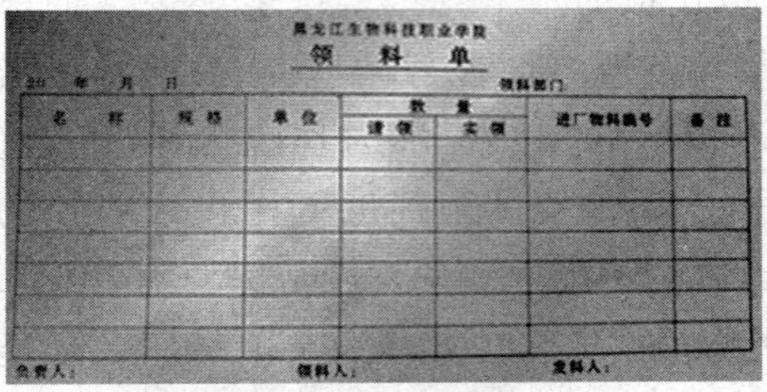 黑龙江生物科技职业学院 领料单 20　年　月　日　领料部门 名称 / 规格 / 单位 / 数量(请领、实领) / 进厂物料编号 / 备注 负责人：　领料人：　发料人：	由工序负责人根据生产指令开具需料领料单，一式两份，由车间主任签字，并到中药材库领取物料。
2	检查清场合格证(副本)	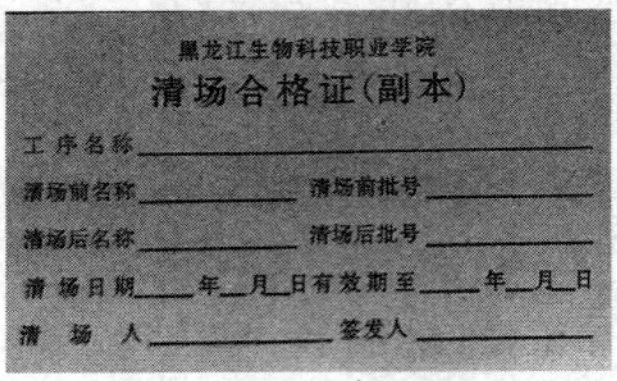 黑龙江生物科技职业学院 清场合格证(副本) 工序名称____ 清场前名称____ 清场前批号____ 清场后名称____ 清场后批号____ 清场日期___年__月__日有效期至___年__月__日 清场人____ 签发人____	检查上批清场合格证(副本)，有效期是否在范围内，如合格，放入本批批生产记录中；如不合格，重新清场。
3	生产前检查	1. 检查生产现场清洁、设备清洁状态； 2. 检查是否有批生产指令、清场合格证(副本)、空白生产记录、岗位标准操作规程； 3. 检查物料包装完整，有物料标签，物料标签内容填写齐全，品名、批号、数量正确无误，与指令要求一致。	1. 环境、设备卫生符合要求。设备运转正常； 2. 各项记录文件齐全； 3. 核对物料品名、批号、规格、数量、质量与生产指令相符合。
4	开具生产许可证	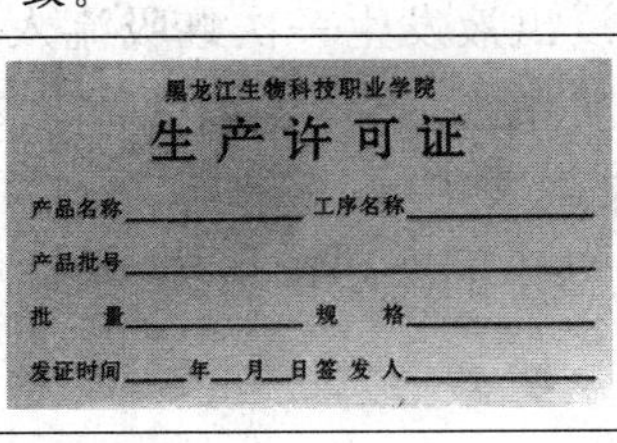 黑龙江生物科技职业学院 生产许可证 产品名称____ 工序名称____ 产品批号____ 批　量____ 规　格____ 发证时间___年__月__日 签发人____	根据生产指令填写生产状态标志(生产许可证)，并悬挂在指定位置。

续表

序号	步骤	任务实施	操作要求
5	称量配料	1. 检查天平校验合格证； 2. 按照批生产指令用量称取陈皮。	记录应及时、准确、真实、完整，称取过程及时记录在批生产记录中，均需经复核人复核。

二、回流提取

序号	步骤	任务实施	操作要求
1	索氏提取器安装	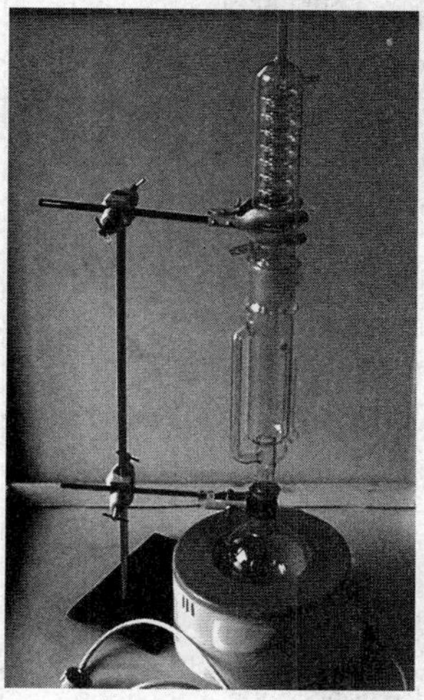 1. 由下到上主要由提取器、提取管、冷凝器三部分组成； 2. 提取管两侧分别有蒸汽连接管、虹吸管。	1. 安装顺序：从下往上的顺序，并使整个装置无论从正面看还是从侧面看都是端正垂直的； 2. 冷凝管下口为进水管，一般连接到自来水水龙头；上口为出水管，所连胶管放在水池里； 3. 药材的高度应低于虹吸管的顶部； 4. 被提取物不能漏出滤纸筒或袋。
2	50%乙醇配制	1. 根据需配制的500 mL 50%乙醇溶液计算所需95%乙醇量及纯化水量； 2. 将95%乙醇与纯化水放入烧杯中搅拌均匀； 3. 用酒精计测量配制好的乙醇的浓度，检查其是否与所需一致； 4. 将填写品名、浓度、配制人、配制时间的标签贴于盛装容器上。 观测实时数值 乙醇上水平面 对应位置42° 乙醇浓度42° 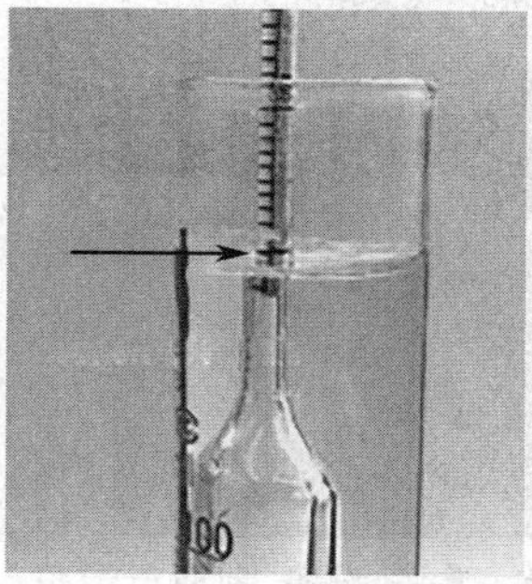	1. $V_{浓}=(V_{需}\times C_{需})/C_{浓}$ $V_{水}=V_{需}-V_{浓}$ 2. 配制过程中复核人需进行复核； 3. 填好配制记录； 4. 将酒精计垂直放入量筒，酒精计不晃动时观察水平液面的刻度值即为测量结果。

续表

序号	步骤	任务实施	操作要求
3	连续回流提取	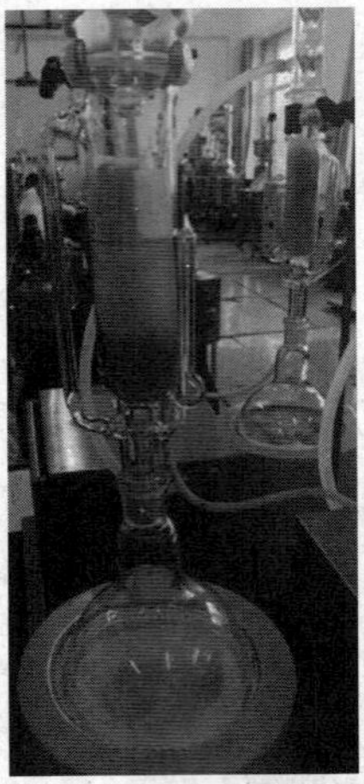 1. 取称量好的陈皮放入滤纸筒，装入提取管中； 2. 500 mL 50%乙醇加入圆底烧瓶中； 3. 打开加热装置，开始加热，自沸腾起开始记录时间，提取 2 h，停止加热； 4. 用 300 目滤网过滤。	1. 提取时间要符合要求； 2. 及时准确填写批生产记录，并做到字迹清晰、数据完整，不得任意涂改和撕毁。
4	量取提取液	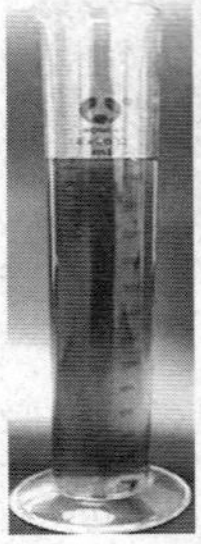	1. 准确量取提取液； 2. 及时准确填写批生产记录，并做到字迹清晰、数据完整，不得任意涂改和撕毁。

三、清场

序号	步骤	任务实施	操作要求
1	清洁生产现场	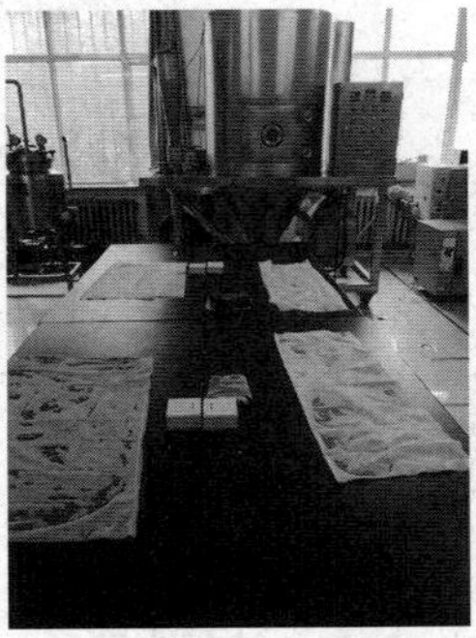 1. 清洁操作台，天平，设备，地面至干净； 2. 彻底清除产品遗留物料。	1. 无上批产品相关文件和物料； 2. 目视无污迹，表面光洁； 3. 生产所用工器具应清洁干净； 4. 地面、灯具、门窗、内墙应清洁干净。

续表

序号	步骤	任务实施	操作要求
2	填写记录	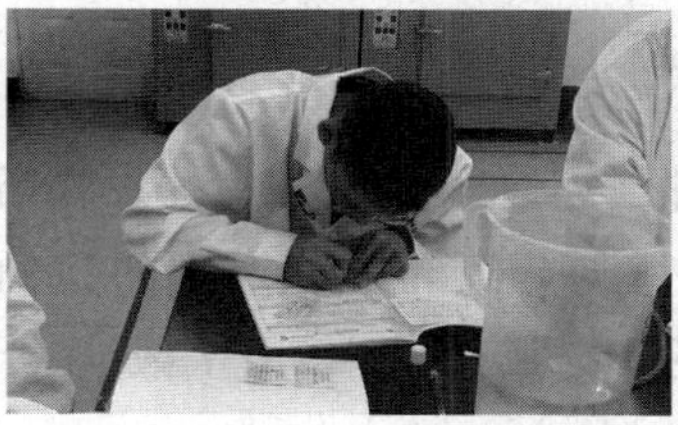 1. 填写清场记录，由 QA 检查合格，发给清场合格证； 2. 清场合格证（正本）纳入批生产记录中，及时更换状态标识。	1. 要符合清场要求； 2. 及时准确填写批生产记录。

任务 2 陈皮提取液的乙醇回收及浓缩

【职业能力】

1. 能按规程进行生产前检查，并确认检查结果；
2. 能正确填写生产过程凭证；
3. 能根据生产过程正确填写批生产记录；
4. 能读懂工艺规程及标准操作规程；
5. 能清楚生产后清场要求；
6. 能应用旋转蒸发仪回收乙醇；
7. 能正确安装旋转蒸发仪；
8. 会用酒精计测定酒精浓度。

【任务描述】

取陈皮乙醇提取液，加入旋转蒸发仪的旋转瓶中，进行乙醇回收，浓缩至相对密度为 1.05～1.10（80℃测），放冷即可。

【任务准备】

1. 任务场地：一体化实训室
2. 建议学时：4 学时
3. 物料要求：陈皮乙醇提取液
4. 仪器设备要求：电子天平、旋转蒸发仪、真空泵、循环水装置、酒精计、500 mL 烧杯、玻璃棒、500 mL 量筒、比重计
5. 文件要求：工艺规程、批生产记录、生产凭证

【知识准备】

一、旋转蒸发仪

旋转蒸发仪主要用于在减压条件下连续蒸馏大量易挥发性溶剂。尤其是对提取液的浓缩和对色谱分离时接收液的蒸馏,以达到分离和纯化产物的目的。目前它是实验室中教学实验和生物医药、化工、食品等领域的小试和中试中,用于浓缩、干燥和回收产物的一款必备基本仪器。

(一)工作原理

旋转蒸发仪的工作原理主要为减压蒸馏,即在减压情况下,将旋转蒸发瓶(烧瓶)置于水浴中一边旋转、一边加热,这样可以增大蒸发面积,利于瓶内溶液扩散蒸发。并在冷却器作用下,可将热蒸汽迅速液化,进行回收与浓缩。

(二)设备结构

旋转蒸发仪(图 3-3)一般主要由加热系统、旋转系统、真空系统、冷凝系统、接收系统 5 部分组成。

1. 加热系统　主要是对提取液进行加热,包括加热水浴锅、操作界面(设定和记录水浴温度)、升降摇柄(控制旋转瓶的入水深度)。

2. 旋转系统　主要使蒸发瓶在最适速度下恒速旋转,以增大蒸发面积,包括旋转瓶,旋转马达,加料阀,旋转轴密封和转速操作界面。

3. 真空系统　主要用来降低旋转蒸发仪系统的气压,一般主要外接一个真空泵,同时设备上配有放空阀门和真空压力表。

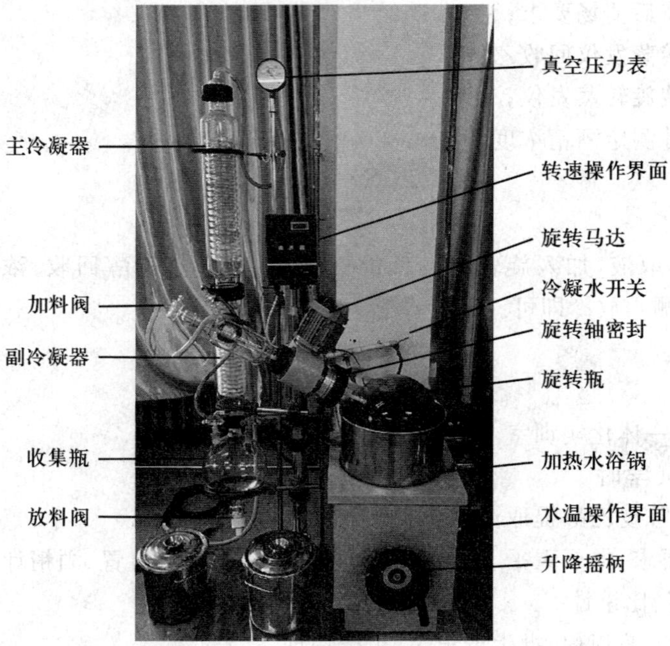

图 3-3　旋转蒸发仪

4. 冷凝系统　是对溶剂蒸汽进行冷却，主要由主冷凝器、副冷凝器和冷凝水组成。

5. 接收系统　主要是收集溶剂，它包括收集瓶和放料阀。

（三）操作流程

1. 将旋转蒸发仪连接完整，主要是连接好蒸馏瓶和接收瓶。

2. 真空系统操作，先插上蒸发仪和真空泵的电源，然后关闭放空阀门，打开真空泵，这时可以观察真空压力表，检查整个系统是否是密闭的，当系统开始达到负压时，就可以打开加料阀，加入提取液。

3. 蒸发仪的操作，先开蒸发仪电源，然后将蒸馏瓶浸到水浴锅中（通过升降摇柄调整水浴锅高度，一般使水浴液面与蒸馏瓶液面相平，避免旋转轴因承受过大的力而折断）。打开旋转马达，在转速操作界面设定转速（一般设定为 10～13 转）开始旋转。然后开冷凝水，再设定温度进行加热。

以上为旋转蒸发仪开始时的操作流程，当任务完成时，要按照相反的顺序进行，先关加热开关，再让蒸馏瓶停转，并离开水浴锅，开放空阀门，停真空泵，关蒸发仪电源，关冷凝水即可。

（四）注意事项

（1）安装接口部分要加少量凡士林，避免抽真空的时候，接口部分漏气真空度上不去。

（2）加入蒸馏瓶内的物料一般不能超过 50%，因为溶液量太大，沸腾的时候液滴有可能飞溅到支管，造成蒸馏的物质不纯。

（3）水浴锅通电前必须加水，不允许无水干烧。

（4）使用过程必须有人在场，控制好水浴温度和真空度，防止物料暴沸冲入冷凝器。

（5）根据溶剂设定加热温度，一般溶剂沸点 80℃，可以设定加热温度 50～55℃。

（6）如果真空度太低，注意检查接头，管路等密封情况。

（7）一般先开冷却装置，再加热防止溶剂挥发。

（8）关闭仪器的时候必须先减压再关闭真空泵，防止倒吸。

（9）工作结束不要忘记关掉冷凝水。

（五）设备特点

（1）由于溶液与旋转瓶间向心力和摩擦力的作用，溶液可在旋转瓶内表面形成一层液体薄膜，增大受热面积，使得溶液受热均匀，提高了蒸发速率，使旋转蒸发仪可用于快速、温和地对绝大多数样品进行蒸馏。

（2）减压蒸发相对于常压蒸发不仅速度快，还可有效避免提取液中某些成分的分解破坏。

（3）设备结构简单，安全、易操作、即使是没有操作经验的操作者也能完成。

二、真空浓缩罐

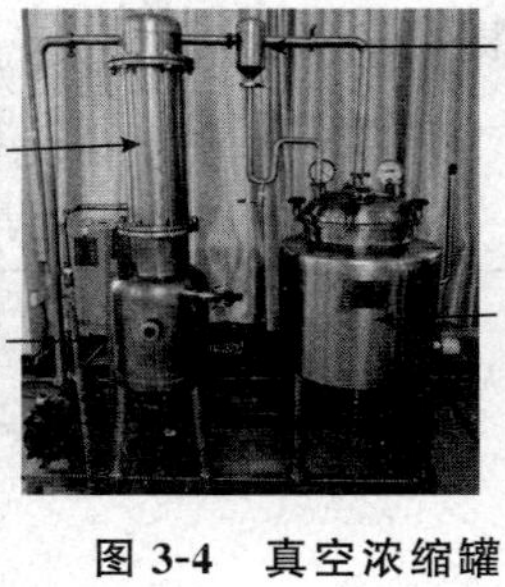

图 3-4　真空浓缩罐

真空浓缩罐（图 3-4）是目前乙醇回收最常用的设备。结构主要有 4 部分，即浓缩罐、冷凝器、受液罐、汽液分离器。真空浓缩罐除进行乙醇回收，还主要用于对料液的浓缩(一般要将多个真空浓缩罐串联使用,也就是常说的双效浓缩器和三效浓缩器),也可以进行简单的回流提取操作。

【任务实施】

一、生产前准备

序号	步骤	任务实施	操作要求
1	检查清场合格证(副本)	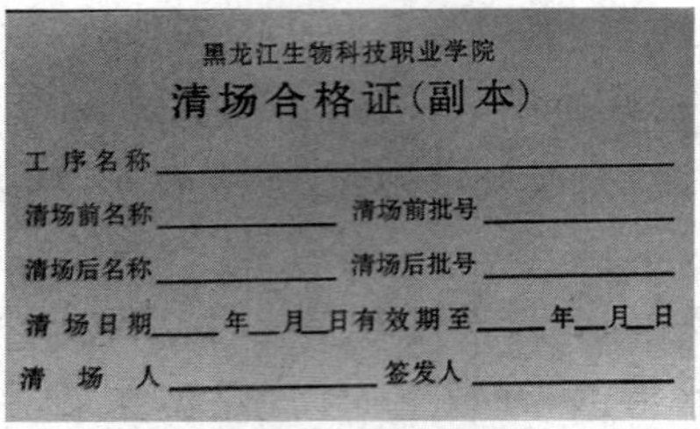 黑龙江生物科技职业学院 清场合格证(副本) 工 序 名 称______ 清场前名称______ 清场前批号______ 清场后名称______ 清场后批号______ 清 场 日 期____年__月__日有 效 期 至____年__月__日 清 场 人______ 签发人______	检查上批清场合格证(副本),有效期是否在范围内,如合格,放入本批批生产记录中;如不合格,重新清场。
2	生产前检查	1. 检查生产现场清洁、设备清洁状态; 2. 检查是否有批生产指令、清场合格证(副本)、空白生产记录、岗位标准操作规程; 3. 检查物料包装完整,有物料标签,物料标签内容填写齐全,品名、批号、数量正确无误,与指令要求一致。	1. 环境、设备卫生符合要求。设备运转正常; 2. 各项记录文件齐全; 3. 核对物料品名、批号、规格、数量、质量与生产指令相符合。
3	开具生产许可证	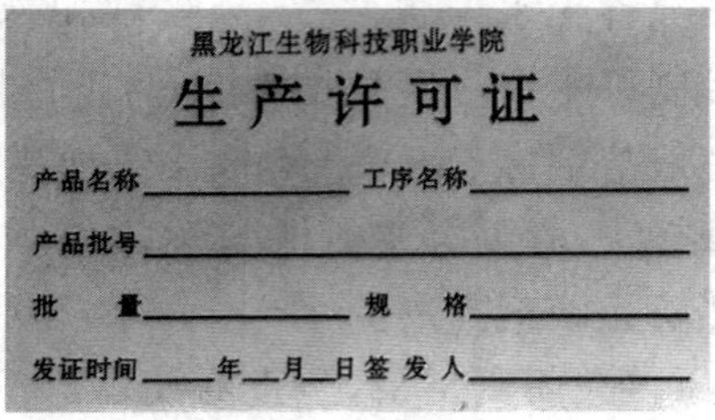 黑龙江生物科技职业学院 生 产 许 可 证 产品名称______ 工序名称______ 产品批号______ 批 量______ 规 格______ 发证时间____年__月__日 签 发 人______	根据生产指令填写生产状态标志(生产许可证),并悬挂在指定位置。

二、乙醇回收及浓缩

序号	步骤	任务实施	操作要求
1	旋转蒸发仪的安装	1. 水浴锅加入自来水; 2. 接通冷凝水; 3. 安装蒸馏瓶和接收瓶,将旋转蒸发仪连接完整; 4. 接通蒸发仪和真空泵的电源; 5. 关闭放空阀门,打开真空泵,这时可以观察真空压力表,检查整个系统是否是密闭。	1. 蒸馏瓶内的物料一般不能超过50%; 2. 按操作规程操作。

续表

序号	步骤	任务实施	操作要求
2	乙醇回收及浓缩	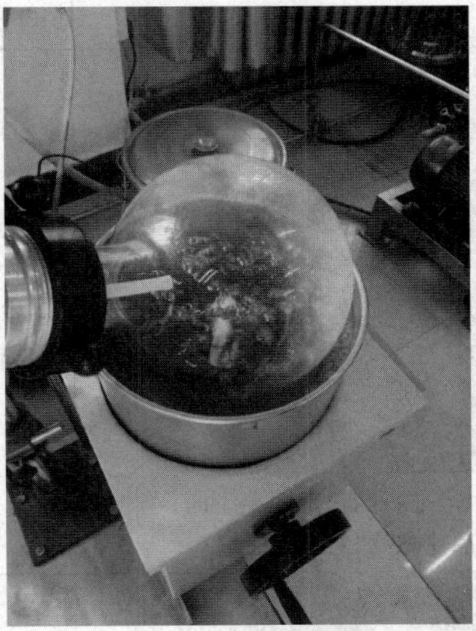 1. 当系统开始达到负压时，打开加料阀，加入提取液； 2. 摇动升降摇柄调整水浴锅高度，使水浴液面与蒸馏瓶液面相平； 3. 打开旋转马达，设定转速 10～13 转； 4. 打开冷凝水； 5. 打开水浴锅加热并设定加热温度 80℃； 6. 浓缩至相对密度为 1.15～1.20(80℃测)； 7. 关闭旋转蒸发仪，按相反顺序进行，先关加热开关，再让蒸馏瓶停转，并离开水浴锅，开放空阀门，停真空泵，关蒸发仪电源，关冷凝水，放冷即可； 8. 打开放料阀，收集乙醇液； 9. 取下旋转瓶，倒出浓缩液。	1. 记录回收时间； 2. 记录加热温度和真空度； 3. 及时准确填写批生产记录，并做到字迹清晰、数据完整，不得任意涂改和撕毁。
3	产品数据分析	1. 用温度计测量浓缩液温度，监控浓缩液温度达到 80℃； 2. 将浓缩液倒入 500 mL 的量筒内，读取体积数； 3. 用比重计测定浓缩液相对密度； 4. 计算收膏率，进行偏差分析； 5. 将回收乙醇倒入 500 mL 的量筒内，读取体积数； 6. 用酒精计测定回收乙醇； 7. 填写请验单。	1. 将比重计或酒精计垂直放入量筒，比重计或酒精计不晃动时观察水平液面的刻度值即为测量结果； 2. 比重与温度有关，浓缩液温度一定要符合工艺要求； 3. 计算要准确； 4. 及时准确填写批生产记录，并做到字迹清晰、数据完整，不得任意涂改和撕毁。

三、清场

序号	步骤	任务实施	操作要求
1	清洁生产现场	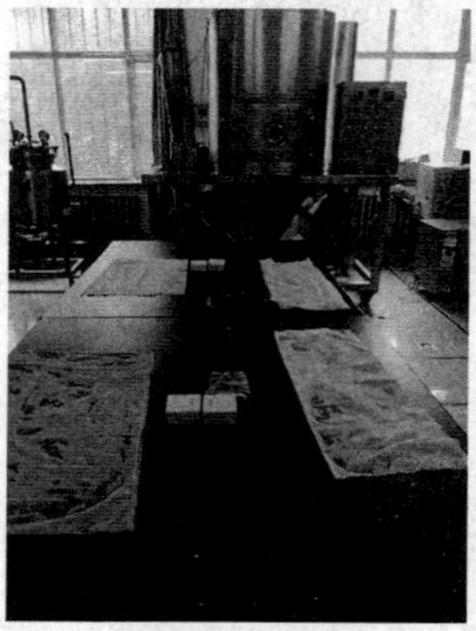 1. 清洁操作台,天平,设备,地面至干净; 2. 彻底清除产品遗留物料。	1. 无上批产品相关文件和物料; 2. 目视无污迹,表面光洁; 3. 生产所用工器具应清洁干净; 4. 地面、灯具、门窗、内墙应清洁干净。
2	填写记录	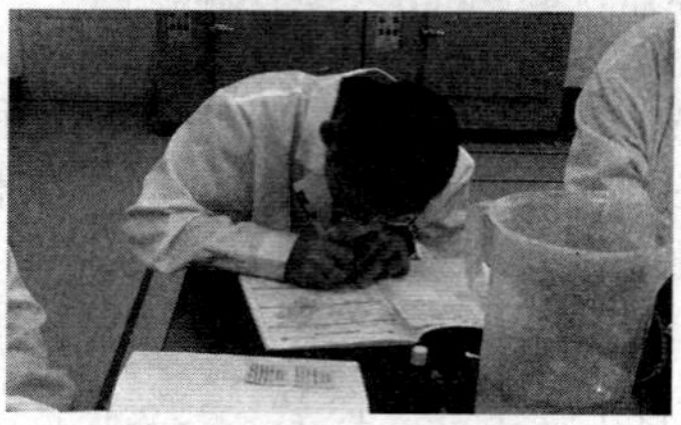 1. 填写清场记录,由 QA 检查合格,发给清场合格证; 2. 清场合格证(正本)纳入批生产记录中,及时更换状态标识。	1. 要符合清场要求; 2. 及时准确填写批生产记录。

【任务考核】

项目三　陈皮中橙皮苷的提取考核表

<table>
<tr><td rowspan="3">基本信息</td><td>姓　　名</td><td colspan="2"></td><td>班　　级</td><td colspan="2"></td></tr>
<tr><td>学　　号</td><td colspan="2"></td><td>组　　别</td><td colspan="2"></td></tr>
<tr><td>考核日期</td><td colspan="2">年　　月　　日</td><td>总评成绩</td><td colspan="2"></td></tr>
<tr><td rowspan="10">考核内容</td><td rowspan="2">序号</td><td rowspan="2">步骤</td><td colspan="2">完成情况</td><td rowspan="2">标准分</td><td rowspan="2">评分</td></tr>
<tr><td>完成</td><td>未完成</td></tr>
<tr><td>1</td><td>任务 1 操作</td><td></td><td></td><td>20</td><td></td></tr>
<tr><td>2</td><td>任务 1 产品展示</td><td></td><td></td><td>5</td><td></td></tr>
<tr><td>3</td><td>任务 1 清场检查</td><td></td><td></td><td>5</td><td></td></tr>
<tr><td>4</td><td>任务 2 操作</td><td></td><td></td><td>20</td><td></td></tr>
<tr><td>5</td><td>成品展示</td><td></td><td></td><td>15</td><td></td></tr>
<tr><td>6</td><td>任务 2 清场检查</td><td></td><td></td><td>5</td><td></td></tr>
<tr><td>7</td><td>批记录、凭证填写</td><td></td><td></td><td>20</td><td></td></tr>
<tr><td>8</td><td>团队协作</td><td></td><td></td><td>10</td><td></td></tr>
</table>

项目三附件 1　陈皮提取批生产指令

批　生　产　指　令

<table>
<tr><td>产品名称</td><td colspan="2">陈皮提取物</td><td colspan="2">规　　格</td><td colspan="3">—</td></tr>
<tr><td>产品批号</td><td colspan="2"></td><td colspan="2">计划产量</td><td colspan="3">20 mL</td></tr>
<tr><td>生产车间</td><td colspan="2">提取车间</td><td colspan="2">生产日期</td><td colspan="3">年　　月　　日</td></tr>
<tr><td rowspan="3">指令签发</td><td colspan="2">起草人</td><td colspan="2">（生产部工艺员签字）</td><td>拟定日期</td><td colspan="2">××××年××月××日</td></tr>
<tr><td colspan="2">生产部核准人</td><td colspan="2">（生产部长签字）</td><td>核准日期</td><td colspan="2">××××年××月××日</td></tr>
<tr><td colspan="2">质量部核准人</td><td colspan="2">（质量部长签字）</td><td>核准日期</td><td colspan="2">××××年××月××日</td></tr>
<tr><td rowspan="2">指令接收</td><td colspan="2">接收人</td><td colspan="2">（车间工艺员签字）</td><td>接收日期</td><td colspan="2">××××年××月××日</td></tr>
<tr><td colspan="2">现场 QA</td><td colspan="2">（质量部质检员签字）</td><td>接收日期</td><td colspan="2">××××年××月××日</td></tr>
<tr><td rowspan="3">原辅料</td><td>名称</td><td>生产厂家</td><td>包装规格</td><td>厂家批号</td><td>理论用量</td><td>消耗定额</td><td>实际用量</td></tr>
<tr><td>陈皮</td><td></td><td></td><td></td><td>20 g</td><td>—</td><td>20 g</td></tr>
<tr><td>—</td><td>—</td><td>—</td><td>—</td><td>—</td><td>—</td><td>—</td></tr>
<tr><td colspan="8">说明：仓库依据合格报告单发放物料。</td></tr>
</table>

生产状态标识粘贴页

领料单粘贴处：
清场合格证（副本）粘贴处：

项目三附件2　陈皮提取批生产记录

提取岗位批生产记录

产品名称		产品批号	
产品批量		生产日期	年　月　日

生产前检查

检查项目	检查内容	检查结果	责任人签字
1. 现场状态	生产现场清洁、设备清洁状态完好，正确填写生产状态牌。	□符合　□不符合	检查人：
2. 文件	有生产指令、工艺卡、清场合格证(副本)、空白生产记录、岗位标准操作规程。	□符合　□不符合	复核人：
3. 物料	包装完整，有物料卡，物料卡内容填写齐全，品名、批号、数量正确无误，与指令要求一致。	□符合　□不符合	现场 QA：
4. 确认输料管道及阀门	管道走向，阀门开关是否正确无误。	□符合　□不符合	

提取生产操作

投料量	物料名称：		物料编码/批号：	物料数量：　g	
配制乙醇溶液	配制乙醇溶液浓度	配制乙醇溶液量	加入乙醇浓度	加入乙醇量	加入纯化水量
	%	mL	%	mL	mL
回流提取	加50%乙醇用量	升温时间		回流时间	
	mL	时　分至　时　分		时　分至　时　分	
乙醇提取液量	mL				

操作人：　　　　复核人：　　　　现场 QA：

清　场

清洁步骤	清洁要求	是否达到要求
执行《厂房设施清洁操作规程》《生产过程管理规程》《生产工具及容器具管理规程》《地漏清洁标准操作规程》《生产区清洁工具清洁与存放管理规程》《生产区、仓储区废弃物处理标准操作规程》《提取系统清洁标准操作规程》《出渣车清洁标准操作规程》。	无上批产品相关文件和物料。目视无污迹，表面光洁。生产所用工器具应清洁干净。地面、灯具、门窗、内墙应清洁干净。	是□ 否□

操作人：　　　　复核人：　　　　现场 QA：

备　注	

生产状态标识粘贴页

<table>
<tr><td>生产许可证粘贴处：

清场合格证(正本)粘贴处：

清场合格证(副本)粘贴处：

</td></tr>
</table>

乙醇回收岗位批生产记录

<table>
<tr><td>产品名称</td><td colspan="2"></td><td>产品批号</td><td colspan="2"></td></tr>
<tr><td>产品批量</td><td colspan="2"></td><td>生产日期</td><td colspan="2">年　月　日</td></tr>
<tr><td colspan="6">生产前检查</td></tr>
<tr><td>检查项目</td><td colspan="2">检查内容</td><td>检查结果</td><td colspan="2">责任人签字</td></tr>
<tr><td>1. 现场状态</td><td colspan="2">生产现场清洁、设备清洁状态完好，正确填写生产状态牌。</td><td>□符合　□不符合</td><td colspan="2" rowspan="4">检查人：

复核人：

现场 QA：</td></tr>
<tr><td>2. 文件</td><td colspan="2">有生产指令、工艺卡、清场合格证副本、空白生产记录、岗位标准操作规程。</td><td>□符合　□不符合</td></tr>
<tr><td>3. 物料</td><td colspan="2">包装完整，有物料卡，物料卡内容填写齐全，品名、批号、数量正确无误，与指令要求一致。</td><td>□符合　□不符合</td></tr>
<tr><td>4. 确认输料管道及阀门</td><td colspan="2">管道走向，阀门开关是否正确无误。</td><td>□符合　□不符合</td></tr>
<tr><td colspan="6">乙醇回收生产操作</td></tr>
<tr><td>乙醇提取液量</td><td colspan="5">mL</td></tr>
<tr><td rowspan="2">回收运行参数</td><td colspan="3">浓缩温度</td><td colspan="2">真空度</td></tr>
<tr><td colspan="3">℃</td><td colspan="2">MPa</td></tr>
<tr><td>回收起止时间</td><td colspan="5">时　分至　时　分</td></tr>
<tr><td rowspan="2">回收乙醇数据</td><td colspan="2">乙醇回收量</td><td colspan="2">乙醇回收浓度</td><td>回收乙醇批号</td></tr>
<tr><td colspan="2">mL</td><td colspan="2">%</td><td></td></tr>
<tr><td rowspan="2">浓缩浸膏数据</td><td>浸膏密度
g/cm^3</td><td>浸膏体积
mL</td><td colspan="3">收膏率：浸膏体积×浸膏密度÷提取原料投料量×100%</td></tr>
<tr><td></td><td></td><td colspan="3">%（保留一位小数）</td></tr>
<tr><td colspan="2">偏差：　有□　无□</td><td colspan="4">偏差说明：</td></tr>
<tr><td colspan="6">操作人：　　复核人：　　现场 QA：</td></tr>
<tr><td colspan="6">清　场</td></tr>
<tr><td colspan="3">清洁步骤</td><td colspan="2">清洁要求</td><td>是否达到要求</td></tr>
<tr><td colspan="3">执行《厂房设施清洁操作规程》《生产过程管理规程》《生产工具及容器具管理规程》《地漏清洁标准操作规程》《生产区清洁工具清洁与存放管理规程》《生产区、仓储区废弃物处理标准操作规程》《浓缩系统清洁标准操作规程》。</td><td colspan="2">无上批产品相关文件和物料。目视无污迹，表面光洁。生产所用工器具应清洁干净。地面、灯具、门窗、内墙应清洁干净。</td><td>是□
否□</td></tr>
<tr><td colspan="6">操作人：　　复核人：　　现场 QA：</td></tr>
<tr><td>备　注</td><td colspan="5"></td></tr>
</table>

生产状态标识粘贴页

生产许可证粘贴处：

清场合格证（正本）粘贴处：

中间产品请验单粘贴处：

项目三附件 3　管理规程

回收乙醇管理规程

目的：建立乙醇回收使用管理规程，规范乙醇回收使用的过程。

范围：中药材提取需回收使用的乙醇。

职责：质量部、生产部相关人员及岗位操作人员。

内容：

1. 回收乙醇必须用标牌标明品名（例：板蓝根浸膏回收乙醇）、批号（本次生产品种的批号）、浓度、来源、日期、数量等，并建立专账进行管理，以确保能有效地追溯。回收乙醇由车间储存保管。

2. 回收乙醇的有效期，以首次投料时用全部新乙醇（没有加入回收乙醇）进行中药材提取时的乙醇有效期（生产厂家出厂时标注的有效期）为有效期，在记录回收乙醇的台账时应进行标注。使用有效期之日止，该回收乙醇不得再用，稀释后做报废处理。

3. 在有效期内，每批生产结束时，需对回收的乙醇进行检验，根据质量标准中不挥发物（遗留残渣）的含量，确定回收乙醇能否继续使用。

遗留残渣	处理结果
$w \leqslant 10$ mg	可以继续使用
$w > 10$ mg	稀释后做报废处理

4. 遗留残渣：取本品 40 mL，置 105℃恒重的蒸发皿中，于水浴上蒸干后，在 105℃干燥 2 h，得遗留残渣（重量为 w）。

5. 在用回收乙醇进行下批产品生产时，生产前应测量其浓度。应先使用回收乙醇，用量不足时用新乙醇补足。

6. 不同品种回收的乙醇应分开存放。每个品种回收的乙醇只能再使用于本品种的中药材提取。

7. 相关记录：《回收乙醇台账》《回收乙醇销毁记录》。

项目三附件 4　岗位职责

提取车间乙醇回收岗位职责

目的:建立提取车间乙醇回收岗位职责

范围:提取车间乙醇回收岗位

责任:提取车间乙醇回收岗位对岗位标准的实施负责

内容:

1. 素质要求

(1)工作热情:应以饱满的工作热情,投入到每日的工作中,完成好本职工作。

(2)责任心:对工作应有责任心,熟悉本操作产品的质量标准,做到认真、细心,保质保量地完成本岗工作。

(3)操作技能:熟悉本岗位的标准操作规程(SOP),了解设备的性能,掌握设备的使用、维护、保养。

(4)标准的执行力:生产中应严格按照 GMP(药品生产质量管理规范)要求,本岗位的标准操作规程(SOP)和生产计划执行。

2. 岗位要求

(1)上岗前按"进入洁净区更衣规程"着装穿戴,并做好操作前的一切准备工作。

(2)严格按照岗位标准操作规程、工艺规程和设备操作规程操作。

(3)工作期间,严禁串岗,不得做与本岗位无关事务,不得擅离岗位。

(4)班前班后,投料前后,均要核对需回收浓缩提取液的品名、批号、数量等。

(5)认真如实填好原始操作记录,不得随意涂改,做好交接工作,保证合格中间产品进入下道工序。

(6)调节、控制好乙醇回收浓缩器的蒸汽压力,并随时检查乙醇浓度,当乙醇浓度低于20%时停止回收。

(7)对正确使用乙醇回收浓缩器、乙醇回收塔负责。

(8)生产结束或更换品种时,及时做好清洁卫生和清场工作,并认真填写清场记录。

(9)经常检查设备运转情况,注意设备维护、保养,非本设备操作人员不得操作设备。操作时发现故障应及时上报以杜绝事故的发生。

(10)出现不合格品、尾料,不得乱丢,做好记录,按规定处理。

(11)遵守企业各项规章制度,服从分配,遵守劳动纪律,做好本岗位工作。

项目三附件5　标准操作规程

乙醇回收标准操作规程

目的:建立乙醇回收标准操作规程。

范围:适用于乙醇回收标准操作。

责任:提取操作工、班组长、质量检查员、工艺员对本操作规程的实施负责。

内容:

1. 乙醇回收浓缩前的准备:

(1)检查核对操作间及浓缩罐、板框过滤器设备是否有质量检查员发放的"清场合格证"及允许生产的"生产许可证",状态标示是否正确。

(2)检查浓缩罐、板框过滤器设备是否完好。

(3)检查蒸汽或回水阀门是否关闭。

(4)检查冷却设备及冷却水运行是否正常。

2. 回收浓缩:

(1)打开沉淀罐阀门,将沉淀罐中的上清液打入储存罐中。

(2)经板框过滤器过滤。

(3)经管道泵将上清液打入浓缩罐中。

(4)打开冷却水阀门,启动冷却设备,使冷却水正常循环使用。

(5)打开蒸汽或回水阀门开始浓缩药液并回收乙醇。

(6)将回收后的乙醇经管道输送到储存罐内。

(7)乙醇回收完即得醇沉膏。

(8)将沉淀罐中的上清液打完后,打开沉淀罐的排渣口排出沉淀物。

(9)待一个品种回收浓缩结束后,要认真填写乙醇回收操作记录。

3. 清洁与消毒:

(1)待一个品种结束后,按有关清洁规程对操作间、设备、容器具等进行清洁。

(2)清场完毕,经质量检查员检查合格后,发放清场合格证。

(3)要认真填写清场、清洁记录,并挂好状态标示卡。

4. 注意事项:

(1)严禁跑、冒、滴、漏,对管道、设备要求班组长复核、检查。

(2)严禁将带有明火或易燃的物件带入操作间内。

项目四　肉桂中挥发油的提取与包合

【项目导学】

屠呦呦团队破解青蒿素抗药性，研究成果登上国际权威杂志《新英格兰医学杂志》。青蒿素联合疗法是目前世卫组织大力推广的一线抗疟疗法，但一旦疟原虫普遍对其产生抗药性，后果将十分严重。屠呦呦认为，破解"青蒿素抗药性"难题必须搞清楚其作用机理。

目前，青蒿素项目基本是针对东南亚、非洲国家，到今天，青蒿素已经在非洲大陆上拯救了数百万生命。屠呦呦曾在诺贝尔奖获奖演讲中，对非洲少数地区出现的青蒿素抗药性表达了强烈关注。

严重传染性疾病作为非传统安全问题，摆在全世界面前，解决这一问题需要国际社会同心协力。在这一问题面前，没有哪个国家可以竖起铜墙壁垒，独善其身。正如严重传染性疾病的传播不可能局限于哪个国家，网络攻击可能超越时空地域、无处不在，它们带来的安全威胁在人类社会过去没有遇到或很少见过。

正是在这一全球共同问题面前，我们更深切感受到什么叫人类命运共同体。世卫组织全球疟疾项目主任佩德罗·阿隆索曾如此评价屠呦呦团队："全球疟疾防控与中国政府提出的构建人类命运共同体的行动倡议主旨高度一致，屠呦呦团队开展的抗疟科研工作具有卓越性，贡献不可估量。"

【项目要求】

能力目标	知识目标	素质目标
1. 能正确应用水蒸气蒸馏法进行中药挥发油提取操作； 2. 能正确进行挥发油包合操作； 3. 能正确进行减压干燥操作； 4. 能正确使用水蒸气蒸馏装置； 5. 能了解中药提取各岗位的生产流程； 6. 能根据提取过程绘制工艺流程图，并规范标识物料加入点、工艺条件等信息。	1. 理解挥发油和萜类化合物的化学性质和药理作用； 2. 描述水蒸气蒸馏法提取基本原理； 3. 描述减压干燥原理及影响因素； 4. 识记包合技术； 5. 识记水蒸气蒸馏法的提取过程。	1. 认识中药挥发油提取、包合、干燥岗位的职业要求； 2. 热爱中医药事业，弘扬中医药文化； 3. 培养爱国精神及民族自豪感； 4. 培养学生质量意识及责任意识； 5. 培养学生沟通与团队意识； 6. 通过任务结果评价，促进培养学生求精、拓新的工匠精神。

【知识加油站】

一、挥发油

挥发油(二维码 4-1)又称精油,是一类具有挥发性可随水蒸气蒸馏出来的油状液体,大部分具有香气。挥发油是中草药中分布广泛的一类成分。主要存在于种子植物中,尤其是芳香植物中。

二维码 4-1
挥发油

(一)挥发油的生物活性

目前对中药挥发油的研究比较多,含挥发油的中草药或提取出的挥发油大多具有显著的生物活性,如薄荷有清凉、祛风、消炎、局麻等作用。满山红油在止咳、平喘、祛痰方面作用显著。中药莪术中的莪术油具有抗肿瘤活性,当归油、川芎油有镇静作用,柴胡挥发油有显著的退热作用,丁香油有抗菌、镇痛作用。

(二)挥发油的化学结构

挥发油所含成分比较复杂,一种挥发油中常常含有几十种到一、二百种成分,但常以某一种或数种成分为主。挥发油的化学组成主要有萜类化合物、小分子芳香族化合物、小分子脂肪族化合物。

1. 萜类化合物　是挥发油的最主要组成成分。包括单萜、倍半萜及其含氧化物。大多是生物活性较强或具有芳香气味的主要组成成分。如薄荷油中含薄荷醇 8%左右,樟脑油中含樟脑约为 50%。

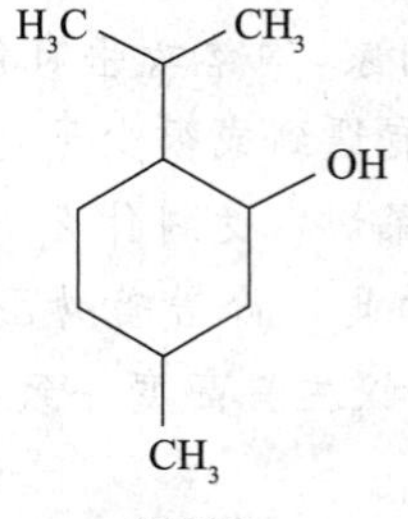

薄荷醇

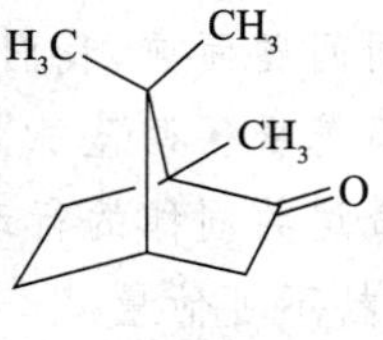

樟脑

2. 小分子芳香族化合物　含量在挥发油中仅次于萜类。多属于苯丙素类衍生物,具有 C6-C3 基本骨架。如桂皮醛。

3. 小分子脂肪族化合物　含量较低,一般为小分子化合物。如:松节油中的正庚烷。

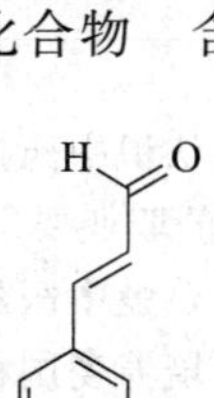

桂皮醛

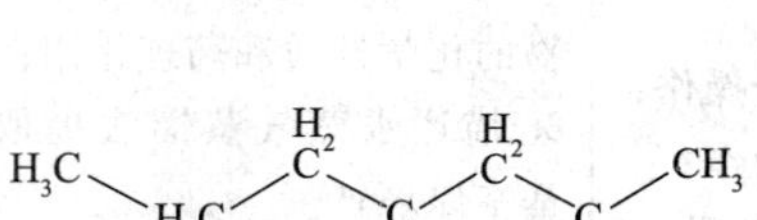

正庚烷

(三)理化性质

1. 性状　多数挥发油常温下为无色或淡黄色油状液体;少数挥发油可为其他颜色。如洋甘菊油因含有薁类化合物所以显蓝色，麝香草油显红色。对于挥发油的气味，大多数具有香气或其他特异气味，有辛辣烧灼的感觉，呈中性或酸性。挥发油的气味，常常是鉴别其品质优劣的重要标志。挥发油在常温下为透明液体，某些油在冷却时其主要成分可能结晶析出。这种析出物习称为“脑”，如薄荷脑、樟脑等。

2. 挥发性　挥发油具有较强的挥发性，在常温下可自行挥发而不留任何痕迹，这是挥发油与脂肪油的本质区别。

3. 溶解度　挥发油具有较强的脂溶性，它不溶于水，而易溶于各种有机溶剂，在高浓度的乙醇中也能溶解。挥发油中含有极性较大的含氧衍生物能溶于水，如薄荷醇在水中的溶解度为0.5‰。一般把挥发油的饱和水溶液称为芳香水剂，如薄荷水在药物制剂中常用作矫味剂使用。

(四)提取方法

1. 水蒸气蒸馏法　是挥发油最常用的方法，操作简便，提油率高。可分为水蒸气蒸馏和共水蒸馏。水蒸气蒸馏是将切碎的中药预先用水湿润，然后通入水蒸气，使挥发油受热随同水蒸气蒸馏出来。共水蒸馏是将切碎的药材与水共置于蒸馏器内，直接加热蒸馏。挥发油测定器即是采用共水蒸馏的原理。

2. 溶剂提取法　适用于各类挥发油的提取，尤其适合对热不稳定的药材，可采用冷浸法和连续回流法。缺点是药材中脂溶性杂质(如油脂、叶绿素、蜡等)也被提取，产品黏度大，给精制纯化带来困难。

3. 压榨法　适合于挥发油含量丰富的新鲜药材，如橙、柠檬的果皮。此法所得的产品不纯，且很难将挥发油全部压榨出来，但可以保持挥发油原有的新鲜香味。

二、萜类化合物

萜类化合物是一类由甲戊二羟酸衍生而成，且分子骨架多具2个或2个以上异戊二烯单元(C5单元)结构特征的化合物及其衍生物，即萜类化合物具有2个或2个以上碳5结构的化合物。萜类化合物在自然界中广泛存在，高等植物、真菌、微生物、昆虫以及海洋生物，都有萜类成分的存在。

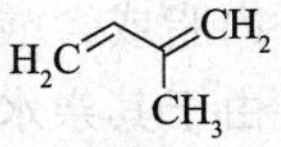

异戊二烯

(一)萜类的生物活性

萜类化合物具有多方面的生物活性，其中很多化合物是一些常用中药的有效成分。如具有抗肿瘤作用的紫杉醇、雷公藤甲素、莪术醇等；具有显著抗疟作用的青蒿素；具有抗菌作用的穿心莲内酯；具有治疗心血管疾病的银杏内酯、丹参酮、芍药苷；具有保肝利胆、健胃、抗胃溃疡等作用的齐墩果酸、甘草次酸；具有抗生育活性的棉酚、芫花酯甲等。

(二)萜类的化学结构

采用基于“异戊二烯法则”，根据结构中所含异戊二烯单位的数目，也就是分子中碳5的单位数目来进行萜类化合物的分类(表4-1)。

表4-1　萜类化合物的分类及存在形式

分类	异戊二烯单位数	碳原子数	存在
单萜	2	10	挥发油
倍半萜	3	15	挥发油、苦味素、内酯

续表4-1

分类	异戊二烯单位数	碳原子数	存在
二萜	4	20	树脂、苦味素、植物醇、叶绿素
二倍半萜	5	25	海绵、细菌
三萜	6	30	皂苷、树脂
四萜	8	40	色素、植物胡萝卜素
多聚萜	>8	$5\times n$	橡胶

(三)理化性质

1. 性状 单萜和倍半萜类多为具有特殊香气的油状液体，在常温下可以挥发，或为低熔点的固体。二萜、二倍半萜、三萜多为结晶性固体。萜类化合物多具有苦味，有的味极苦，又称苦味素。但有的萜类化合物具有强的甜味，如甜菊苷，甜味是蔗糖的300倍。

2. 旋光性 大多数萜类具有不对称碳原子，所以具有光学活性。

3. 溶解性 萜类化合物亲脂性强，易溶于醇及脂溶性有机溶剂，难溶于水。随着含氧功能团的增加或具有苷的萜类，则水溶性增加。具有内酯结构的萜类化合物能溶于碱水，酸化后，又自水中析出，此性质可用于具有内酯结构的萜类的分离与纯化。

(四)提取方法

对于单萜与倍半萜，因其具有较强挥发性，常用水蒸气蒸馏法提取。具有升华性的萜类化合物，如樟脑，可用升华法提取。对于二萜与三萜化合物，一般采用溶剂提取法，常用溶剂为甲醇、乙醇、丙酮等。还有一些特殊结构的萜根据其特殊性质采用不同的方法提取，如萜内脂或含酸性基团的萜可采用碱提酸沉法提取。还有一些以萜苷形式存在的萜类化合物，由于其亲水性较强，多采用甲醇或乙醇作为溶剂提取，也可以用水、适当浓度乙醇等提取。

【生产指令】

最近市场十全大补丸销量增加，公司生产部紧急下达批生产指令(见项目四附件)，要求提取车间提前生产1批肉桂提取物。

一、产品概述

1. 产品名称：肉桂挥发油

2. 处方：每批产量1 mL

原辅料名称	每1 mL用量	每批生产用量
肉桂	20 g	20 g

二、生产工艺流程图

肉桂挥发油的生产工艺流程图见图 4-1。

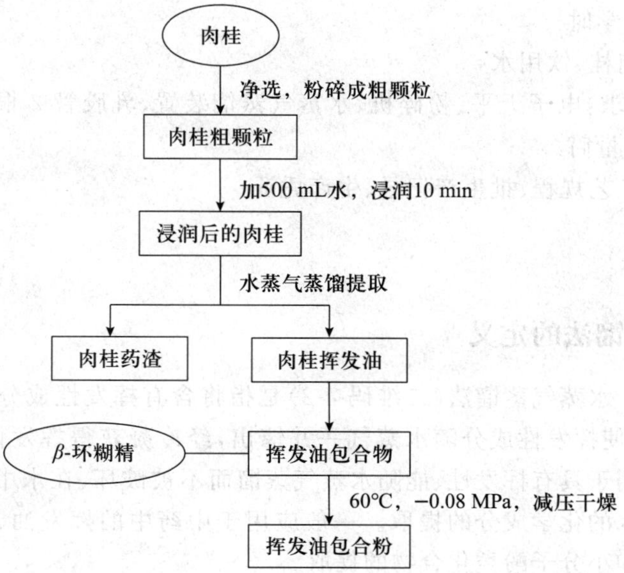

图 4-1　肉桂挥发油包合工艺流程图

任务 1　肉桂挥发油的水蒸气蒸馏提取

【职业能力】

1. 能按规程进行生产前检查，并确认检查结果；
2. 能正确填写生产过程凭证；
3. 能根据生产过程正确填写批生产记录；
4. 能读懂工艺规程及标准操作规程；
5. 能清楚生产后清场要求；
6. 能按规程运用水蒸气蒸馏方法，提取中药挥发油成分；
7. 能正确安装水蒸气蒸馏提取装置。

【任务描述】

将肉桂粉碎成 10 目左右的颗粒后按处方要求称量肉桂颗粒，投入到圆底烧瓶中，加 500 mL 水，浸润 10 min，加热回流至肉桂挥发油量不再增加时停止加热，将其放置 1 h，分取油层，收集肉桂挥发油，备用。

【任务准备】

1. 任务场地:一体化实训室

2. 建议学时:4 学时

3. 物料要求:肉桂、饮用水

4. 仪器设备要求:电子天平、粉碎机、水蒸气蒸馏装置、乳胶管 2 根、电热套、循环水装置、玻璃棒、500 mL 量筒

5. 文件要求:工艺规程、批生产记录、生产凭证

【知识准备】

一、水蒸气蒸馏法的定义

二维码 4-2
水蒸气蒸馏法

水蒸气蒸馏法(二维码 4-2)是指将含有挥发性成分的药材与水共同蒸馏,使挥发性成分随水蒸气一并馏出,经冷凝获得挥发性成分的提取方法。适用于具有挥发性、能随水蒸气蒸馏而不被破坏、在水中稳定且难溶或不溶于水的化学成分的提取。一般应用于中药中的挥发油、某些小分子的生物碱和小分子酚类化合物的提取。

二、方法分类

1. 共水蒸馏法　是将药材与水置于同一容器内,共同浸润加热蒸馏以提取挥发性成分的操作方法,实验室中经常使用这种方法。该方法适用于能随水蒸气蒸馏而不被破坏,与水不发生反应,且难溶或不溶于水的挥发性成分的提取。

2. 通水蒸气蒸馏法　是水蒸气从药材顶部通入,蒸汽自上而下逐渐向料层渗透,以提取药材挥发性成分的方法,目前现代化大生产中常采用此方法或与共水蒸馏法综合使用。本法的优点在于蒸馏过程中原料不会被水浸润,不致发生原料浸泡在水中的现象,因此可使原料中某些成分在蒸馏中免遭水解以及受热过度而热解,这样所得精油质量较好,且得率较高;同时还可缩短蒸馏时间,节省能源。

3. 水上蒸馏法　是将药材与水共置一容器内,但增加筛板将药材置于水上方,共同加热时,水与药材不直接接触,以提取药材挥发性成分的方法。本法的优点是移动方便,设备费用低,可减少原料水解,提高出油率。适宜于破碎后的干燥原料的蒸馏,如干燥后的花类中药(如辛夷、金银花等)的蒸馏。

三、仪器设备

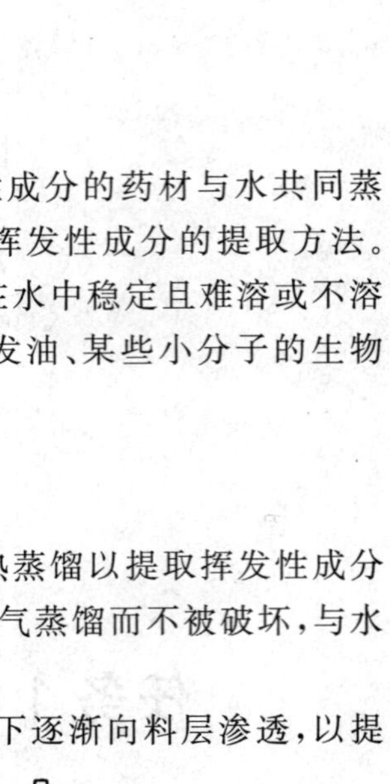

图 4-2　挥发油提取装置

图 4-2 为挥发油提取装置,是目前实验室主要进行挥发油提取的装置,该装置主要包括三部分,圆底烧瓶、挥发油测定管和冷凝管。

使用这套装置提取挥发油操作简单、方便。

1. 将药材置烧瓶中,加适量水混合。

2. 由下至上连接挥发油测定管与回流冷凝管。自冷凝管上端加水使充满挥发油测定管的刻度部分,并溢流入烧瓶时为止。

3. 使用电热套或其他适宜方法缓缓加热至沸,并保持微沸约 5 h,至测定管中油量不再增加,停止加热,放置片刻。

4. 开启测定管下端的活塞,将水缓缓放出,至油层上端到达刻度 0 线上面 5 mm 处为止。放置 1 h 以上,再开启活塞收集挥发油。

四、应用特点

水蒸气蒸馏法的热水能浸透植物组织,能有效地把挥发性化学成分蒸出,具有设备简单、操作安全、不污染环境、成本低、产量大等特点,是提取中药挥发油的有效方法。

由于存在原料易受热易焦化,或加热时成分容易发生化学变化,使所得挥发油的芳香气味也可能变味,往往降低作为香料的价值等,使用价值受到一定的局限。

知识扩展

新型挥发油提取技术

超临界流体萃取(SFE)是利用超临界状态下的流体作为萃取溶剂,从液体或固体物料中萃取出某种或某些组分的一种新型分离技术。

在欧美国家,超临界流体技术发展很快,已普遍用于医药、食品、香料、石油化工、环保等领域,成为获得高质量产品的最有效方法之一。中国 20 世纪 90 年代对该技术开始应用于中药提取领域。目前国内的研究机构对超临界萃取技术进行了大量的应用与工程研究,尤其在天然产物提取方面的基础和应用研究取得了很大的进步。在某些中药和天然药物活性成分提取方面已达到产业化规模,如从当归尾中提取挥发油;从广藿香、肉桂、厚朴中提取广藿香油、肉桂油及厚朴酚;从马蓝、菘蓝和蓼蓝中提取靛玉红;从马钱子中提取士的宁以及青蒿素浸膏、蛇床子浸膏、姜黄浸膏、胡椒精油、广藿香精油、肉豆蔻精油、深海鱼油等的精制。

超临界流体萃取与传统的中药有效成分的提取技术相比,超临界流体萃取技术具有许多独特的优点,已经成为中药提取分离的重要手段方法。

【任务实施】

一、生产前准备

序号	步骤	任务实施	操作要求
1	开具领料单	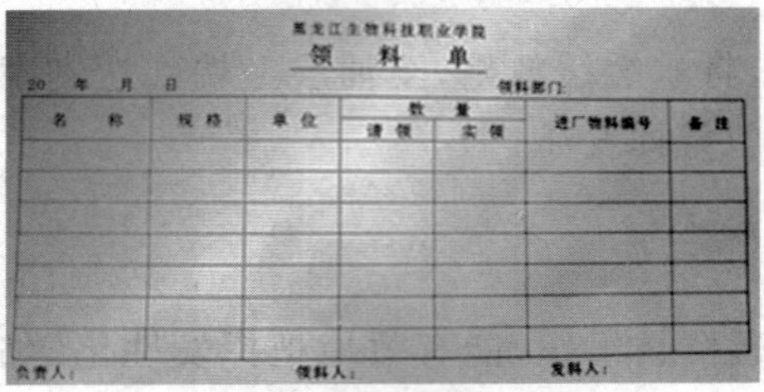 黑龙江生物科技职业学院 领　料　单 20　年　月　日　　领料部门: 名　称 / 规　格 / 单　位 / 数　量（请　领 / 实　领）/ 进厂物料编号 / 备　注 负责人:　　领料人:　　发料人:	由工序负责人根据生产指令开具需料领料单，一式两份，由车间主任签字，并到中药材库领取物料。
2	检查清场合格证(副本)	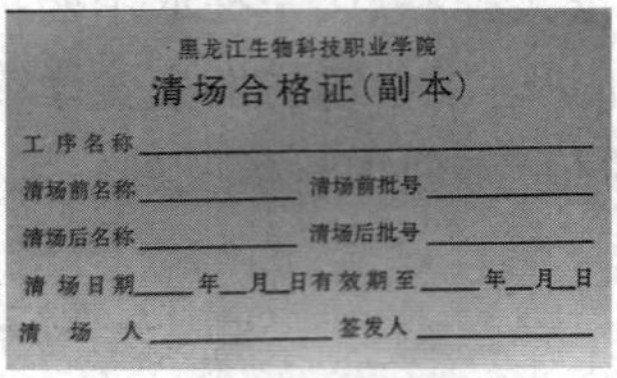 黑龙江生物科技职业学院 清场合格证(副本) 工序名称____ 清场前名称____ 清场前批号____ 清场后名称____ 清场后批号____ 清场日期____年__月__日有效期至____年__月__日 清场人____ 签发人____	检查上批清场合格证(副本)，有效期是否在范围内，如合格，放入本批批生产记录中；如不合格，重新清场。
3	生产前检查	1. 检查生产现场清洁、设备清洁状态； 2. 检查是否有批生产指令、清场合格证(副本)、空白生产记录、岗位标准操作规程； 3. 检查物料包装完整，有物料标签，物料标签内容填写齐全，品名、批号、数量正确无误，与指令要求一致。	1. 环境、设备卫生符合要求，设备运转正常； 2. 各项记录文件齐全； 3. 核对物料品名、批号、规格、数量、质量与生产指令相符合。
4	开具生产许可证	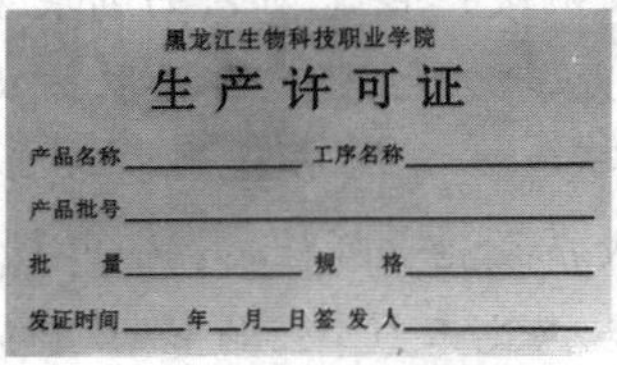 黑龙江生物科技职业学院 生产许可证 产品名称____ 工序名称____ 产品批号____ 批　量____ 规　格____ 发证时间____年__月__日 签发人____	根据生产指令填写生产状态标志(生产许可证)，并悬挂在指定位置。
5	药材粉碎	1. 将肉桂加入粉碎机中，转动 8～10 s； 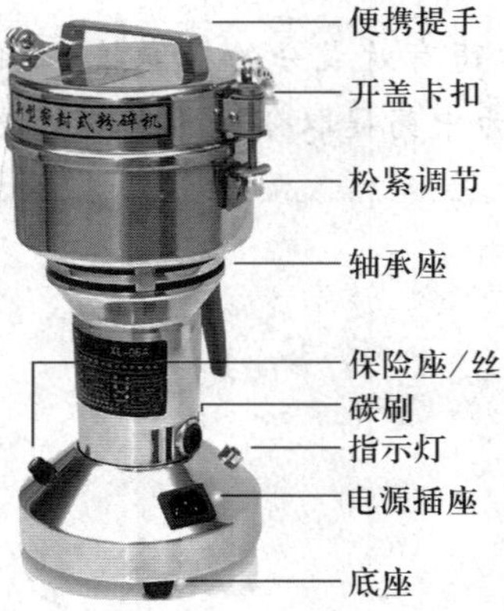 2. 取出肉桂粗粉，称量，计数，计算粉碎收率。	1. 粉碎机上盖打开时，请勿启动开关； 2. 及时准确记录数据，双人复核。

续表

序号	步骤	任务实施	操作要求
6	称量配料	1. 检查天平校验合格证； 2. 按生产指令称取 20 g 肉桂粗粉备用。	记录应及时、准确、真实、完整，称取过程及时记录在批生产记录中，均经复核人复核。

二、挥发油提取

序号	步骤	任务实施	操作要求
1	挥发油提取装置安装	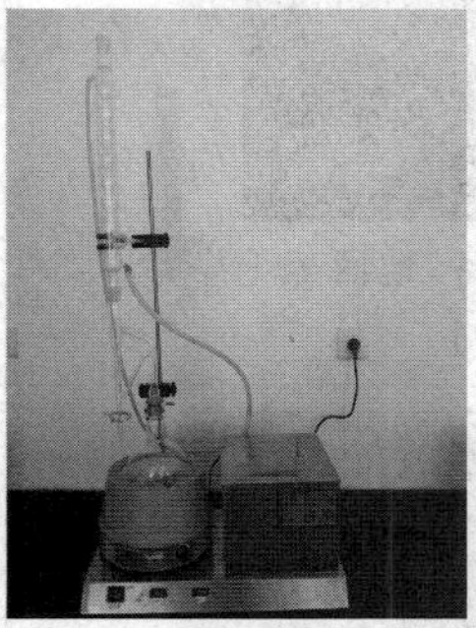	1. 安装顺序：从下往上的顺序，并使整个装置无论从正面看还是从侧面看都是端正垂直的； 2. 冷凝管下口为进水管，一般连接到自来水水龙头；上口为出水管，所连胶管放在水池里； 3. 圆底烧瓶内装药材为容量的 1/3～1/2，溶剂浸过药材表面 1～2 cm。
2	水蒸气蒸馏提取	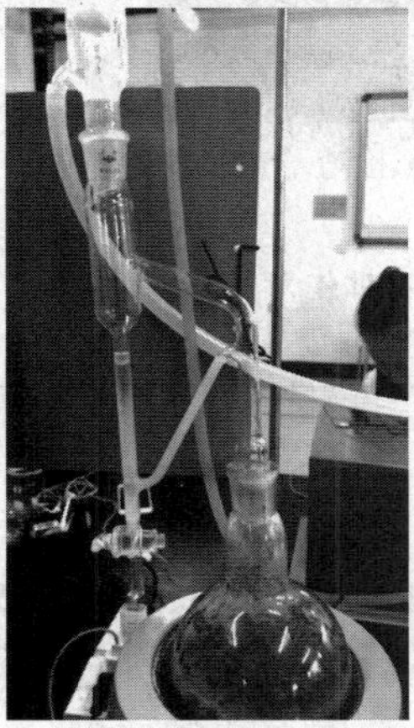 1. 取肉桂颗粒投入到圆底烧瓶中，加 500 mL 水，浸润 10 min； 2. 加热回流至肉桂挥发油量不再增加时停止加热； 3. 放置 1 h，分取油层，再收集肉桂挥发油。	1. 加水量要符合要求； 2. 浸润时间要符合要求； 3. 注意调整加热温度，防止暴沸； 4. 及时准确填写批生产记录，并做到字迹清晰、数据完整，不得任意涂改和撕毁。
3	量取挥发油	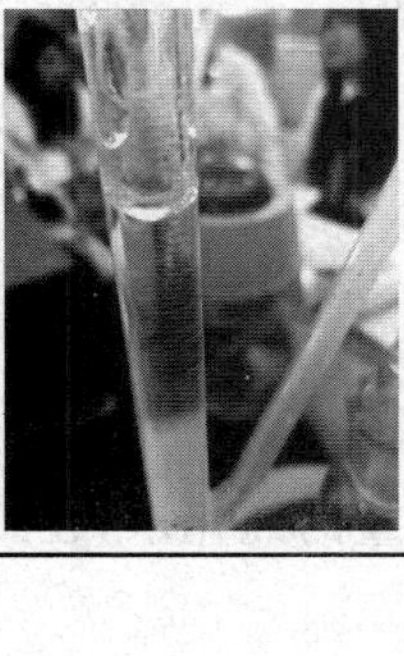	1. 要水平读数，准确； 2. 及时准确填写批生产记录，并做到字迹清晰、数据完整，不得任意涂改和撕毁。

三、清场

序号	步骤	任务实施	操作要求
1	清洁生产现场	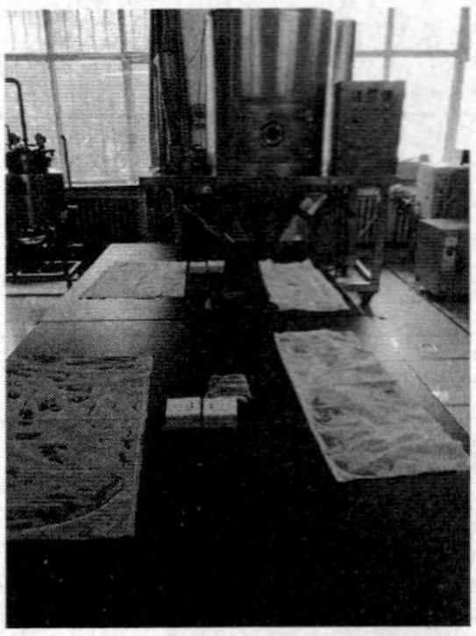 1. 清洁操作台，天平，设备，地面至干净； 2. 彻底清除产品遗留物料。	1. 无上批产品相关文件和物料； 2. 目视无污迹，表面光洁； 3. 生产所用工器具应清洁干净； 4. 地面、灯具、门窗、内墙应清洁干净。
2	填写记录	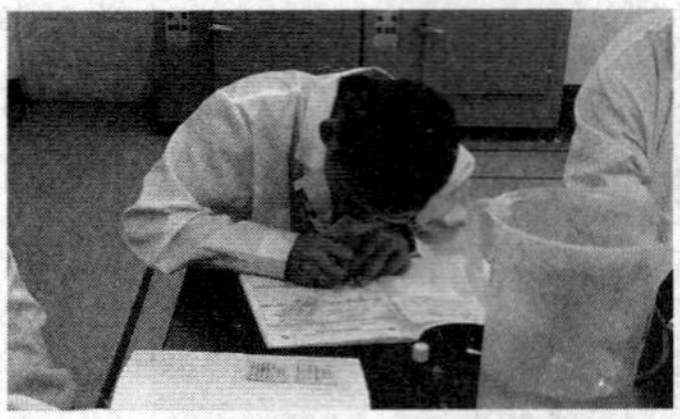 1. 填写清场记录，由 QA 检查合格，发给清场合格证； 2. 清场合格证(正本)纳入批生产记录中，及时更换状态标识。	1. 要符合清场要求； 2. 及时准确填写批生产记录。

任务2　肉桂挥发油的包合

【职业能力】

1. 能按规程进行生产前检查，并确认检查结果；
2. 能正确填写生产过程凭证；
3. 能根据生产过程正确填写批生产记录；
4. 能读懂工艺规程及标准操作规程；
5. 能清楚生产后清场要求；
6. 能按操作过程对挥发油进行包合。

【任务描述】

称取 6 倍挥发油量的 β-环糊精，加 3 倍量的纯化水，在研钵中研磨至均匀后，加入肉桂挥发油，研磨 30 min，称量。

【任务准备】

1. 任务场地：一体化实训室
2. 建议学时：2 学时
3. 物料要求：肉桂挥发油、β-环糊精、纯化水
4. 仪器设备要求：电子天平、研钵、50 mL 量筒
5. 文件要求：工艺规程、批生产记录、生产凭证

【知识准备】

一、环糊精包合技术

环糊精包合技术（包合技术）是一种分子被包藏在另一种分子空穴结构内，形成具有独特形式复合物的技术。包合物由主分子和客分子两种组分组成，主分子即具有包合作用的外层分子，具有较大的空穴结构，足以将客分子容纳在内。客分子即被包合到主分子空间中的小分子物质。包合过程是物理过程而非化学过程。

二、环糊精的结构和性质

环糊精（Cyclodextrin，CD）是淀粉在淀粉酶作用下生成的环状低聚糖的总称。环糊精具有环状空桶的特殊结构，可以包含很多小分子化合物（图 4-3）；呈亲水性，为水溶性的白色粉末，对酸不稳定，对碱、热和机械作用较稳定；毒性低。

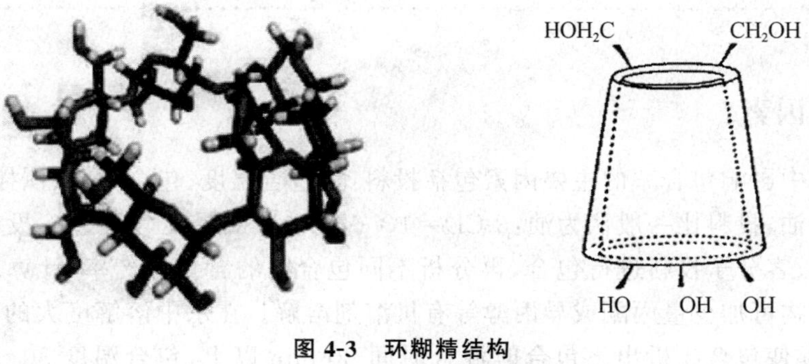

图 4-3 环糊精结构

常见的环糊精有 α-CD，β-CD 和 γ-CD，它们分别由六、七、八个吡喃糖环组成，其中 β-CD 是已知效果最好的包合材料之一，在三种类型中应用最为广泛。

三、制备方法

1. 饱和水溶液法　将 β-CD 配成饱和水溶液，加入药物，混合 30 min 以上，使药物与 β-CD 形成包合物后析出。过滤，用适当溶剂洗净，干燥即得。这是目前研究中采用最多的方法，一般在磁力搅拌器或电动搅拌器中进行。

2. 研磨法　取 β-CD 加入 2～5 倍量的水混合，研匀，然后再加入客分子药物（如果客分

子药物为水难溶性成分，应先将其溶于少量的有机溶剂中)，充分研磨一定时间至糊状物，干燥后用适当及适量的有机溶剂洗净，再干燥即得干包合物。在用研磨法制备包合物时，可采用普通研磨法，即在乳钵中进行研磨；或采用机械研磨方法，即采用胶体研磨机碾磨至糊状。

3. 超声波法　将 β-CD 配制成饱和水溶液，加入客分子药物溶解后，立即用超声波研碎仪或超声波清洗机，选择合适强度，超声一定时间以代替饱和水溶液法中的搅拌力，使客分子被包合，然后过滤、洗涤、干燥即得。

以上方法并无特异性，各有优缺点。得到的产品包合率、溶解度也不相同，具体工艺流程按实验结果判定。

知识扩展

胶体磨

胶体磨的运行原理是流体或半流体物料通过高速相对连动的定齿与动齿之间，物料受到强大的剪切力，摩擦力及高频振动等作用，使物料充分达到分散、粉碎、乳化、均质、细化的目的。

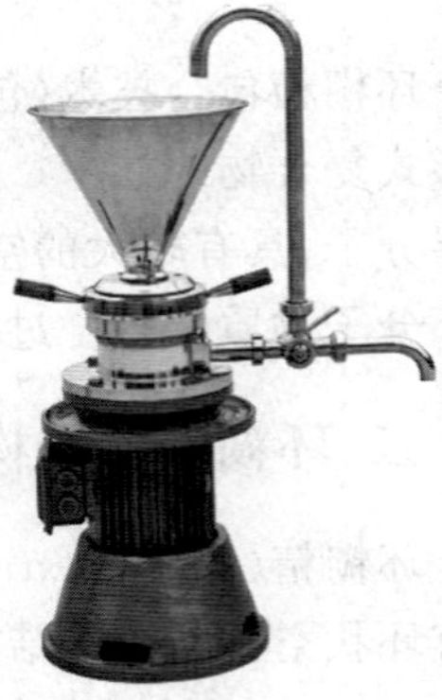

胶体磨可用于各种流体、半流体、乳膏，甚至具有一定湿度或油性的固体软材料的研磨、分散、乳化和均质。胶体磨是一种离心乳化设备，它的通用性很强，广泛应用于食品、医药、生物、化工等领域。

胶体磨主要由磨头部分、底座传动部分和专用电机组成。机器最重要的部分是机芯的运动部件、静盘和机械密封的组合部件。

四、影响因素

包合过程中影响包合率的主要因素包括投料比、包合温度、包合时间、搅拌方式等。

客分子为油，投料比一般认为油：β-CD＝1：6 时包合效果比较理想。投料比例选择以不同比例的主、客分子投料进行包合，再分析不同包合物的含量和产率，计算应选择的投料比。难溶性药物可加少量丙酮或异丙醇等有机溶剂溶解。在水中溶解度大的药物加入某些有机溶剂，以促使包合物析出。包合时混合时间 30 min 以上，包合温度 30～60℃ 较适宜。一般认为增加包合温度可提高包合率，但包合温度过高也会影响药物的稳定性，并会使挥发油的挥发速度加快。

五、应用特点

1. 使中药挥发油粉末化，便于制剂制备　β-CD 包合中药挥发油，不仅能防止挥发油因挥发而降低疗效，而且能使挥发油成为粉末化固体，便于制成其他剂型，如散剂、颗粒剂、片剂、胶囊剂等。

2. 掩盖药物不良气味，便于患者服用　药物中有的具有不良臭味、苦味、涩味，很多人特别是儿童不能接受，影响制剂的应用。药物经 β-CD 包合后，以上缺点得以克服而药效不减。

3. 降低药物刺激性，减少药物不良反应　有些药物具有刺激性，使用过程中会产生不良影响，如大蒜精油，易引起胃肠道刺激，将大蒜油用 β-CD 包合后减少了其对胃肠道的刺激性。

4. 改善有效成分的溶解性，提高制剂生物利用度　药物与 β-CD 形成包合物后，由于 β-CD 的亲水性而增加了药物的溶解度，将难溶性药物制成包合物，其溶解度、溶解速率增加，从而使药物的生物利用度增加。

【任务实施】

一、生产前准备

序号	步骤	任务实施	操作要求
1	开具领料单	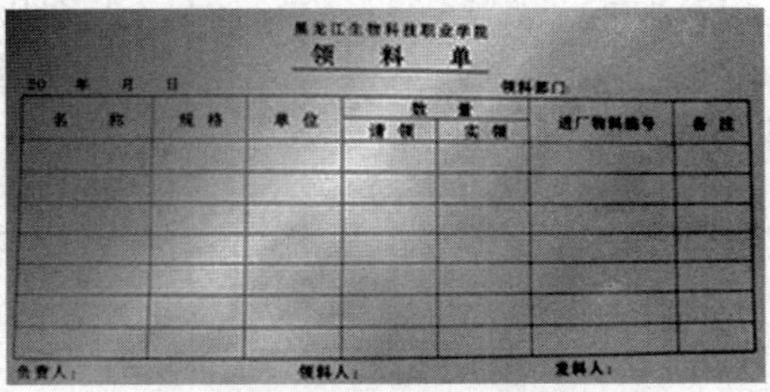 黑龙江生物科技职业学院 领　料　单 20　年　月　日　　领料部门 名　称 / 规　格 / 单　位 / 数　量（请　领、实　领）/ 进厂物料编号 / 备　注 负责人：　领料人：　发料人：	由工序负责人根据生产指令开具需料领料单，一式两份，由车间主任签字，并到辅料库领取 β-CD。
2	检查清场合格证（副本）	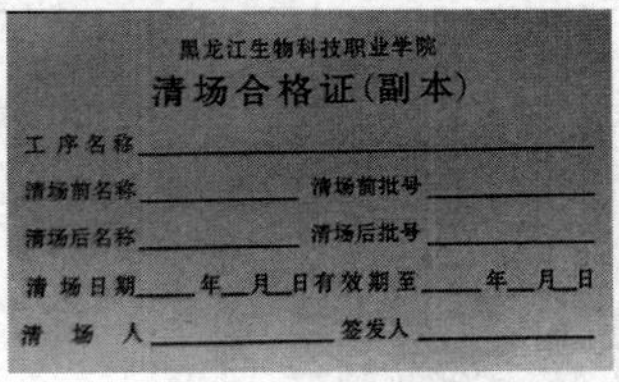 黑龙江生物科技职业学院 清场合格证（副本） 工序名称 清场前名称　清场前批号 清场后名称　清场后批号 清场日期　年　月　日有效期至　年　月　日 清场人　签发人	检查上批清场合格证（副本），有效期是否在范围内，如合格，放入本批批生产记录中；如不合格，重新清场。
3	生产前检查	1. 检查生产现场清洁、设备清洁状态； 2. 检查是否有批生产指令、清场合格证（副本）、空白生产记录、岗位标准操作规程； 3. 检查物料包装完整，有物料标签，物料标签内容填写齐全，品名、批号、数量正确无误，与指令要求一致。	1. 环境、设备卫生符合要求。设备运转正常； 2. 各项记录文件齐全； 3. 核对物料品名、批号、规格、数量、质量与生产指令相符合。
4	开具生产许可证	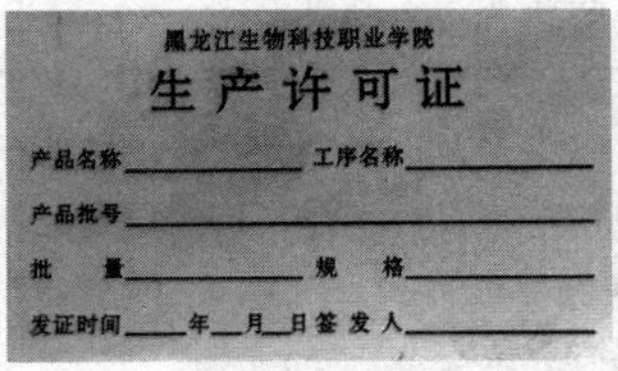 黑龙江生物科技职业学院 生产许可证 产品名称　工序名称 产品批号 批　量　规　格 发证时间　年　月　日签发人	根据生产指令填写生产状态标志（生产许可证），并悬挂在指定位置。
6	称量配料	1. 检查天平校验合格证； 2. 称取 6 倍挥发油量的 β-CD。	记录应及时、准确、真实、完整，称取过程及时记录在批生产记录中，均需经复核人复核。

二、挥发油包合

序号	步骤	任务实施	操作要求
1	β-CD溶液研磨	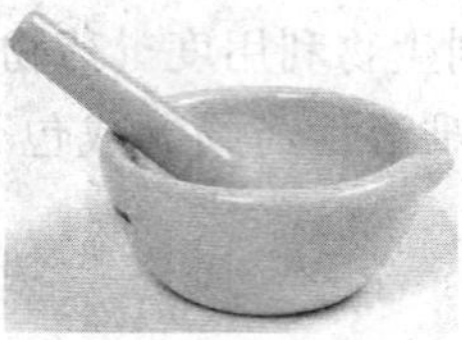 1. 将称量好的β-CD加入研钵； 2. 加入3倍量的纯化水； 3. 研磨至均匀。	1. 加水量要符合要求； 2. 称量要双人复核； 3. 进行研磨操作时，研钵应放在不易滑动的物体上，研杵应保持垂直； 4. 杵棒从乳钵中心为起点，按螺旋方式逐渐向外旋转，达到最外层后再由外向内反转至中心，如此反复。
2	包合	1. 加入肉桂挥发油； 2. 研磨30 min； 3. 用量筒量取包合物。	1. 包合时间要符合要求； 2. 量取包合物要水平读数，准确； 3. 及时准确填写批生产记录，并做到字迹清晰、数据完整，不得任意涂改和撕毁。

三、清场

序号	步骤	任务实施	操作要求
1	清洁生产现场	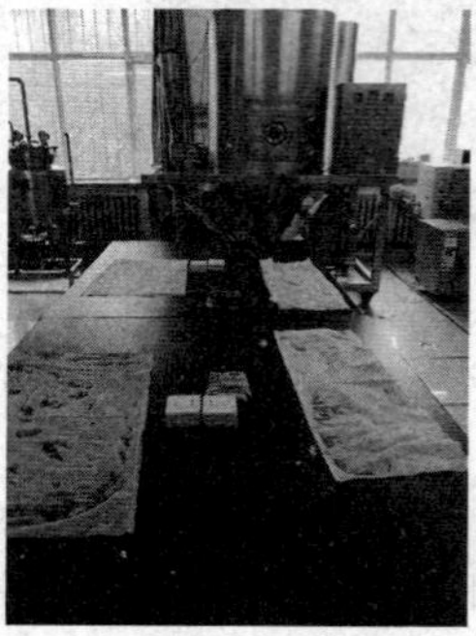 1. 清洁操作台，天平，设备，地面至干净； 2. 彻底清除产品遗留物料。	1. 无上批产品相关文件和物料； 2. 目视无污迹，表面光洁； 3. 生产所用工器具应清洁干净； 4. 地面、门窗、内墙应清洁干净。
2	填写记录	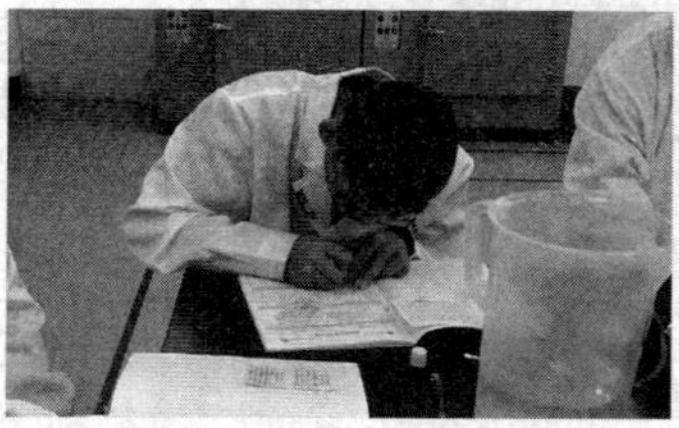 1. 填写清场记录，由QA检查合格，发给清场合格证； 2. 清场合格证(正本)纳入批生产记录中，及时更换状态标识。	1. 要符合清场要求； 2. 及时准确填写批生产记录。

任务3 挥发油包合物的减压干燥

【职业能力】

1. 能按规程进行生产前检查，并确认检查结果；
2. 能正确填写生产过程凭证；
3. 能根据生产过程正确填写批生产记录；
4. 能读懂工艺规程及标准操作规程；
5. 能清楚生产后清场要求；
6. 能按规程对中药提取液进行减压干燥。

【任务描述】

取环糊精包合物加入物料盘中，放入真空干燥箱内，在(60±5)℃，真空度－0.08 MPa的条件下进行干燥。干燥结束后，取出干膏，称重(双人复核)，装于洁净塑料袋内，密封。

【任务准备】

1. 任务场地：一体化实训室
2. 建议学时：2 学时
3. 物料要求：环糊精包合物
4. 仪器设备要求：真空干燥箱、不锈钢盘、电子天平、自封袋
5. 文件要求：工艺规程、批生产记录、生产凭证

【知识准备】

一、减压干燥的定义

减压干燥又称真空干燥，它是在密闭的容器中抽去空气，减压并利用较低的温度而进行物料干燥的一种方法。

二、减压干燥原理

物料内的水分在负压状态下熔点、沸点都会随着真空度的提高而降低，如水在一个大气压下的沸点是100℃，在真空负压条件下可使水的沸点降到80℃，60℃甚至40℃就开始蒸发。同时辅以真空泵间隙抽湿，降低水汽含量，使得物料内水等溶液获得足够的动能，脱离物料表面，从而达到干燥的目的。

三、减压干燥方式

真空干燥方式可分为通过沸点和熔点两种干燥方式。

通过沸点干燥，主要是利用降低压强的时候，水等溶剂的沸点也降低，从而达到快速干

燥的目的。

通过熔点干燥，主要是利用在较低温度下(一般是在－10～－50℃)物料冻结成固态，然后在高度真空下，将其中固态水分直接升华为气态而除去的干燥过程，通常我们称之为冷冻干燥，简称冻干。

在中药提取生产中，一般是通过沸点的方式进行干燥，冻干一般用在生物制品及制剂生产中。

四、减压干燥的特点

(1)干燥的温度低，无过热现象，水分易于蒸发，速度快，干燥时间短。

(2)干燥时温度较低，可以避免有效成分被破坏。

(3)由于物料在真空环境，减少与空气的接触机会，能避免污染或氧化变质。

(4)干燥产品可形成多孔结构，呈松脆的海绵状，易于粉碎，有较好的溶解性、色泽和口感。

(5)真空干燥适用于热敏性物料或高温下易氧化的物料。

(6)干燥过程中易被拉泡即浓缩液溢出器皿，造成污染和浪费。设备投资和动力消耗高于常压干燥。

五、减压干燥设备

一般情况下，实验室为真空干燥箱，现代化生产为真空干燥机。主要由干燥柜、冷凝器与冷凝液收集器组成的冷凝系统与真空泵三部分组成。

真空干燥箱(图 4-4)的干燥过程就是将湿物料置浅盘内，放到干燥柜的搁板上，用真空系统抽真空的同时，加热蒸汽由蒸汽入口引入，通入夹层搁板内，对被干燥物料不断加热，使物料内部的水分通过压力差或浓度差扩散到表面，水分子在物料表面获得足够的动能，在克服分子间的相互吸引力后，逃逸到真空室的低压空间，从而被真空泵抽走的过程。

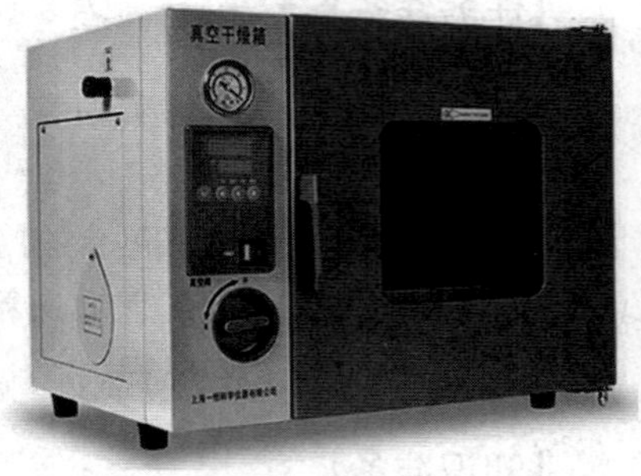

图 4-4　真空干燥箱

目前，真空干燥的设备也随着现代机械制造技术以及电气技术的发展而不断更新，出现了真空盘式连续干燥机、双锥回转真空干燥机、真空耙式干燥机、板式真空干燥机、低温带式连续真空干燥机、连续式真空干燥机等多种形式的真空干燥设备。

六、真空干燥影响因素

1. 浓缩液的相对密度　一般真空干燥适用于稠膏的干燥，在中药提取液浓缩过程中，一般将浓缩液的相对密度控制在 60℃测定为 1.30～1.35。

2. 真空干燥的温度　一般不高于 70℃，经常控制在 60℃左右。

3. 真空干燥真空度　一般控制在－0.08 MPa 左右，真空度太低干燥速度会很慢，真空度太高物料易暴溅。

4. 真空干燥时间　一般以完全干燥为度，或以水分含量进行控制，不同物料干燥时间相差很大。

此外，浸膏等黏稠物料干燥时，装盘量不宜太多，以免起泡溢出盘外，污染干燥器，浪费物料，影响干燥效果；操作时真空管路上的阀门应徐徐打开，否则也易发生泡溢现象。

【任务实施】

一、生产前准备

序号	步骤	任务实施	操作要求
1	检查清场合格证(副本)	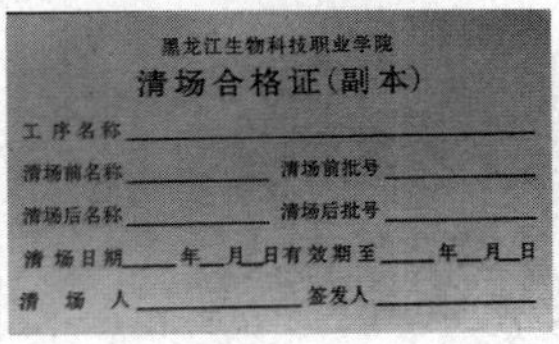 黑龙江生物科技职业学院 清场合格证(副本) 工序名称___ 清场前名称___ 清场前批号___ 清场后名称___ 清场后批号___ 清场日期__年__月__日有效期至__年__月__日 清场人___ 签发人___	检查上批清场合格证(副本)，有效期是否在范围内，如合格，放入本批批生产记录中；如不合格，重新清场。
2	生产前检查	1. 检查生产现场清洁、设备清洁状态； 2. 检查是否有批生产指令、清场合格证(副本)、空白生产记录、岗位标准操作规程； 3. 检查物料包装完整，有物料标签，物料标签内容填写齐全，品名、批号、数量正确无误，与指令要求一致。	1. 环境、设备卫生符合要求。设备运转正常； 2. 各项记录文件齐全； 3. 核对物料品名、批号、规格、数量、质量与生产指令相符合。
3	开具生产许可证	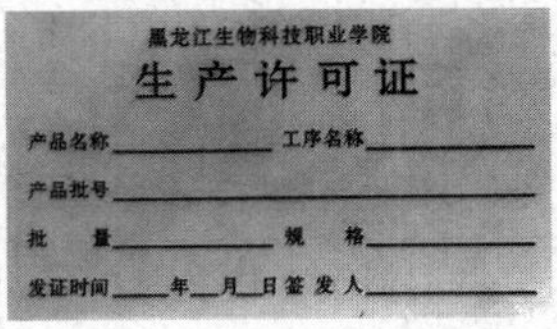 黑龙江生物科技职业学院 生产许可证 产品名称___ 工序名称___ 产品批号___ 批量___ 规格___ 发证时间__年__月__日 签发人___	根据生产指令填写生产状态标志(生产许可证)，并悬挂在指定位置。

二、环糊精包合液干燥

序号	步骤	任务实施	操作要求
1	干燥	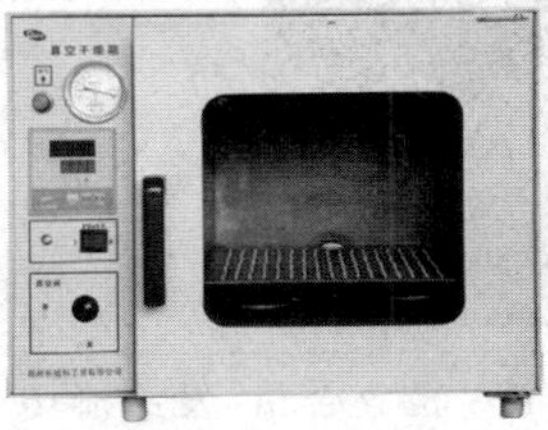 1. 将挥发油的环糊精包合液倒入不锈钢盘中，放入箱内，将箱门关闭并旋紧门拉手，关闭回气阀，开启真空阀，把真空干燥箱侧面的导气管用真空橡胶管与真空泵连接； 2. 接通真空泵电源，开始抽气，当真空表指示达到−0.08 MPa左右，先关闭真空阀，再关闭真空泵； 3. 接通真空干燥箱电源后，打开电源开关，设定额定温度为60℃，开始干燥。	1. 真空度要符合要求； 2. 干燥温度要符合要求； 3. 及时准确填写批生产记录，并做到字迹清晰、数据完整，不得任意涂改和撕毁。

续表

序号	步骤	任务实施	操作要求
2	收率计算	1. 将干燥好的提取物放凉后，取出，装入自封袋； 2. 用电子天平称量干燥粉量； 3. 填写物料卡； 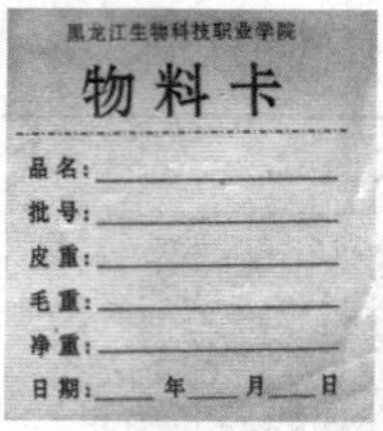 黑龙江生物科技职业学院 物料卡 品名： 批号： 皮重： 毛重： 净重： 日期：　年　月　日 4. 计算收率； 5. 填写中间产品请验单。 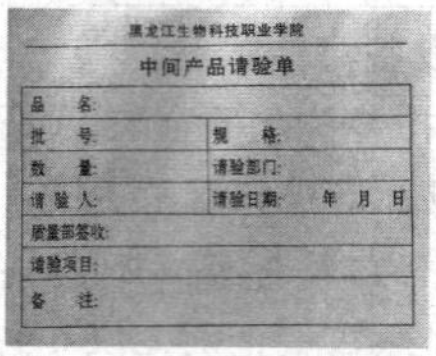 黑龙江生物科技职业学院 中间产品请验单 品名： 批号：　规格： 数量：　请验部门： 请验人：　请验日期：　年　月　日 质量部签收： 请验项目： 备注：	1. 检查天平校验合格证； 2. 计算要准确； 3. 及时准确填写批生产记录，并做到字迹清晰、数据完整，不得任意涂改和撕毁。

三、清场

序号	步骤	任务实施	操作要求
1	清洁生产现场	1. 清洁操作台，天平，设备，地面至干净； 2. 彻底清除产品遗留物料。 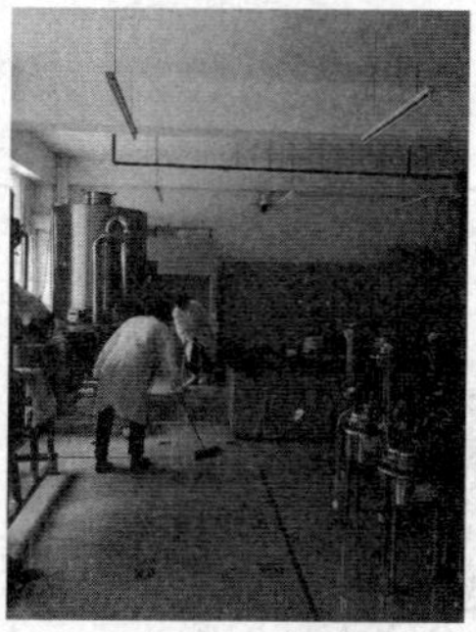	1. 无上批产品相关文件和物料； 2. 目视无污迹，表面光洁； 3. 生产所用工器具应清洁干净； 4. 地面、灯具、门窗、内墙应清洁干净。
2	填写记录	1. 填写清场记录，由 QA 检查合格，发给清场合格证； 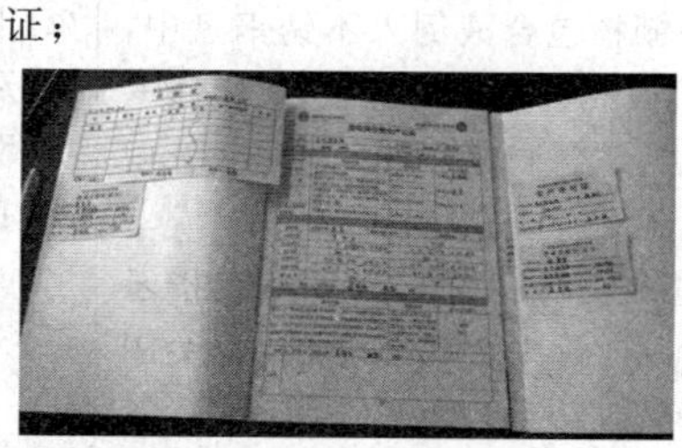 2. 清场合格证（正本）纳入批生产记录中，及时更换状态标识。	1. 要符合清场要求； 2. 及时准确填写批生产记录。

【任务考核】

项目四　肉桂中挥发油的提取与包合考核表

基本信息	姓　　名			班　　级		
	学　　号			组　　别		
	考核日期	年　月　日		总评成绩		
考核内容	序号	步骤	完成情况		标准分	评分
			完成	未完成		
	1	任务1操作			15	
	2	任务1产品展示			5	
	3	任务1清场检查			5	
	4	任务2操作			10	
	5	任务2产品展示			5	
	6	任务2清场检查			5	
	7	任务3操作			10	
	8	成品展示			10	
	9	任务3清场检查			5	
	10	批记录、凭证填写			20	
	11	团队协作			10	

项目四附件1　肉桂提取批生产指令

批　生　产　指　令

<table>
<tr><td>产品名称</td><td colspan="2">肉桂挥发油</td><td colspan="2">规　　格</td><td colspan="3">—</td></tr>
<tr><td>产品批号</td><td colspan="2"></td><td colspan="2">计划产量</td><td colspan="3">1 mL</td></tr>
<tr><td>生产车间</td><td colspan="2">提取车间</td><td colspan="2">生产日期</td><td colspan="3">年　　月　　日</td></tr>
<tr><td rowspan="3">指令签发</td><td colspan="2">起草人</td><td colspan="2">（生产部工艺员签字）</td><td>拟定日期</td><td colspan="2">××××年××月××日</td></tr>
<tr><td colspan="2">生产部核准人</td><td colspan="2">（生产部长签字）</td><td>核准日期</td><td colspan="2">××××年××月××日</td></tr>
<tr><td colspan="2">质量部核准人</td><td colspan="2">（质量部长签字）</td><td>核准日期</td><td colspan="2">××××年××月××日</td></tr>
<tr><td rowspan="2">指令接收</td><td colspan="2">接收人</td><td colspan="2">（车间工艺员签字）</td><td>接收日期</td><td colspan="2">××××年××月××日</td></tr>
<tr><td colspan="2">现场 QA</td><td colspan="2">（质量部质检员签字）</td><td>接收日期</td><td colspan="2">××××年××月××日</td></tr>
<tr><td rowspan="3">原辅料</td><td>名称</td><td>生产厂家</td><td>包装规格</td><td>厂家批号</td><td>理论用量</td><td>消耗定额</td><td>实际用量</td></tr>
<tr><td>肉桂</td><td></td><td></td><td></td><td>20 g</td><td>5%</td><td>20g</td></tr>
<tr><td>—</td><td>—</td><td>—</td><td>—</td><td>—</td><td>—</td><td>—</td></tr>
<tr><td colspan="8">说明：仓库依据合格报告单发放物料。</td></tr>
</table>

生产状态标识粘贴页

领料单粘贴处：

清场合格证(副本)粘贴处：

项目四附件 2　肉桂提取批生产记录

提取岗位批生产记录

<table>
<tr><td>产品名称</td><td colspan="2"></td><td>产品批号</td><td colspan="2"></td></tr>
<tr><td>产品批量</td><td colspan="2"></td><td>生产日期</td><td colspan="2">年　　月　　日</td></tr>
<tr><td colspan="6">生产前检查</td></tr>
<tr><td>检查项目</td><td colspan="2">检查内容</td><td>检查结果</td><td colspan="2">责任人签字</td></tr>
<tr><td>1. 现场状态</td><td colspan="2">生产现场清洁、设备清洁状态完好，正确填写生产状态牌。</td><td>□符合　□不符合</td><td colspan="2" rowspan="4">检查人：

复核人：

现场 QA：</td></tr>
<tr><td>2. 文件</td><td colspan="2">有生产指令、工艺卡、清场合格证（副本）、空白生产记录、岗位标准操作规程。</td><td>□符合　□不符合</td></tr>
<tr><td>3. 物料</td><td colspan="2">包装完整，有物料卡，物料卡内容填写齐全，品名、批号、数量正确无误，与指令要求一致。</td><td>□符合　□不符合</td></tr>
<tr><td>4. 确认输料管道及阀门</td><td colspan="2">管道走向，阀门开关是否正确无误。</td><td>□符合　□不符合</td></tr>
<tr><td colspan="6">提取生产操作</td></tr>
<tr><td>领料量</td><td>物料名称：</td><td colspan="2">物料编码/批号：</td><td colspan="2">物料数量：　g</td></tr>
<tr><td>粉碎</td><td>粉碎后数量：</td><td colspan="4">粉碎收率＝粉碎后数量/药材投料量×100％＝　　％（保留一位小数）</td></tr>
<tr><td>配料数量</td><td>g</td><td>加水量</td><td colspan="3">mL</td></tr>
<tr><td>加水时间</td><td colspan="5">时　　分至　　时　　分</td></tr>
<tr><td>浸润时间</td><td colspan="5">时　　分至　　时　　分</td></tr>
<tr><td>升温时间</td><td colspan="5">时　　分至　　时　　分</td></tr>
<tr><td>保沸时间</td><td colspan="5">时　　分至　　时　　分</td></tr>
<tr><td>收油量</td><td>mL</td><td>芳香水</td><td colspan="3">mL</td></tr>
<tr><td colspan="6">操作人：　　　　复核人：　　　　现场 QA：</td></tr>
<tr><td colspan="6">清　场</td></tr>
<tr><td colspan="3">清洁步骤</td><td colspan="2">清洁要求</td><td>是否达到要求</td></tr>
<tr><td colspan="3">执行《厂房设施清洁操作规程》《生产过程管理规程》《生产工具及容器具管理规程》《地漏清洁标准操作规程》《生产区清洁工具清洁与存放管理规程》《生产区、仓储区废弃物处理标准操作规程》《提取系统清洁标准操作规程》《出渣车清洁标准操作规程》。</td><td colspan="2">无上批产品相关文件和物料。目视无污迹，表面光洁。生产所用工器具应清洁干净。地面、灯具、门窗、内墙应清洁干净。</td><td>是□
否□</td></tr>
<tr><td colspan="6">操作人：　　　　复核人：　　　　现场 QA：</td></tr>
<tr><td>备注</td><td colspan="5"></td></tr>
</table>

生产状态标识粘贴页

生产许可证粘贴处：   清场合格证（正本）粘贴处：   领料单粘贴处：   清场合格证（副本）粘贴处：

包合岗位批生产记录

<table>
<tr><td>产品名称</td><td></td><td>产品批号</td><td colspan="2"></td></tr>
<tr><td>产品批量</td><td></td><td>生产日期</td><td colspan="2">年 月 日</td></tr>
<tr><td colspan="5">生产前检查</td></tr>
<tr><td>检查项目</td><td>检查内容</td><td>检查结果</td><td colspan="2">责任人签字</td></tr>
<tr><td>1. 现场状态</td><td>生产现场清洁、设备清洁状态完好，正确填写生产状态牌。</td><td>□符合 □不符合</td><td colspan="2" rowspan="4">检查人：

复核人：

现场 QA：</td></tr>
<tr><td>2. 文件</td><td>有生产指令、工艺卡、清场合格证（副本）、空白生产记录、岗位标准操作规程。</td><td>□符合 □不符合</td></tr>
<tr><td>3. 物料</td><td>包装完整，有物料卡，物料卡内容填写齐全，品名、批号、数量正确无误，与指令要求一致。</td><td>□符合 □不符合</td></tr>
<tr><td>4. 生产环境</td><td>检查房间压差、温湿度在规定范围内。同级别相邻房间压差：≥5 Pa，温度：18～30℃，湿度：45%～65%。</td><td>□符合 □不符合</td></tr>
<tr><td colspan="5">包合生产操作</td></tr>
<tr><td rowspan="2">投料量</td><td>挥发油量</td><td>芳香水量</td><td colspan="2">β-环糊精量</td></tr>
<tr><td>mL</td><td>mL</td><td colspan="2">g</td></tr>
<tr><td>包合时间</td><td colspan="4">时 分至 时 分</td></tr>
<tr><td>包合物量</td><td colspan="4">mL</td></tr>
<tr><td colspan="5">操作人： 复核人： 现场 QA：</td></tr>
<tr><td colspan="5">清 场</td></tr>
<tr><td colspan="2">清洁步骤</td><td colspan="2">清洁要求</td><td>是否达到要求</td></tr>
<tr><td colspan="2">执行《厂房设施清洁操作规程》《生产过程管理规程》《生产工具及容器具管理规程》《地漏清洁标准操作规程》《生产区清洁工具清洁与存放管理规程》《生产区、仓储区废弃物处理标准操作规程》《配液罐标准操作规程》《出渣车清洁标准操作规程》。</td><td colspan="2">无上批产品相关文件和物料。目视无污迹，表面光洁。生产所用工器具应清洁干净。地面、灯具、门窗、内墙应清洁干净。</td><td>是□
否□</td></tr>
<tr><td colspan="5">操作人： 复核人： 现场 QA：</td></tr>
<tr><td>备 注</td><td colspan="4"></td></tr>
</table>

生产状态标识粘贴页

生产许可证粘贴处：
清场合格证（正本）粘贴处：
清场合格证（副本）粘贴处：

干燥岗位批生产记录

<table>
<tr><td>产品名称</td><td colspan="2"></td><td>产品批号</td><td></td></tr>
<tr><td>产品批量</td><td colspan="2"></td><td>生产日期</td><td>年　月　日</td></tr>
<tr><td colspan="5">生产前检查</td></tr>
<tr><td>检查项目</td><td colspan="2">检查内容</td><td>检查结果</td><td>责任人签字</td></tr>
<tr><td>1. 现场状态</td><td colspan="2">生产现场清洁、设备清洁状态完好，正确填写生产状态牌。</td><td>□符合　□不符合</td><td rowspan="4">检查人：

复核人：

现场 QA：</td></tr>
<tr><td>2. 文件</td><td colspan="2">有生产指令、工艺卡、清场合格证（副本）、空白生产记录、岗位标准操作规程。</td><td>□符合　□不符合</td></tr>
<tr><td>3. 物料</td><td colspan="2">包装完整，有物料卡，物料卡内容填写齐全，品名、批号、数量正确无误，与指令要求一致。</td><td>□符合　□不符合</td></tr>
<tr><td>4. 确认输料管道及阀门</td><td colspan="2">管道走向，阀门开关是否正确无误。</td><td>□符合　□不符合</td></tr>
<tr><td colspan="5">干燥生产操作</td></tr>
<tr><td>浸膏体积</td><td colspan="4">mL</td></tr>
<tr><td>预热起止时间</td><td colspan="4">时　分至　时　分</td></tr>
<tr><td>干燥起止时间</td><td colspan="4">时　分至　时　分</td></tr>
<tr><td rowspan="2">干燥设备名称</td><td colspan="2">电热鼓风干燥箱□</td><td>真空干燥箱□</td><td>高速离心喷雾干燥机□</td></tr>
<tr><td colspan="2">HB-841-2□　GZX-9067-MBE□</td><td>GETS-2AZ-1□</td><td>LPG-5□</td></tr>
<tr><td>干燥参数</td><td colspan="2">干燥温度：　℃</td><td>干燥温度：　℃
真空度：　MPa</td><td>进风温度 1：　℃
进风温度 2：　℃
转速：</td></tr>
<tr><td rowspan="2">收率</td><td>投料量 g</td><td>浸膏粉量 g</td><td colspan="2">收率：浸膏粉量÷提取投料量×100%</td></tr>
<tr><td></td><td></td><td colspan="2">%（保留一位小数）</td></tr>
<tr><td colspan="2">偏差：　有□　无□</td><td colspan="3">偏差说明：</td></tr>
<tr><td colspan="5">操作人：　　　　复核人：　　　　现场 QA：</td></tr>
<tr><td colspan="5">清　场</td></tr>
<tr><td colspan="3">清洁步骤</td><td>清洁要求</td><td>是否达到要求</td></tr>
<tr><td colspan="3">执行《厂房设施清洁操作规程》《生产过程管理规程》《生产工具及容器具管理规程》《地漏清洁标准操作规程》《生产区清洁工具清洁与存放管理规程》《生产区、仓储区废弃物处理标准操作规程》《干燥系统清洁标准操作规程》。</td><td>无上批产品相关文件和物料。目视无污迹，表面光洁。生产所用工器具应清洁干净。地面、灯具、门窗、内墙应清洁干净。</td><td>是□
否□</td></tr>
<tr><td colspan="5">操作人：　　　　复核人：　　　　现场 QA：</td></tr>
<tr><td>备　注</td><td colspan="4"></td></tr>
</table>

生产状态标识粘贴页

生产许可证粘贴处：   清场合格证(正本)粘贴处：   中间产品请验单粘贴处：

项目四附件 3　标准操作规程

真空干燥箱标准操作规程

目的：建立真空干燥箱标准操作规程，使操作人员可以按照此规程进行规范操作、更好地使用和维护设备。

范围：实验室内真空干燥箱。

职责：真空干燥箱的操作人员和维护人员对操作规程的实施负责。

内容：

1. 操作方法

(1)将需干燥处理的物品放入真空干燥箱内，将箱门关上，并关闭放气阀，开启真空阀。

(2)将真空干燥箱后面的导气管用橡胶管与真空泵连接，接通真空泵电源开始抽气，当真空表指数值达到－0.08 MPa 时，关闭真空阀，再关闭真空泵电源开关。

(3)把真空干燥箱电源开关拨至“开”处，选择所需设定的温度，箱内温度开始上升，当箱内温度接近设定温度时，加热指示灯忽亮忽灭，反复多次，一般 120 min 以内搁板层面可进入恒温状态。

(4)当所需工作温度较低时，可采用二次设定方法，如所需温度为 60℃，第一次可设定 50℃，等温度过冲开始回落后，再第二次设定 60℃。这样可降低甚至杜绝温度过冲现象，尽快进入恒温状态。

(5)根据不同物品潮湿程度，选择不同的干燥时间，如干燥时间较长，真空度下降，需再次抽气恢复真空度，应先开启真空泵电源开关，再开启真空阀。

(6)干燥结束后应先关闭干燥箱电源，开启放气阀，解除箱内真空状态，再打开箱门取出物品。(解除真空后，如密封圈与玻璃门吸紧变形不易立即打开箱门，经过一段时间后，等密封圈恢复原形后，才能方便开启箱门。)

2. 注意事项：

(1)真空箱外壳必须有效接地，以确保使用安全。

(2)真空箱不需连续抽气时，应先关闭真空阀，再关闭真空泵电机电源，否则真空泵油会倒灌至箱内。

(3)取出被处理物品时，如处理的是易燃物品，必须待温度冷却到低于燃点后，才能放入空气，以免发生氧化反应引起燃烧。

(4)真空箱无防爆装置，不得放入易爆物品干燥。

(5)真空箱与真空泵之间最好跨过滤器，以防止潮湿体进入真空泵。

(6)非必要时，请勿随意拆开边门，以免损坏电器系统。

胶体磨标准操作规程

目的：建立胶体磨的操作规程。

范围：适用于胶体磨标准操作。

责任：包合操作工、班组长、质量检查员、工艺员对操作规程的实施负责。

内容：

1. 操作前的准备：

(1)检查核对操作间及胶体磨是否有质量检查员发放的"清场合格证(副本)"和允许生产的"生产许可证"。

(2)检查胶体磨设备是否完好。

(3)开机用物料试验，找出最佳研磨间隙。

(4)根据物料加工需要，可接通冷却水。

2. 操作：

(1)接通电源，转齿空转正常时，再将物料投入料斗。

(2)接通冷却水。

(3)根据物料研磨、包合的工艺要求确定时间。

(4)放料：操作结束后，必须将磨体内物料全部排出后(磨腔内不能存物料)再关机断电。

3. 清洁与清场：

(1)待一个批次物料加工结束后，认真按"清场管理规程"进行清场并填写清场记录。

(2)按有关"清场规程"对操作间、设备等进行清洁。

(3)清场完毕后，经质量检查员检查合格后，发"清场合格证"。

4. 注意事项：

胶体磨是高速精密机械，磨齿间隙小，物料中严禁夹有金属、石块或其他硬物进入，以免打坏磨齿或烧坏电机。

项目五 连翘中连翘苷及连翘脂苷的提取分离

【项目导学】

厚重的历史积淀成就连花清瘟

连花清瘟胶囊是我国治疗感冒、流感的著名药物，它来源于我国汉、明、清三个朝代名医治疗感冒、流感等外感热病的用药经验，并结合现代药理研究创制而成。首先是汉代医圣张仲景的“麻杏石甘汤”，是专门用于治疗发热性传染病的名方，至今已有两千多年的历史；第二是采用了明代名医吴又可治疗瘟疫擅用大黄的特点，让火热毒邪尽快尽早从大便排出，以截断外感热病的病势；第三是选用了清代杰出中医温病学家吴鞠通的“银翘散”，该方用于治疗外感热病已有二百多年的历史。而连翘、金银花正是连花清瘟胶囊名字的由来。“清瘟”就是清除流感、感冒这类具有传染性的外感热性疾病。借助现代实验研究，人们对这些流转百年甚至千年之久的药物有了更加深刻的认识，连花清瘟胶囊融汇这三朝古方，化裁出新，成就了我国一个治疗感冒、流感的名药。应当说，连花清瘟既是历史的，也是现代的，所以才能担当起今天全社会期待的治感冒防流感重任。

【项目要求】

能力目标	知识目标	素质目标
1. 能正确应用煎煮法进行中药提取操作； 2. 能正确运用醇沉法对中药提取物进行分离与精制； 3. 能正确进行喷雾干燥操作； 4. 能按规程对设备进行清洁、保养； 5. 能了解中药提取各岗位的生产流程； 6. 能根据提取过程绘制工艺流程图，并规范标识物料加入点、工艺条件等信息。	1. 理解苯丙素类化合物的化学性质和药理作用； 2. 理解煎煮法提取技术，描述其原理及影响因素； 3. 理解醇沉法和过滤法分离纯化技术，描述其原理； 4. 理解喷雾干燥的基本原理； 5. 描述多功能提取罐结构及使用注意事项； 6. 描述喷雾干燥机结构及使用注意事项； 7. 识记煎煮法的提取过程。	1. 认识中药提取、分离、干燥岗位的职业要求； 2. 热爱中医药事业，弘扬中医药文化； 3. 培养爱国精神及民族自豪感； 4. 培养学生质量意识及责任意识； 5. 培养学生沟通与团队意识； 6. 通过任务结果评价，促进培养学生求精、拓新的工匠精神。

【知识加油站】

把具有一个或几个 C6—C3 基本母核单元的天然有机化合物类群称之为苯丙素类化合物（二维码 5-1）。其结构中一般具有苯酚结构，是酚性物质。苯丙素类的存在关系到植物生长的调节作用和抗御病害的侵袭作用。具有较广泛的生理活性，也是很受重视的一类天然成分。

二维码 5-1
苯丙素类化合物

（一）苯丙素类的化学结构

根据化合物中含有母核的数量基本上可以分成 4 类，包括简单苯丙素类、香豆素类、木脂素类和木质素类，其中简单苯丙素类和香豆素类含有 1 分子的 C6—C3 单元，木脂素类含有 2 分子的 C6—C3 单元，木质素类含有多分子的 C6—C3 单元。

1. 简单苯丙素类　其结构上属苯丙烷衍生物，依据碳 3 侧链的结构变化，可分为苯丙烯、苯丙醇、苯丙醛、苯丙酸等类型（表 5-1）。苯丙酸常与不同的醇、氨基酸、糖、有机酸等结合成酯的形式存在，这类成分大都具有较强的生理活性，如金银花的绿原酸。苯丙酸衍生物及其酯类，是中药中重要的简单苯丙素类化合物，所以也常把简单苯丙素类称为苯丙酸类。

表 5-1　简单苯丙素类的分类

结构类型	代表成分
苯丙烯	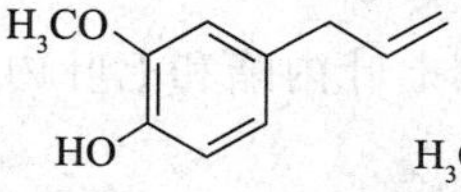 丁香酚　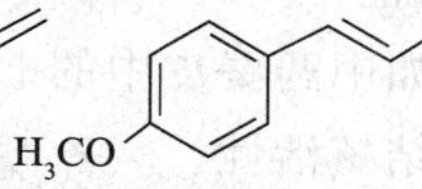 茴香醚
苯丙醇	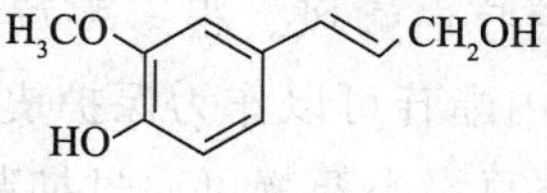 松柏醇　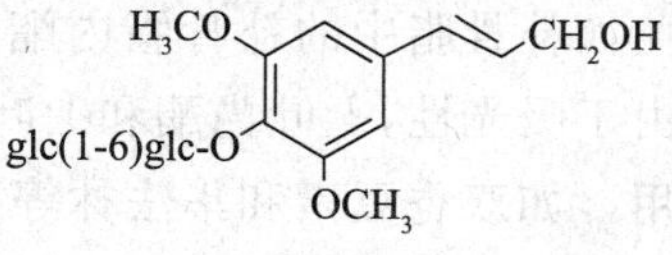 紫丁香酚苷
苯丙醛	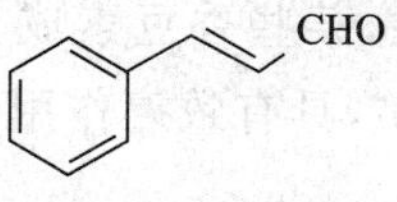 桂皮醛
苯丙酸	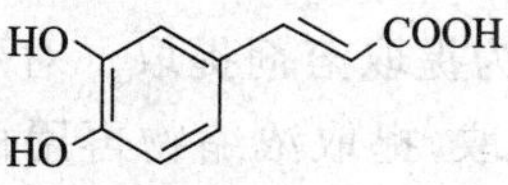 咖啡酸　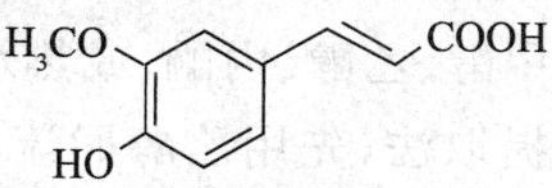 阿魏酸　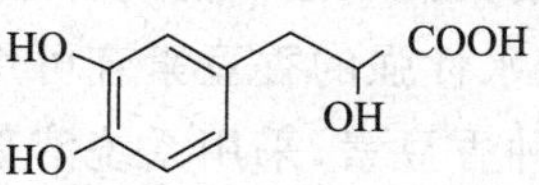 丹参素

简单苯丙素类成分依其极性大小和溶解性的不同，一般用有机溶剂或水提取；对于苯丙烯、苯丙醛及苯丙酸的简单酯类衍生物多具有挥发性，是挥发油芳香族化合物的主要组成部分，可用水蒸气蒸馏法提取；苯丙酸衍生物是植物酸性成分，可用碱提酸沉法提取。

2. 香豆素类　香豆素又称香豆精，最早从圭亚那的零陵香豆，即黄香草木樨中获得，因具有芳香气味，故称为香豆素。在结构上可以看成是顺邻羟基桂皮酸脱水而形成的内酯类化合物。所以,从化学结构上,香豆素是指一类具有苯骈 α-吡喃酮母核的天然化合物的总称。此苯骈 α-吡喃酮母核也是 1 个 C6—C3 单元。

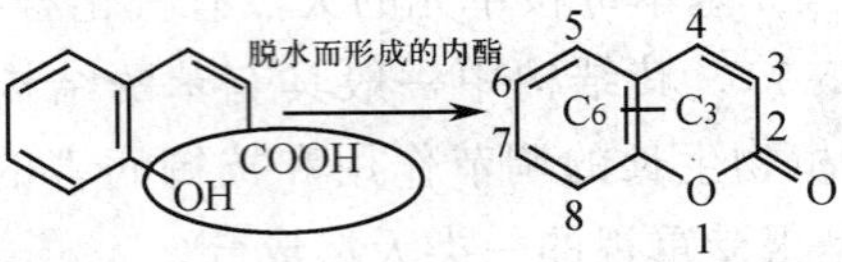

香豆素广泛分布在高等植物中,以及微生物代谢产物中。在植物体内,香豆素以游离态或与糖结合成苷的形式存在。

(1)香豆素的理化性质

性状 对于游离的香豆素,多为结晶型固体,有固定熔点。分子量小的有芳香气味、挥发性和升华性,能随水蒸气蒸发。香豆素苷一般为粉末或晶体状,无香味和挥发性,也不能升华。香豆素类一般为无色至淡黄色,紫外灯下显蓝色或紫色荧光。

溶解性 游离的香豆素不溶于冷水,溶于沸水,易溶于甲醇、乙醇、氯仿、乙醚等有机溶剂。而香豆素苷,溶于水、甲醇、乙醇,难溶于氯仿、乙醚。

内酯性质 香豆素分子中的 α-吡喃酮环具有内酯性质,在稀碱液中加热可水解开环生成溶于水的顺邻羟桂皮酸的盐,加酸酸化后环合成难溶于水的内酯结构。此性质常用于香豆素的提取分离和鉴别。

(2)香豆素的生物活性

抗菌抗病毒作用 如中药秦皮中的七叶内酯和七叶内酯苷具抑制痢疾杆菌的作用。补骨脂内酯具抗真菌及抗结核活性。

松弛平滑肌作用 从中药茵陈蒿中提取的滨蒿内酯具有松弛平滑肌等作用。

光敏作用 如补骨脂中的补骨脂内酯治疗白癜风。很多香豆素可以吸收紫外光,故可用作增白剂。由于吸光性,七叶内酯和七叶内酯苷可以作为保护皮肤防止辐射的药物。

抗凝血作用 如双香豆素和华法林等香豆素类药物可通过抑制维生素 K 在肝细胞内合成凝血因子Ⅱ、Ⅶ、Ⅸ、Ⅹ而发挥抗凝作用,可用于防治血栓及消除淤血。

肝毒性 除了以上生物活性,某些香豆素成分对人和动物有毒性,尤其是对肝的毒性,如粮食霉变后产生黄曲霉毒素 B_1,具有致癌作用,微量即可引起肝脏的损伤导致癌变。

(3)提取方法

溶剂提取法 游离香豆素极性较小,可用乙醚、三氯甲烷、乙酸乙酯提取。对于极性较大,亲水性强的香豆素苷可用甲醇、乙醇、丙酮、或热水为提取溶剂提取。对于天然药物中提取多种香豆素,采用系统溶剂提取法,先用乙醇回流提取,提取浓缩物再用极性由小到大的溶剂依次进行提取,可得到极性不同的化合物。

碱提酸沉法 由于游离香豆素的内酯性质,可采用碱提酸沉法,先用碱液短时间加热提取,再加酸酸化即得游离香豆素沉淀,但此法在加热过程中香豆素结构容易发生改变,所以在提取时要关注温度与时间。

水蒸气蒸馏法 具有挥发性的小分子游离香豆素可采用水蒸气蒸馏法,本法受热温度高,时间长,也容易引起香豆素结构的改变,现已少用。

3. 木脂素 木脂素是一类由二分子苯丙素衍生物(即 C6—C3 单体)聚合而成的天然化

合物，由于主要存在于植物的木质部和树脂中，所以称木脂素。

木脂素在植物界分布较广，如五味子属、胡椒属等，多数以游离状态存在，少数与糖结合成苷。

(1)木脂素的结构　目前构成木脂素的单体主要有四种：桂皮酸，桂皮醇，丙烯苯和烯丙苯。根据基本碳架和缩合情况可以将木脂素类化合物分成 2 大类：一类是由前两种单体即由桂皮酸和桂皮醇组成，通过 C6—C3 单元的侧链 β 碳连接，称为木脂素，如中药牛蒡中的牛蒡子苷，具有扩张血管，降低血压作用。

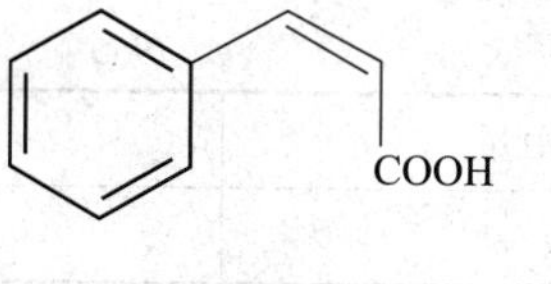

桂皮酸

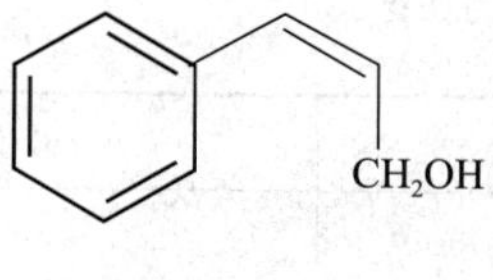

桂皮醇

另一类是由后两种单体即丙烯苯和烯丙苯组成，主要通过苯环连接，称新木脂素，如中药厚朴中的厚朴酚，具有镇静和肌肉松弛作用。

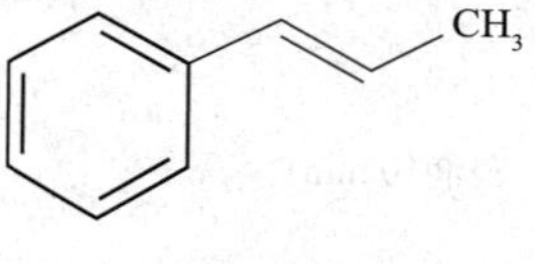

丙烯苯

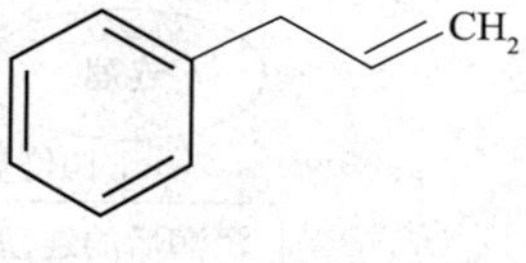

烯丙苯

(2)木脂素的理化性质

性状　多数木脂素类化合物为无色结晶，但新木脂素不易结晶。一般无挥发性，少数具升华性。

溶解性　游离木脂素多具亲脂性，易溶于苯、乙醚、氯仿、乙醇等有机溶剂，难溶于水，具酚羟基的木脂素可溶于碱水液中。木脂素苷水溶性增大。

光学活性　木脂素常有不对称碳原子或不对称中心，多数具有光学活性，遇酸或遇碱易发生异构化，从而改变其光学活性和生物活性，如天然的左旋鬼臼毒脂素在碱性溶液中很容易转变为右旋光性的异构体苦鬼臼毒脂素，失去抗癌活性，因此，在木脂素的提取分离过程中应尽量避免与酸碱的接触，以防止其构型的改变，导致活性丧失或减弱。

(3)提取方法　木脂素多数呈游离型，少数成苷，在植物体中常与大量树脂状物共存，本身在溶剂处理过程中也容易树脂化，这是提取分离木脂素的难点。现通用方法：先用乙醇或丙酮等亲水溶剂提取，得到浸膏后再用氯仿、乙醚等溶剂依次抽提，氯仿、乙醚提出部分即是粗的游离总木脂素。

4. 木质素　木质素是由 3 种苯丙烷单元(对香豆醇、松柏醇、芥子醇)通过醚键和碳碳键相互连接形成的具有三维网状结构的生物高分子，含有丰富的芳环结构、脂肪族和芳香族羟基以及醌基等活性基团。

木质素是构成植物细胞壁的成分之一，具有使细胞相连的作用。木质素在木材等硬组织中含量较多，蔬菜中则很少。一般存在于豆类、麦麸、可可、草莓及山莓的种子中。其最重要的作用就是吸附胆汁的主要成分胆汁酸，并将其排出体外。

【生产指令】

流感季节，感冒药销量逐渐增加，为了满足市场需要，生产部根据库存情况，调整生产计划，安排连翘提取物的生产，为制剂车间做好中间产品准备工作（批生产指令见项目五附件）。

一、产品概述

1．产品名称：连翘提取物

2．处方：每批产量 10 g

原辅料名称	每 1 g 用量	每批生产用量
连翘	10 g	100 g

二、生产工艺流程图

连翘提取的生产工艺流程图见图 5-1。

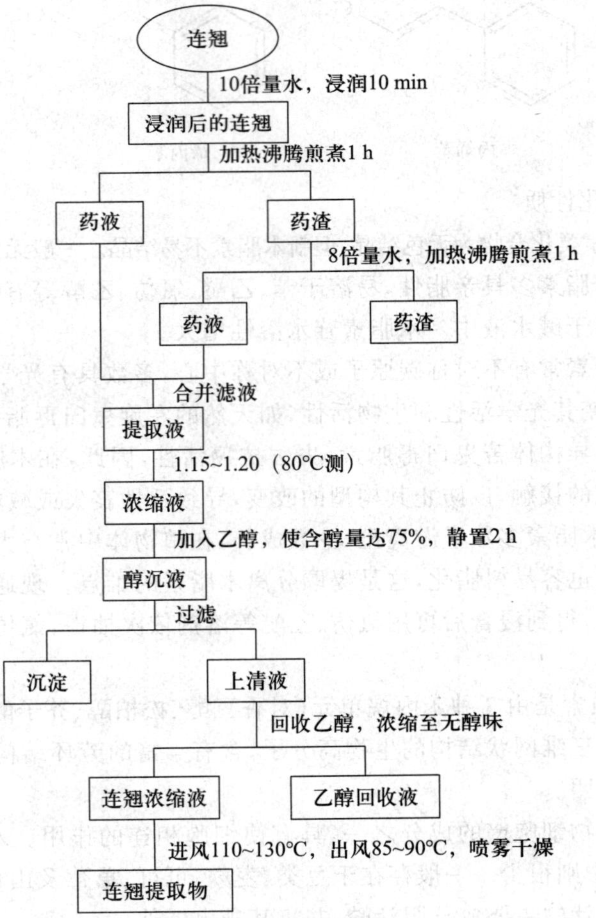

图 5-1　连翘提取工艺流程图

任务 1　连翘的煎煮提取

【职业能力】

1. 能按规程进行生产前检查，并确认检查结果；
2. 能正确填写生产过程凭证；
3. 能根据生产过程正确填写批生产记录；
4. 能读懂工艺规程及标准操作规程；
5. 能清楚生产后清场要求；
6. 能按规程运用煎煮法提取中药；
7. 能正确使用多功能提取罐。

【任务描述】

取称量好的连翘投入提取罐中，加入 10 倍量的水，浸润 10 min 后，打开加热装置，开始加热，自沸腾起开始记录时间，提取 1 h 后，用 300 目滤网过滤。滤渣加入 8 倍量水，继续提取 1 h 后，用 300 目滤网过滤。合并滤液，备用。

【任务准备】

1. 任务场地：一体化实训室
2. 建议学时：4 学时
3. 物料要求：连翘、饮用水
4. 仪器设备要求：电子天平、提取罐、不锈钢桶、1 000 mL 量筒、300 目滤网
5. 文件要求：工艺规程、批生产记录、生产凭证

【知识准备】

一、煎煮法

(一)定义

煎煮法(二维码 5-2)是以水作为溶剂，将药材加热煎煮一定时间，将有效成分提取出来的一种常用方法，又称煮提法或水提法。适用于有效成分能溶于水，且对湿、热均稳定的药材提取。对于挥发性成分及加热易被破坏的成分不宜使用。

二维码 5-2
煎煮法

(二)应用特点

煎煮法以水作为溶剂，浸提的有效成分范围广，经煎煮后，药材中的多种成分可被提取出来；煎煮法的溶剂易得、价廉、方法简便、设备简单、技术成熟，至今仍是中药制剂生产最常用的提取方法。同时，煎煮法自身存在不足、应用也有局限性。一是由于其浸出成

分范围广，大量无效成分也同时被浸出，使得煎煮液中杂质较多，其中的水溶性大分子杂质和脂溶性杂质会给过滤和精制带来较大困难。二是含淀粉、黏液质、多糖类、蛋白质等较多的药材，煎液黏稠，过滤、分离较为困难，也不利于精制，且易发霉、变质。三是中药制剂多为复方，在煎煮过程中，成分之间可能会发生水解、氧化、还原、络合等复杂的化学反应，产生新的成分，这些新成分可能会增减或改变复方本身的药效，具体机制极为复杂，有待进一步深入研究。

（三）原理

在中药煎煮过程中，当药材饮片或粗粉与水接触后，水首先附着于药材的表面，使之润湿，随着接触时间的延长，水通过毛细管和细胞间隙与组织细胞接触，渗透入细胞内部，使细胞膨胀，细胞膜恢复通透性，解除药材成分之间或成分与细胞壁之间的亲和力，通过加热促使某些成分溶解于水中；当水溶解了大量的药材成分后，细胞内高浓度的药液不断地向外扩散，细胞外的水同时向细胞内渗透，直至有效成分提取完全。简单地说就是成分渗透、溶解和扩散的过程。

（四）影响因素

1. 药材粒径　粒径是影响药材有效成分释放与溶出的最重要因素之一，对药材提取过程中的渗透与扩散两个阶段均有较大的影响。药材粒径越小，表面积越大，水易于渗入药材内部，利于有效成分的浸出。若药材粒径过小，一方面当溶剂渗入药材颗粒内部后，表面积增大，吸附作用增强，不利于扩散；另一方面粒径过小，则使大量药材细胞破裂，可造成大量高分子物质（如树脂、黏液质等）浸出，使药材外部扩散系数降低，浸出液杂质增加，分离提纯困难，同时也不便于煎煮操作。若药材不经适度粉碎，粒径过大，煎煮时，水渗透进入药材内部困难，使得有效成分溶出过少或不完全，造成药效降低。因此中药材在煎煮之前要经过适度地粉碎，药材粒径要大小适中，使有效成分最大限度地溶出。

2. 加水量　煎煮过程中加水量的多少直接影响到药材的提取效果。通常情况下，加水量过少不利于有效成分的溶解；加水量过多则使得煎液浓度低，增大后续浓缩工序的工作，能源消耗加大，增加生产成本。工业生产上，第一煎的加水量一般为10～12倍，第二煎以后的加水量应为药材重量的6～8倍。实际工作中，煎煮提取的水量应根据中药材的组织情况及吸水性能，并结合温度及单位时间的蒸发量而定。一般来说，花、叶、全草的用水量稍多，矿物药、根茎类、贝壳类药物用水量较少，具体参数可通过试验进行确定。

3. 药材浸泡温度及时间　一般来讲，药材在煎煮前宜用水浸泡，以改善煎煮效果。一般浸泡时间根据药材质地及所含成分的性质而定。花、茎、叶类等质地疏松的药材，一般宜浸泡20～30 min；根、根茎、种子、果实类等质地坚实的药材，一般宜浸泡60 min，具体浸泡时间应以药材泡透为准。

4. 煎煮温度　根据浸出的机制，渗透、溶解、扩散的能力随着温度升高而增大，浸出速度随之加快。但温度过高可引起某些成分的分解或破坏。

5. 煎煮时间　中药成分的提取率开始随着提取时间的延长而增加，但若达到扩散平衡，时间则不起作用。煎煮时间过长，不仅费时、增大能耗，还会导致无效成分的大量溶出、不稳定成分分解；时间过短，会造成提取不完全。对于一些质地坚硬与所含成分不易溶于水的药材，应长时间煎煮，对于一些质地疏松、含挥发性或不稳定成分的药材，煎煮时间应短，中药生产中，可通过试验优选而定。

6. 煎煮次数　根据扩散原理，煎煮时药材内外溶液的浓度达到平衡时，有效成分不再继续溶出，只有将药液滤出，重新加水煎煮，有效成分才会继续溶出。通常药材煎煮2～3次即可提取出总有效成分的70%～80%，实际工作中，药材的煎煮次数与药材的质地、目标成分的性质等密切相关，具体条件可通过实验优选而定。

7. 煎煮容器　由于药材中的成分可以与铁、铜、铝等发生反应，所以煎煮时禁用铁、铜、铝制器皿。传统上用砂制、陶制器皿，目前生产上采用不锈钢设备。

8. 煎煮用水　水质对药材的煎煮效果有较大的影响。传统上多采用泉水、井水、河水等饮用水，目前中药生产中，煎煮提取工艺用水采用经净化和软化的饮用水。

(五)操作流程

煎煮法的一般工艺流程包括破碎、浸泡、煎煮、过滤，见图5-2。

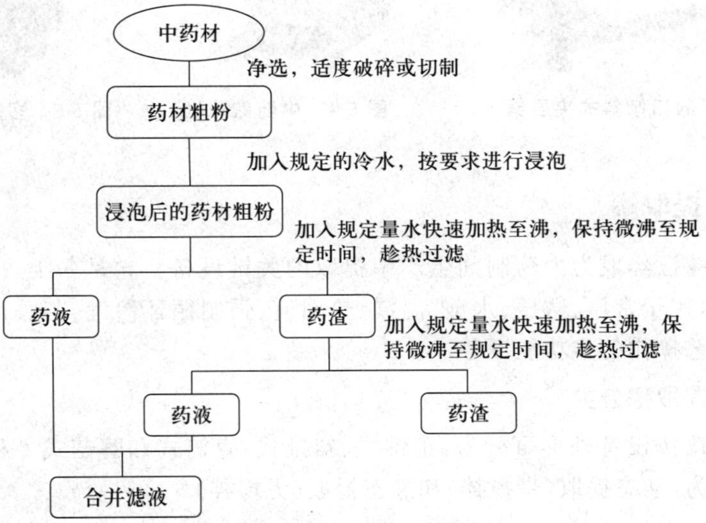

图5-2　煎煮法提取工艺流程

1. 破碎　在中药提取前，对药材进行破碎，一般情况，中药提取车间都要有药材前处理工序，进行药材的净选和破碎或切制。

2. 浸泡药材　按要求加入冷水浸没药材，并浸泡至规定时间。一般来说，质地较轻的花、茎、叶宜浸泡30 min，质地较重的根、根茎、种子、果实宜浸泡60 min左右。故一般的复方中药以60 min为宜。

3. 煎煮　浸泡好的药材，就可以进行加热煎煮提取了。目前大生产上通常采用蒸汽加热，煎煮提取时先以较高温度加热至沸腾，然后以较低温度保持微沸至规定时间。在煎煮过程中，重点监控3个关键工艺参数，一是煎煮时的加水量，通常情况，第一煎的加水量一般为10～12倍量，第二煎以后的加水量应为6～8倍量。二是煎煮次数，一般药材煎煮2～3次即可。三是煎煮时间，一般每次煎煮1～3 h。

4. 过滤　每次煎煮提取完，要把药渣和药液过滤分离，多次提取的，要将药液合并后再进行下面的生产。

(六)仪器设备

煎煮提取设备按容器密闭程度，分为敞口式和密闭式两种。在实验室或小批量生产中采用敞口倾斜式夹层锅(图 5-3)进行提取操作,目前这种设备应用非常局限。密闭式的设备有中药煎药机(图 5-4)和多功能提取罐(图 5-5)。中药煎药机主要用在中药房进行煎药,多功能提取罐是中药提取生产的关键设备。

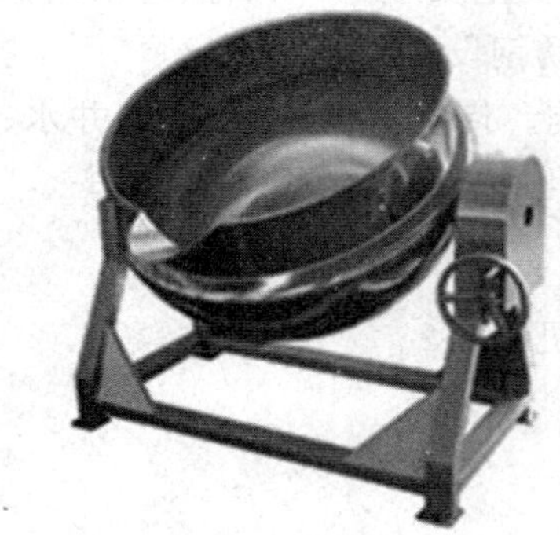
图 5-3　敞口倾斜式夹层锅

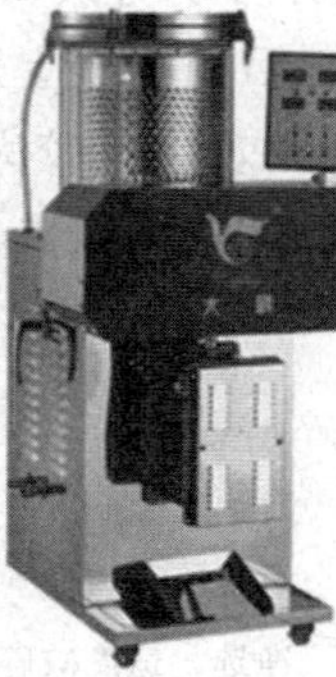
图 5-4　中药煎药机

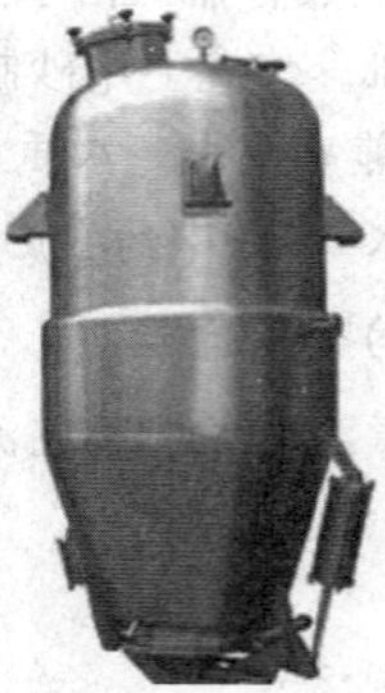
图 5-5　多功能提取罐

二、多功能提取罐

多功能提取罐已经成为中药制剂生产中提取的关键设备。它是一类可调节压力、温度的密闭间歇式的,用于常压、微压、水煎、温浸、热回流、强制循环渗漉、芳香油提取及有机溶媒回收等多种工艺操作的多功能设备。

(一)多功能提取罐分类

多功能提取罐按设备外形可分为:正锥式、斜锥式、直筒式和蘑菇式 4 种形式(图 5-6)。按提取方法可分为:动态提取(带搅拌)和静态提取(无搅拌)。

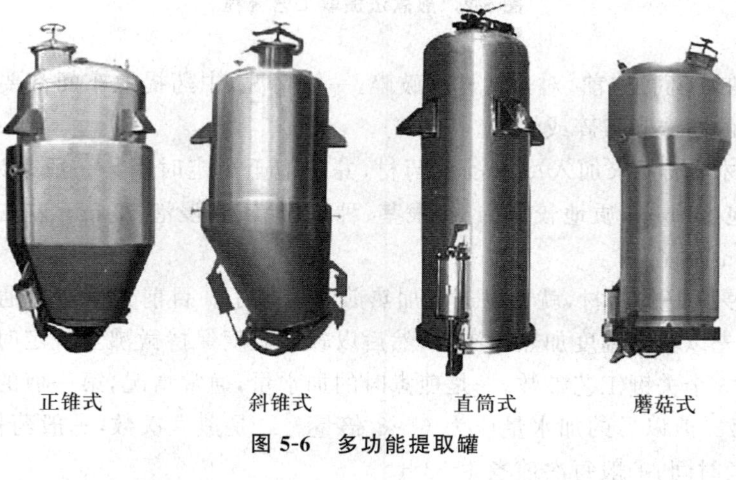
正锥式　斜锥式　直筒式　蘑菇式

图 5-6　多功能提取罐

(二)设备结构

多功能提取罐属于压力容器,整个操作过程是在密闭的可循环系统内完成,可进行常压或加压提取。

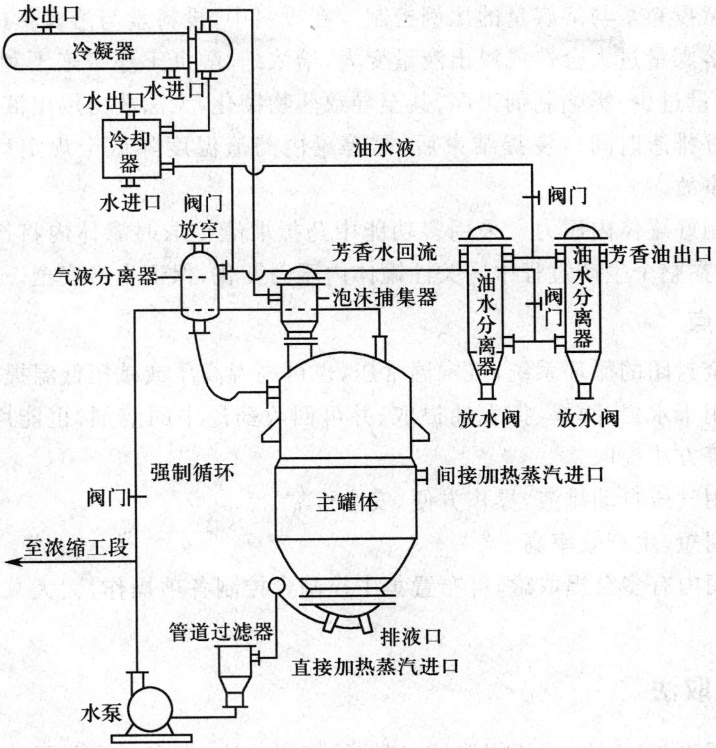

图 5-7 多功能提取罐结构图

一般我们将提取罐分成 6 个主要组成部分：

1. 主罐体　带有夹套并可保温，上有入口，下有气缸控制出渣门开关，这样可以降低劳动强度。

2. 泡沫捕集器　主要用来消除煎煮中药时产生的泡沫，并防止蒸汽中的药渣进入冷凝器，对冷凝器起到保护作用。

3. 冷凝器　主要作用为药液蒸汽进行冷凝与乙醇的回收，也就相当于冷凝管。

4. 冷却器　主要作用对冷凝液与溶媒进行冷却。

5. 油水分离器　主要作用在提油时，对经冷却的回收液进行油分离，以获得需要的芳香油。

6. 气液分离器　分离气液，防止放空时的液体带出罐外，造成损耗和污染。

(三)工作流程

1. 投料　将按生产处方的比例粉碎好的中药材，通过投料口投入到多功能提取罐内，并向罐内加入规定量体积溶媒，浸泡。

2. 加热提取　将药材浸泡一定程度后，向提取罐夹套内通入蒸汽，加热规定时间，提取中药有效成分。

3. 出料液　药物加热提取至规定时间后，关闭蒸汽，向提取罐夹套内通入冷却水，当罐体冷却到适宜温度，打开料液出料阀，排出料液。

4. 出渣　打开罐体底部出渣门，将药渣排出，清洗罐体。

在使用多功能提取罐时要注意的一些情况：

首先，要注意投料量与溶媒量的比例控制　在投料中，投料量与溶媒量的比例应按工艺规程严格控制，溶媒量过大会造成浸出液量变大，给浓缩、醇沉工序带来不利影响；溶媒量过小会造成浸出液量过少，影响制剂工序，甚至导致药物糊化，无法放出浸出液。

其次，控制好排渣时间　浸提结束后，需等罐内药渣温度降低至规定后才能打开排渣门，以防止产生事故。

最后，要控制好罐体内压力　采用多功能中药提取罐提取时罐体内将产生一定量的蒸汽和一定压力。在整个生产过程中应关注罐体内压力变化，保证生产安全。

(四)设备特点

(1)设备属全封闭的循环系统，可常温常压，也可高温高压或减压低温提取。

(2)设备可用于水提、醇提、挥发油提取、并可回收药渣中的溶剂，也能用于渗漉、温浸、回流、循环浸渍等方法提取。

(3)设备采用气压自动排渣，操作方便，安全可靠。

(4)提取时间短，生产效率高。

(5)提取车间内有多台提取罐，可布置集中控制台控制各项操作，大大减轻劳动强度，利于流水线生产。

三、溶剂提取法

煎煮法、浸渍法、渗漉法、回流提取法、连续回流提取法，都有一个共同的特征，就是利用了中草药中的各成分可溶于各种方法所使用的溶剂，达到提取有效成分的目的。目前这些利用各种溶剂将有效成分浸出提取时最方便和最有效的途径，可以统称溶剂提取法。

(一)定义

溶剂提取法是根据天然药物中各种成分在溶剂中的溶解性质，选用对有效成分溶解度大，而对不需要溶出成分溶解度小的溶剂，将有效成分从药材组织中溶解出来的方法。

(二)原理

依据“相似相溶”原理，溶剂在渗透、扩散作用带动下，渗入药材组织细胞内部，溶解可溶解的成分，使细胞内外产生较大的浓度差，从而使得溶剂拥有了继续溶解成分的动力，直至细胞内外溶质的浓度达到平衡，将有效成分提取出来。

(三)提取溶剂选择原则

提取溶剂如果选择不当很难把有效成分提取完全甚至提不出来，选择恰当的溶剂，就可以高效、顺利地将活性成分提取出来，而且还能更有利于下一步的分离和提纯的操作。

1. 溶剂要对目标成分溶解度大，对杂质溶解度小　根据“相似相溶”原则，为需要浸出的药材成分，选择具有相应溶解特性的溶剂。

2. 溶剂不能影响被浸提成分　溶剂不能与中药的成分发生化学反应，即对目标成分应是一种惰性溶剂且本身不具备显著的药理作用，也不应在浸出物中残留。

3. 溶剂要价廉、易得　溶剂应来源充足，价廉易得，根据这一要求，水、乙醇与不同浓度的乙醇溶液是首先考虑选用的溶剂。

4. 溶剂应安全无毒，易于回收，最好可以回收利用。

(四)提取溶剂种类

一般把提取溶剂分为3类,即水、亲水性有机溶剂和亲脂性有机溶剂。

1. 水　是一种强的极性溶剂。水作溶剂经济易得,溶解范围广。天然产物中亲水性的成分,如生物碱盐类、苷类、有机酸盐、鞣质、蛋白质、多糖、色素以及酶和少量的挥发油都能被水浸出。为了增加某些成分的溶解度,也常采用酸水及碱水作为提取溶剂。但由于浸出范围广,选择性差,容易浸出大量无效的成分,给制剂、过滤带来困难,制剂色泽欠佳,易霉变、不易贮存。

2. 亲水性有机溶剂　一般是与水能混溶的有机溶剂,如乙醇、甲醇、丙酮等,以乙醇最常用。乙醇的溶解性能比较好,对天然植物细胞的穿透能力较强。亲水性的成分除蛋白质、黏液质、果胶、淀粉和部分多糖等外,大多能在乙醇中溶解。难溶于水的亲脂性成分,在乙醇中的溶解度也较大。还可以根据被提取物质的性质,采用不同浓度的乙醇进行提取。乙醇为有机溶剂,虽易燃,但毒性小、价格便宜、来源方便,且可回收反复使用,而且乙醇提取液不易发霉变质。

3. 亲脂性有机溶剂　是一类与水不能混溶的有机溶剂,如石油醚、苯、氯仿、乙醚、乙酸乙酯等。这些溶剂的选择性能强,不能或不容易提出亲水性杂质。但这类溶剂挥发性大,多易燃,一般有毒,价格较贵,设备要求较高,且透入植物组织的能力较弱,往往需要长时间反复提取才能提取完全。

(五)影响因素

1. 药材粒度　一般来说,以水为溶剂提取时,药材粉碎程度以药粉通过粗筛或切成薄片为宜;以乙醇等有机溶剂提取时,以药粉通过20目筛为宜;含淀粉较多的根、根茎类药材,宜粗不宜细;含纤维较多的叶类、全草、花类、果仁等药材可较细,以通过20目筛为宜。

2. 浸泡时间　中药在提取前一般需浸泡处理,然后提取,以利于有效成分的溶出。浸泡时间应视药材质地及所含成分而定。但浸泡时间也不宜过长,以免某些成分水解影响提取液质量。

3. 提取时间　适宜的提取时间是指自溶剂加入,提取开始,至达到扩散阶段的平衡的时间。若提取时间太短,则提取不完全,无法达到所需的治疗效果,也是对药材的浪费。若时间太长提取反而会导致大量杂质溶出,活性成分被破坏。

4. 提取温度　在提取过程中,随着温度的升高,分子热运动加剧,从而加快了溶剂对药材的渗透及对药物成分的溶解,同时促进药物成分的扩散,提高了浸出效果。但温度过高能使药材中某些不耐热成分或挥发性成分被破坏散失。所以提取温度是以药材中有效成分不被破坏为前提,控制在接近溶剂沸点温度为宜。同时当利用有机溶剂进行加热提取时,应注意防止溶剂挥发损失,并注意操作安全。

5. 提取次数　浓度梯度是扩散作用的主要动力,而更换新鲜溶剂可重新形成浓度梯度,以提高浸出效果。但次数过多会跟盲目延长提取时间一样,在有效成分早已被充分提取的情况下反而导致大量杂质的溶出。提取次数的确定往往还应根据活性成分的浸提程度,生产能耗和成本等指标经试验确定。

6. 溶剂用量　通常活性成分的浸出量在一定范围内随溶剂用量的增加而增加,有效成分在大剂量溶剂中始终是“稀”溶液状态将利于扩散的进行,但用量过大会给后续的浓缩等操作带来不便，同时浸出量不可能无限制增加下去，大量的溶剂只能是一种浪费。

岗位知识扩展

溶剂提取法中的5个方法对比

提取方法	溶剂	操作	适用范围	特点
浸渍法	水、酸水、碱水、稀醇	不加热	热不稳定成分	防腐，提取效率低
渗漉法				溶剂用量大，费时长
煎煮法	水	加热	水溶性成分	含挥发油成分、热不稳定成分不宜用
回流提取法	有机溶剂	加热	脂溶性成分	溶剂消耗大，受热时间长，热不稳定成分不宜用
连续回流提取法	有机溶剂	加热	脂溶性成分	溶剂用量少，提取效率高，热不稳定成分不宜用

【任务实施】

一、生产前准备

序号	步骤	任务实施	操作要求
1	开具领料单	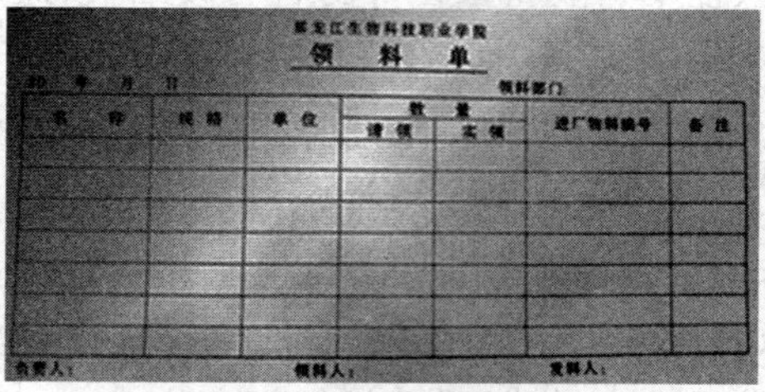 黑龙江生物科技职业学院 领料单 20 年 月 日 领料部门 名称 | 规格 | 单位 | 数量（请领 | 实领） | 进厂物料编号 | 备注 负责人： 领料人： 发料人：	由工序负责人根据生产指令开具需料领料单，一式两份，由车间主任签字，并到中药材库领取物料。
2	检查清场合格证（副本）	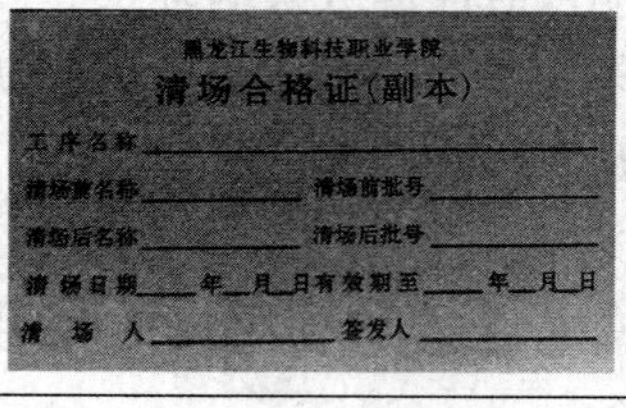 黑龙江生物科技职业学院 清场合格证（副本） 工序名称______ 清场前名称______ 清场前批号______ 清场后名称______ 清场后批号______ 清场日期____年__月__日有效期至____年__月__日 清场人______ 签发人______	检查上批清场合格证（副本），有效期是否在范围内，如合格，放入本批批生产记录中；如不合格，重新清场。
3	生产前检查	1. 检查生产现场清洁、设备清洁状态； 2. 检查是否有批生产指令、清场合格证（副本）、空白生产记录、岗位标准操作规程； 3. 检查物料包装完整，有物料标签，物料标签内容填写齐全，品名、批号、数量正确无误，与指令要求一致。	1. 环境、设备卫生符合要求。设备运转正常； 2. 各项记录文件齐全； 3. 核对物料品名、批号、规格、数量、质量与生产指令相符合。

续表

序号	步骤	任务实施	操作要求
4	开具生产许可证	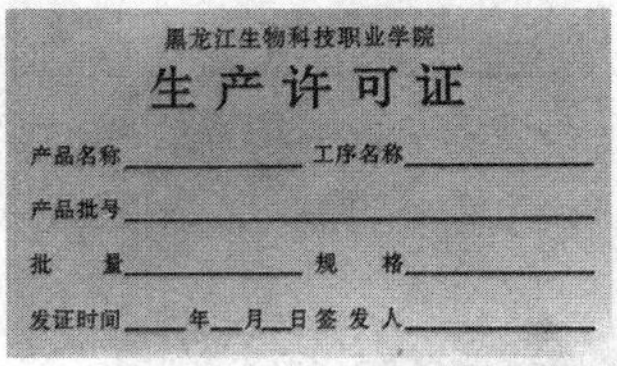 黑龙江生物科技职业学院 生产许可证 产品名称________ 工序名称________ 产品批号________ 批　量________ 规　格________ 发证时间____年__月__日 签发人________	根据生产指令填写生产状态标志(生产许可证),并悬挂在指定位置。
5	称量配料	1. 检查天平校验合格证; 2. 按生产指令称取 100 g 连翘备用。	记录应及时、准确、真实、完整,称取过程及时记录在批生产记录中,均需经复核人复核。

二、煎煮提取

序号	步骤	任务实施	操作要求
1	第一次煎煮	1. 取连翘投入提取罐中,加入 10 倍量的水,浸润 10 min; 2. 关闭投料口,打开加热开关,开始加热; 3. 自沸腾起开始记录时间,提取 1 h; 4. 停止加热,打开提取罐底部出液阀门,放出药液; 5. 药液用 300 目滤网过滤,药渣重新投入提取罐; 6. 用量筒量取滤液,记录数据。	1. 加水量要符合要求; 2. 浸润时间要符合要求; 3. 提取时间要符合要求; 4. 操作时要双人复核; 5. 及时准确填写批生产记录,并做到字迹清晰、数据完整,不得任意涂改和撕毁; 6. 提取时提取罐较热,要注意安全。
2	第二次煎煮	1. 加入 8 倍量的水; 2. 关闭投料口,打开加热开关,开始加热; 3. 自沸腾起开始记录时间,提取 1 h; 4. 停止加热,打开提取罐底部出液阀门,放出药液; 5. 药液用 300 目滤网过滤; 6. 用量筒量取滤液,记录数据; 7. 打开提取罐底部出渣口,取出药渣。	1. 加水量要符合要求; 2. 提取时间要符合要求; 3. 操作时要双人复核; 4. 及时准确填写批生产记录,并做到字迹清晰、数据完整,不得任意涂改和撕毁 5. 提取时提取罐较热,要注意安全。
3	合并滤液	合并两次所得滤液,备用。	及时准确填写批生产记录,并做到字迹清晰、数据完整,不得任意涂改和撕毁。

三、清场

序号	步骤	任务实施	操作要求
1	清洁生产现场	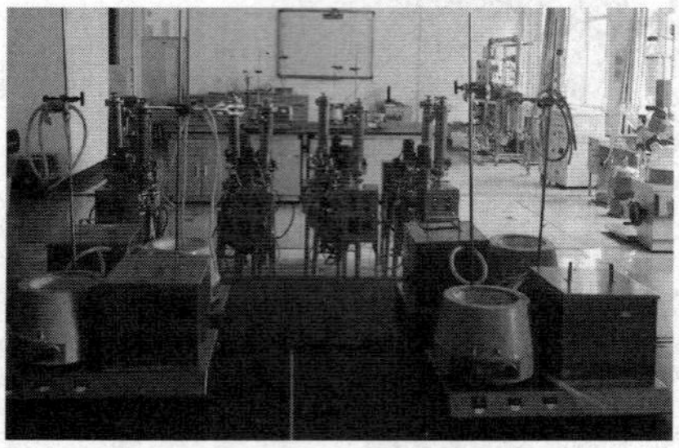 1. 清洁操作台，天平，设备，地面至干净； 2. 彻底清除产品遗留物料。	1. 无上批产品相关文件和物料； 2. 目视无污迹，表面光洁； 3. 生产所用工器具应清洁干净； 4. 地面、灯具、门窗、内墙应清洁干净。
2	填写记录	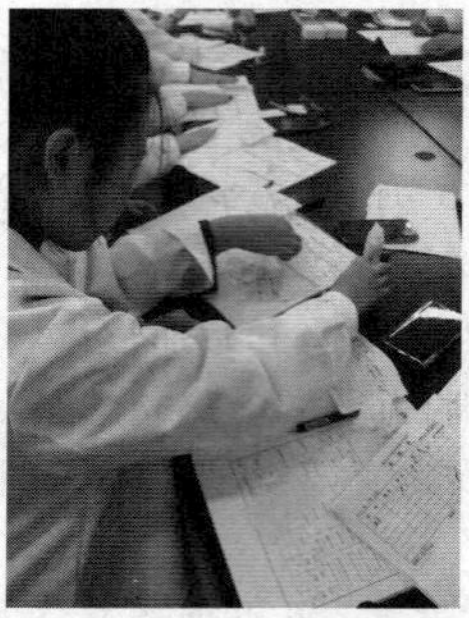 1. 填写清场记录，由 QA 检查合格，发给清场合格证； 2. 清场合格证(正本)纳入批生产记录中，及时更换状态标识。	1. 要符合清场要求； 2. 及时准确填写批生产记录。

任务 2　连翘提取液的醇沉与乙醇回收

【职业能力】

1. 能按规程进行生产前检查，并确认检查结果；
2. 能正确填写生产过程凭证；
3. 能根据生产过程正确填写批生产记录；
4. 能读懂工艺规程及标准操作规程；
5. 能清楚生产后清场要求；
6. 能按规程运用醇沉法对中药提取物进行分离与精制；
7. 能应用旋转蒸发仪回收乙醇；
8. 能正确安装旋转蒸发仪；
9. 能用酒精计测定酒精浓度。

【任务描述】

将连翘提取液浓缩至相对密度为1.15～1.20(80℃测),加入乙醇,使含醇量达75%,静置2 h,沉淀,滤取上清液,加入旋转蒸发仪的旋转瓶中,进行乙醇回收至无醇味,备用。

【任务准备】

1. 任务场地:一体化实训室
2. 建议学时:4学时
3. 物料要求:连翘提取液、乙醇
4. 仪器设备要求:电子天平、旋转蒸发仪、真空泵、循环水装置、酒精计、500 mL烧杯、玻璃棒、100 mL量筒、比重计、300目滤网
5. 文件要求:工艺规程、批生产记录、生产凭证

【知识准备】

一、醇沉(或水沉)法

(一)定义

醇沉法是水提醇沉法的简称,主要是指将药材加水煎煮提取,然后将提取液适当浓缩,向其中加入适量乙醇使达一定含醇量,某些成分在醇溶液中溶解度降低析出沉淀,固液分离后使水提液得以精制的方法。同理,水沉法是醇提水沉法的简称,是指将药材用一定浓度的乙醇提取,回收部分乙醇后,再加水处理,并静置冷藏一定时间,可使杂质沉淀而除去.

二维码 5-3
醇沉(或水沉)法

醇沉是常用的中药提取精制工艺,广泛用于中药产品的生产过程中。尤其是应用于中药流浸膏生产以来,醇沉工艺已成为中药浸膏的精制处理"通法",同样,水沉法应用也很广泛。

(二)原理

水煎煮能提取出生物碱盐、苷类、有机酸类、氨基酸、多糖类等,同时一些水溶性杂质也一并提出,如淀粉、蛋白质、黏液质、鞣质、色素、无机盐等。在水煎液中加入一定量的醇可改变某些杂质的溶解度,使杂质溶解度降低,可以将杂质全部或部分地除去。药材用乙醇为溶剂提取,可减少淀粉、蛋白质、黏液质等成分的浸出,加水处理后可除去醇提液中树脂、脂溶性色素等杂质。此方法易使醇溶性有效成分因水溶性差而被一起沉淀除去。

(三)操作流程

醇沉法一般操作过程是将中药水提液浓缩至一定浓度,冷却后在搅拌下加入乙醇使达规定含醇量,密闭冷藏,过滤,滤液回收乙醇,得到精制液。水沉法一般操作过程是将中药醇提液回收适量乙醇,加入适量水,搅拌后静置,密闭冷藏,过滤,滤液回收乙醇并适当浓缩,得到精制液。两种方法的操作基本一致,以下就醇沉法具体操作要求作详细介绍。

醇沉法主要分以下3步:

1. 药液的浓缩　浓缩液的黏度通常与浓度成正比,与温度成反比。也就是说,若浓缩

液比重过大，温度过低，则因过于黏稠难以分散而影响与乙醇的混匀，影响醇沉效果，且有效成分易包裹于沉淀中而造成损失。但浓缩液比重过小，体积就大，乙醇的用量相应增加，乙醇损耗及回收耗费的能源就随之上升。在确保醇沉效果的前提下，浓缩液的比重宜取较大值，一般相对密度控制在 1.15～1.25(20℃测)之间，有的甚至达 1.3。醇沉前浓缩液温度高，投入的乙醇就容易挥发，故一般将浓缩液冷却至 20～30℃ 才注入乙醇开始醇沉操作。

2. 加醇沉淀　醇沉液的含醇量高低与其中药物有效成分的溶解有着密切的关系，一般药液中含醇量达 50%～60%可除去淀粉等杂质，含醇量达 75%以上多糖、蛋白质可沉淀除去。随着醇沉液含醇量的增加沉淀加快，因此应合理选择醇沉液的含醇量并控制乙醇的添加速度。

若醇沉一开始就加入大量高浓度乙醇，如搅拌不匀未能及时将乙醇分散，造成局部区域含醇量过高，淀粉、蛋白质类迅速沉淀并包裹浓缩液，随着乙醇的增加，包裹层质地越来越致密而难以搅散，势必影响醇沉效果。特别是含淀粉、蛋白质、多糖类成分多的浓缩液，甚至搅拌均匀也难以克服上述弊端。因此，添加乙醇的速度不宜过快，更忌快速倾泻，应控制一定的速度边快速搅拌边缓缓加入，最好采用机械法以保证连续和均匀，使醇沉液以逐渐递增方式提高含醇量。

醇沉操作时应添加高浓度的乙醇，以免醇沉液体积过大，减少杂质的溶解量以及给回收醇带来的压力；但醇沉液含醇量低时，则可以用浓度相应低些的乙醇。

3. 醇沉液的冷藏与处理　醇沉时间与罐内液温有直接关系。醇沉温度低，沉淀物析出与沉降的速度加快，所需的静置时间短，反之则长。加入醇后，一般需密闭冷藏 24～48 h，以防止乙醇挥发，促进析出沉淀的沉降。沉淀完全后，根据沉淀的性质，多采用过滤的方法，使滤液与沉淀物分离，必要时用适量乙醇(浓度与药液中的乙醇浓度相同)洗涤沉淀，以减少有效成分在沉淀中的包裹损失。然后根据生产目的，若沉淀是有效成分，则把沉淀物进一步纯化、收集，若沉淀是杂质，则弃去沉淀物。如果滤液中仍有需要分离的成分，重复上述操作，直到达到分离目的为止。醇沉反应完成后，回收乙醇，即可得到精制液。

(四)影响因素

1. 浓缩液的浓度和温度　浓缩液的浓度和温度并非是醇沉工艺的关键性因素，但它决定最少的乙醇用量以及醇沉效果，通常将相对密度控制在 1.15～1.25(20℃测)之间。

2. 乙醇用量及乙醇浓度　醇沉液中含醇量的高低与药物有效成分的溶解有着密切的关系，通常醇沉液的含醇量在 60%～75%之间。醇沉时一般可加入 90%左右的乙醇，此时所耗乙醇体积较少，与用 95%浓度的乙醇相比，回收蒸馏要容易得多，乙醇单耗和能源消耗亦低。

3. 醇沉温度与时间　醇沉时间与罐内液温有直接的关系。醇沉温度低，沉淀物析出与沉降的速度加快，所需的静置时间短，反之则长。加醇时药液温度不能过高，主要以防止乙醇挥发损耗。一般等含醇药液慢慢降至室温时，再移至冷库中，于 5～10℃下静置 24～48 h，若含醇药液降温太快，微粒碰撞机会减少，沉淀颗粒较细，难以过滤。可见，静置时间过长是导致操作周期过长的主要原因。

4. 加醇方式　有时，为了减少乙醇耗量，降低生产成本，将水提取液浓缩至规定比重后先放置沉淀桶内沉淀 24 h，弃去沉淀物，再加入乙醇进行沉淀。

5. 搅拌速度　在醇沉工艺中，搅拌速度应有一适宜的范围。搅拌速度过快会使生成的沉淀颗粒过小，难以过滤；搅拌速度过慢，药液中局部乙醇浓度过高，造成沉析物包裹有效成分，造成有效成分的损失，同时也会造成沉淀物粘连，难以过滤分离。

(五)应用特点

(1)醇沉去除杂质,减少用药量,达到精制、便于制剂的特点,使得由原来的中药汤药制成中成药得以进行;

(2)乙醇沸点适中(约 78 ℃),可回收后反复使用,其本身还具有杀菌作用,经过乙醇处理的物料不易发霉变质;

(3)对于药效成分不甚清楚和作用机制不明确的中药复方,不失为一种简单适用的提取方法。

但是,醇沉的使用有一定限制。例如,固体制剂不宜采用,因醇沉时将多糖等除去,回收乙醇浓缩后又加数倍量的淀粉、糊精等辅料方能成型,这会使成本增加。

二、过滤分离法

(一)定义

过滤分离法,是指将固液混悬液通过多孔的介质,使固体粒子被介质截留,液体经介质孔道流出,而达到固液分离的方法。

(二)过滤原理

过滤原理有两种: 一是过筛作用,料液中大于滤器孔隙的微粒全部被截留在过滤介质的表面,如滤网过滤,薄膜过滤等。二是深层过滤,微粒被截留在滤器的深层,其微粒往往小于过滤介质空隙的平均大小,如砂滤棒、垂熔玻璃漏斗等。

另外,在过滤时还会产生下列的情况,如在过滤时产生的滤渣可在滤材表面形成“架桥现象”,可集成具有间隙的致密滤层,滤液可通过,而将大于间隙的微粒截留。实际操作中还常在料液中加助滤剂或凝聚剂等,以改善滤渣的性能,提高滤速。但同时通过架桥现象形成滤层,也利于料液滤至澄清。有的时候,为保证滤液质量,初滤液常要倒回料液中再滤,这种操作叫“回滤”。

(三)过滤介质

过滤介质是使流体通过而颗粒被截留的多孔介质,又称滤材。理想的滤材性质应稳定,能最大限度地通过滤液,阻挡固体颗粒,并耐受过滤时的压力及抗腐蚀,而对滤液中的药用成分不吸附或少吸附。生产中要根据实际生产需要选用适宜的滤材。

1. 织物类　一般称作滤布,是工业上品种最多、应用最广的一种过滤介质。滤布的选用和使用,对过滤效果有决定性的作用,选用时要根据过滤物料的 pH、固体粒径等因素选用合适的滤布材质和孔径以保证低的过滤成本和高的过滤效率。使用时,要保证滤布平整不打折,孔径畅通。中药滤取药液初滤中常用的滤布材料有纱布、麻布、绸布、帆布、尼龙绸布等。而中药提取罐出渣门处多使用金属丝织成的筛网。

2. 多孔介质　主要是由素瓷、烧结金属、玻璃、多孔性塑料制成的片、板或管的各种多孔性固体材料。包括滤纸、垂熔玻璃、微孔滤膜等。

3. 滤纸　一般可分为定性和定量 2 种,在质量检测中会经常遇到。按孔径大小可分为粗号、中号、细号滤纸;按滤速可分为快速、中速、慢速滤纸。具体应根据实际需要进行选择。滤纸为一次性使用的滤材,不能反复使用。

4. 垂熔玻璃　根据形状分为垂熔玻璃漏斗、滤球及滤棒 3 种,按孔径分为 1～6 号。由于垂熔玻璃滤器的化学性质稳定，对药物溶液不吸附，也不影响药液的 pH，主要用于注射剂的精滤或膜滤前的预滤。

5. 微孔滤膜　微孔滤膜是由高分子材料制成的多孔性薄膜过滤介质，其孔径为 0.025～14 μm，主要滤除≥50 μm 的细菌和悬浮颗粒。微孔滤膜具有比较整齐、均匀的多孔结构，在静压差的作用下，小于膜孔的粒子通过滤膜，比膜孔大的粒子则被阻拦在滤膜面上，使大小不同的组分得以分离，其作用相当于“过滤”。在中药制剂生产中可用于精滤，但易形成流道堵塞，故料液在用微孔滤膜过滤时，必须先经预滤处理。

(四)过滤方法与设备

过滤方法主要有 4 种，常压过滤、减压过滤、薄膜过滤、加压过滤。

1. 常压过滤　常用滤纸或滤布作过滤介质。

2. 减压过滤　常用布氏漏斗、垂熔玻璃滤器。垂熔玻璃滤器常用于精滤，作为注射剂、口服液、滴眼液的过滤。

3. 薄膜过滤　以薄膜为过滤介质，按所能截留的微粒最小粒径，其过滤操作可分为 3 类：①微孔过滤；②超滤；③反渗透。

4. 加压过滤　常用压滤器和板框式压滤机。

压滤器可用多根钢柱并列组合，以提高过滤速度；亦可用陶瓷质的砂滤棒替代钢柱。

板框式压滤机(图 5-8)为提取常用过滤设备，由多个滤板及滤框组成。它是一种在加压条件下的间歇操作过滤设备。此设备适用于黏性大、颗粒较小以及滤饼可压缩的各种难过滤物料的过滤，特别适用于含少量固体的混悬液，也可用于温度较高(100℃或更高均可以)的混悬液过滤。该设备目前主要用于中药口服液、糖浆剂以及中药醇沉液的过滤。

板框式压滤机优点主要为构造简单，制造方便，价格低，过滤面积大，压力可调节、过滤速度快、操作易控制并可根据需要增减滤板以调节过滤能力；其推动力大，对物料的适应能力强，对颗粒细小而液体量较大的滤浆也能适用。缺点就是不能连续操作，生产效率低，卸渣、清洗和组装需要时间、人力，劳动强度大，滤布损耗较快，滤框容积有限，不适合过滤固液体积比大的混悬液。

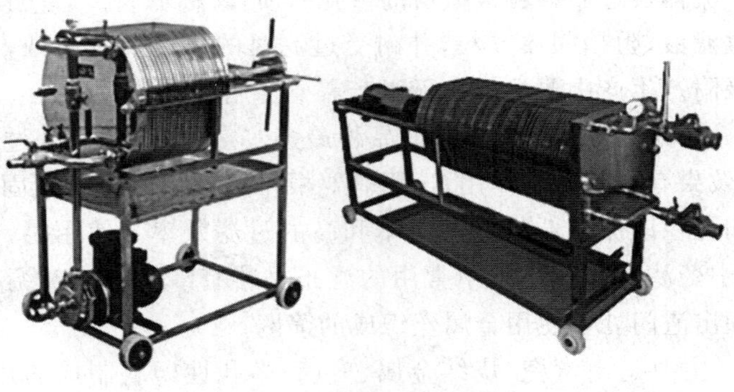

图 5-8　板框式压滤机

(五)影响因素

在药液过滤的过程中，主要考虑药液的温度、黏度、过滤时的压力、过滤器的孔隙大小以及沉淀物的状态，这些都会影响过滤的速度。一般热的溶液比冷的溶液容易过滤。溶液的黏度越大，过滤越慢。减压过滤、加压过滤比常压过滤快。过滤器的孔隙要选择适当，太大会透过沉淀；太小则易被沉淀堵塞，使过滤难以进行。沉淀若呈胶状时，必须先加热一段时间来破坏它，否则它要透过滤纸。总之，在实际生产中，要综合考虑各方面的因素来选用不同的过滤方法。

【任务实施】

一、生产前准备

序号	步骤	任务实施	操作要求
1	检查清场合格证（副本）	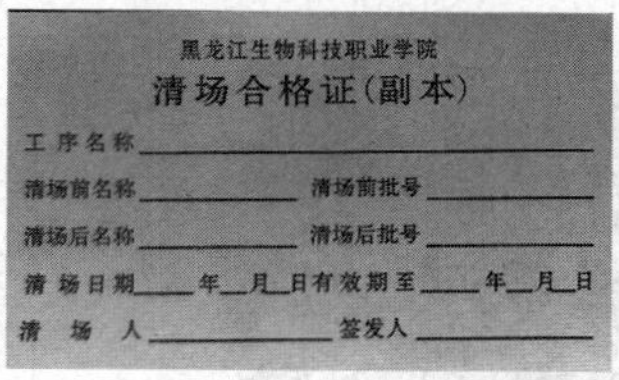 黑龙江生物科技职业学院 清场合格证（副本） 工序名称____ 清场前名称____ 清场前批号____ 清场后名称____ 清场后批号____ 清场日期____年__月__日有效期至____年__月__日 清场人____ 签发人____	检查上批清场合格证（副本），有效期是否在范围内，如合格，放入本批批生产记录中；如不合格，重新清场。
2	生产前检查	1. 检查生产现场清洁、设备清洁状态； 2. 检查是否有批生产指令、清场合格证（副本）、空白生产记录、岗位标准操作规程； 3. 检查物料包装完整，有物料标签，物料标签内容填写齐全，品名、批号、数量正确无误，与指令要求一致。	1. 环境、设备卫生符合要求。设备运转正常； 2. 各项记录文件齐全； 3. 核对物料品名、批号、规格、数量、质量与生产指令相符合。
3	开具生产许可证	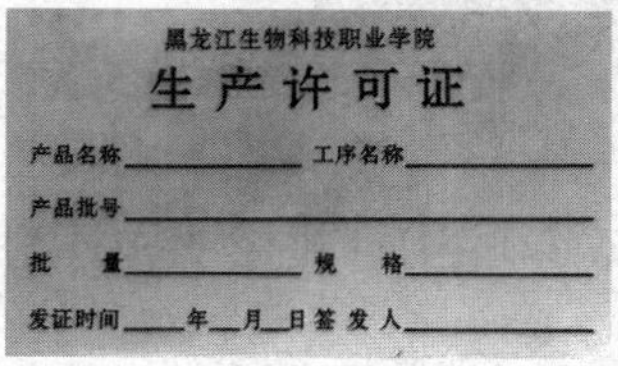 黑龙江生物科技职业学院 生产许可证 产品名称____ 工序名称____ 产品批号____ 批量____ 规格____ 发证时间____年__月__日 签发人____	根据生产指令填写生产状态标志（生产许可证），并悬挂在指定位置。

二、提取液醇沉

序号	步骤	任务实施	操作要求
1	浓缩	1. 将连翘提取液倒入不锈钢锅中； 2. 用电磁炉或电陶炉加热浓缩； 3. 用温度计测量浓缩液温度，监控浓缩液温度达到80℃； 4. 将浓缩液倒入 500 mL 的量筒内，读取体积数； 5. 用比重计测定浓缩液相对密度； 6. 计算收膏率，进行偏差分析。	1. 提取液的量不得超过容积的2/3； 2. 蒸发过程中必须用玻璃棒不断搅拌，以防止局部温度过高而使液体飞溅； 3. 将比重计垂直放入量筒，比重计不晃动时观察水平液面的刻度值即为测量结果； 4. 比重与温度有关，浓缩液温度一定要符合工艺要求； 5. 操作要双人复核； 6. 及时准确填写批生产记录，并做到字迹清晰、数据完整，不得任意涂改和撕毁。

续表

序号	步骤	任务实施	操作要求
2	醇沉	1. 用酒精计测量醇沉所用乙醇的浓度； 2. 根据连翘浓缩液总量数计算加入乙醇量，使醇沉液浓度达到75％； 3. 缓缓加入乙醇，边加边用玻璃棒搅拌； 4. 密封，静置2 h； 5. 用300目滤网滤取上清液； 6. 用500 mL量筒量取上清液。	1. $C_{浓}=(V_{需}\times C_{需})/V_{浓}$； 2. 将酒精计垂直放入量筒，酒精计不晃动时观察水平液面的刻度值即为测量结果； 3. 醇沉时间要符合要求； 4. 操作时要双人复核； 5. 及时准确填写批生产记录，并做到字迹清晰、数据完整，不得任意涂改和撕毁。
3	乙醇回收及浓缩	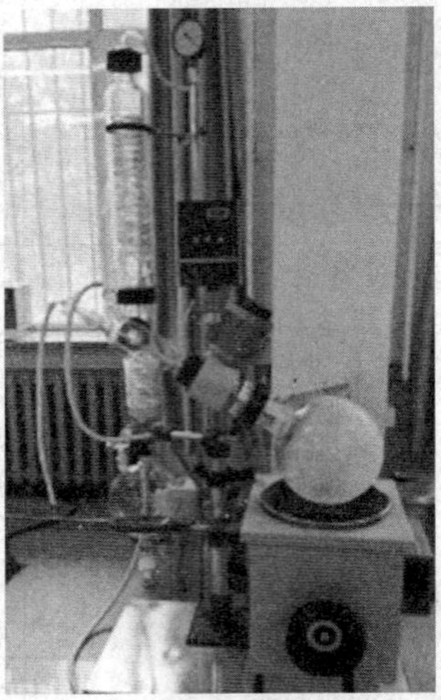 1. 当系统开始达到负压时，打开加料阀，加入提取液； 2. 摇动升降摇柄调整水浴锅高度，使水浴液面与蒸馏瓶液面相平； 3. 打开旋转马达，设定转速10～13 r/min； 4. 打开冷凝水； 5. 打开水浴锅加热并设定加热温度80℃； 6. 浓缩至相对密度为1.15～1.20(80℃测)； 7. 关闭旋转蒸发仪，按相反顺序进行，先关加热开关，再让蒸馏瓶停转，并离开水浴锅，开放空阀门，停真空泵，关蒸发仪电源，关冷凝水，放冷即可； 8. 打开放料阀，收集乙醇液； 9. 取下旋转瓶，倒出浓缩液。	1. 记录回收时间； 2. 记录加热温度和真空度； 3. 及时准确填写批生产记录，并做到字迹清晰、数据完整，不得任意涂改和撕毁。
4	产品数据分析	1. 将浓缩液倒入500 mL的量筒内，读取体积数； 2. 将回收乙醇倒入500 mL的量筒内，读取体积数； 3. 用酒精计测定回收乙醇。	1. 将酒精计垂直放入量筒，酒精计不晃动时观察水平液面的刻度值即为测量结果； 2. 计算要准确； 3. 及时准确填写批生产记录，并做到字迹清晰、数据完整，不得任意涂改和撕毁。

三、清场

序号	步骤	任务实施	操作要求
1	清洁生产现场	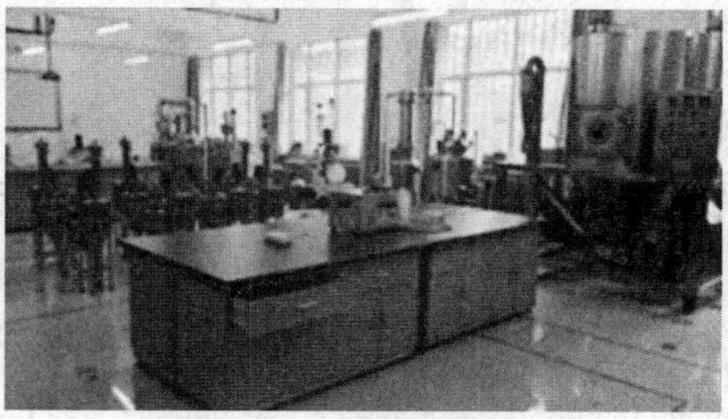 1. 清洁操作台，天平，设备，地面至干净； 2. 彻底清除产品遗留物料。	1. 无上批产品相关文件和物料； 2. 目视无污迹，表面光洁； 3. 生产所用工器具应清洁干净； 4. 地面、灯具、门窗、内墙应清洁干净。
2	填写记录	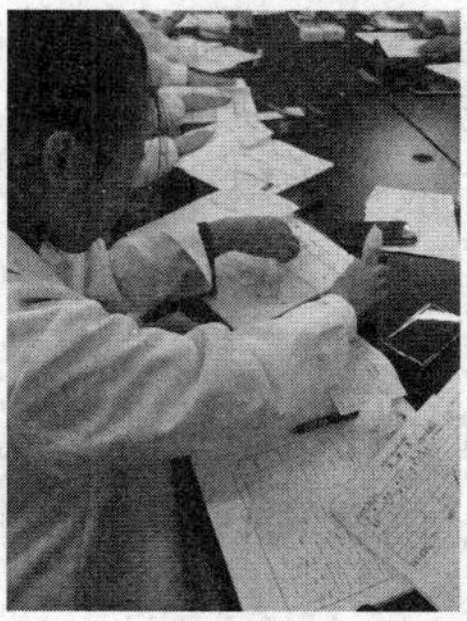 1. 填写清场记录，由 QA 检查合格，发给清场合格证； 2. 清场合格证(正本)纳入批生产记录中，及时更换状态标识。	1. 要符合清场要求； 2. 及时准确填写批生产记录。

任务3　连翘提取液的喷雾干燥

【职业能力】

1. 能按规程进行生产前检查，并确认检查结果；
2. 能正确填写生产过程凭证；
3. 能根据生产过程正确填写批生产记录；
4. 能读懂工艺规程及标准操作规程；
5. 能清楚生产后清场要求；
6. 能按规程对中药提取液进行喷雾干燥。

【任务描述】

连翘浓缩液进行喷雾干燥。干燥结束后，取出干膏，称重(双人复核)，装于洁净塑料袋内，密封。

【任务准备】

1. 任务场地：一体化实训室
2. 建议学时：4 学时
3. 物料要求：连翘浓缩液
4. 仪器设备要求：喷雾干燥机、蠕动泵、空气压缩机、电子天平、自封袋、不锈钢桶、乳胶管
5. 文件要求：工艺规程、批生产记录、生产凭证

【知识准备】

一、喷雾干燥定义

喷雾干燥是利用雾化器将一定浓度的液态物料（可以是溶液、乳浊液、悬浮液或膏糊状物料），喷射成雾状液滴，通过一定流速的热气流，使之迅速干燥，加工成粉状、颗粒状物料的一种干燥方法。喷雾干燥是流化技术用于液态物料干燥的一种较好的方法。

二、喷雾干燥原理

喷雾干燥是使液体物料以流体形式通过喷嘴喷成直径为 10～60 μm 的细小雾滴，使干燥总面积大大增加，当与热气流相遇时进行热交换，水分迅速蒸发，物料被干燥成粉末状或颗粒状。

三、喷雾干燥特点

喷雾干燥与传统的干燥方法相比，有如下优点：

（1）干燥速度快，时间短，料液经雾化后表面积大大增加，在热风气流中，瞬间就可蒸发95%～98%的水分，完成干燥时间只需 5～15 s，具有瞬时干燥特点。特别适合于热敏性物料的干燥。

（2）喷雾干燥是在密闭的干燥塔内进行，避免了干燥产品粉尘的大量飞扬。

（3）喷雾干燥所得产品分散性、流动性、溶解性良好，产品粒径、松散度，水分在一定范围内可调，能极大地保留原料成分。

（4）喷雾干燥生产过程简单，操作控制方便，适宜连续控制生产，含湿量 40%～90%的液体，不经浓缩，一次干燥成粉，大部分产品干燥后不需要再粉碎和过筛，减少了生产工序，简化了生产工艺。

当然，喷雾干燥技术也有一些不易克服的缺点：

（1）干燥介质用量大，传热系数低导致热效率低、动力消耗大。

（2）设备较复杂，干燥器的体积大、占地面积大，主要是为了避免液滴喷到干燥器壁上产生物料粘壁现象，一般干燥室直径较大（可达数米），同时为保证物料在干燥器内的停留时间，干燥室一般也较高（可达 4 ～10 m）。

四、喷雾干燥设备

喷雾干燥设备一般称为喷雾干燥器（图 5-9）或喷雾干燥系统，主要由空气过滤器、加热器、

雾化器(也称作喷枪或喷嘴)、干燥塔(也叫喷雾干燥室)、旋风分离器、细粉回收装置等组成。

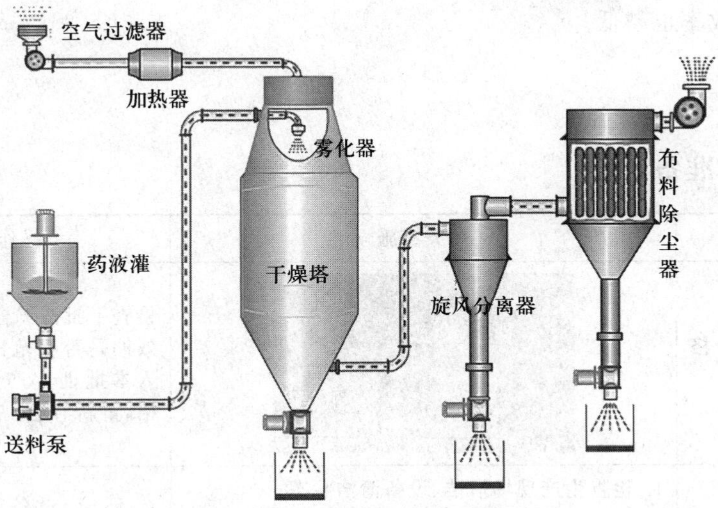

图 5-9　喷雾干燥器

1. 空气过滤器、加热器　喷雾干燥所用的空气必须要经过处理,否则会影响干燥产品的质量,所以使用空气过滤器将所用空气过滤进行净化处理,同时对空气进行加热。

2. 雾化器　主要将液态物料喷射成雾状,是喷雾干燥器的关键部位,目前主要有3种形式:压力式雾化器、气流式雾化器和离心式雾化器。我国较普遍应用的是压力式雾化器;中药浸膏的喷雾干燥常采用气流式雾化器和离心式雾化器。

3. 干燥塔　一般为立式,塔体内外壁一般用厚度为 2～3 mm 的不锈钢焊成,塔体夹层用保温材料保温,塔径 6～10 m, 高度为 20～30 m,塔底多为圆锥形,塔体上设有灯孔、视孔、人孔、振荡器、排风管等。

4. 旋风分离器、细粉回收装置　是利用离心力分离气流中固体颗粒或液滴的设备。含物料的气体以较高的速度沿切线方向进入,在外筒与排气管件之间形成旋转向下的外旋流,到达锥底后,以相同的旋转方向折转向上,形成内旋流,到上部后通过中心伸进来的圆筒形排气管排出,颗粒在旋转的气体中运动,受到离心力作用向器壁方向抛出,沿内壁下落到排出口排出。

五、影响因素

1. 热风进口温度、热风出口温度　在喷雾干燥生产中,热风进口温度可以控制出口温度和干燥塔的温度,同时热风出口温度也决定了干燥塔的温度,出口温度越高,表明干燥时间越短,可以防止微粒在固化前碰撞聚合。

2. 干燥塔高度　干燥塔的高度可以决定物料在干燥塔中停留的时间,高度越高,停留时间越长。

3. 进料速率、进料浓度　进料速率和进料浓度是工艺中重要的参数。进料速率越大,喷干效率越高,雾化后液滴越大,干燥后的颗粒粒径也越大,干颗粒表面的裂缝和凹陷越多。进料速率越大,需要的干燥温度越高,干燥时间越长。同理,进料浓度越大,喷干效率越高,雾化后液滴越大,干燥后的颗粒粒径也越大,干颗粒表面的裂缝和凹陷越多。需要的干燥温度越高，干燥时间越长，粘壁的物料越多。

4. 喷雾压力　喷雾压力对喷干效率和雾化液滴大小也有影响，喷雾压力越大，雾化后液滴越小，喷干效率也越低。

【任务实施】

一、生产前准备

序号	步骤	任务实施	操作要求
1	检查清场合格证（副本）	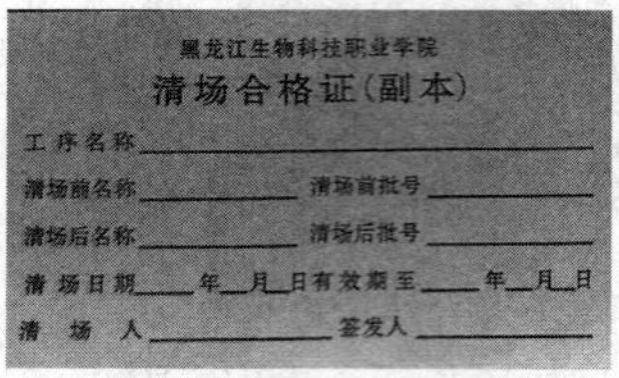 黑龙江生物科技职业学院 清场合格证（副本） 工序名称____ 清场前名称____ 清场前批号____ 清场后名称____ 清场后批号____ 清场日期____年__月__日有效期至____年__月__日 清场人____ 签发人____	检查上批清场合格证（副本），有效期是否在范围内，如合格，放入本批批生产记录中；如不合格，重新清场。
2	生产前检查	1. 检查生产现场清洁、设备清洁状态； 2. 检查是否有批生产指令、清场合格证（副本）、空白生产记录、岗位标准操作规程； 3. 检查物料包装完整，有物料标签，物料标签内容填写齐全，品名、批号、数量正确无误，与指令要求一致。	1. 环境、设备卫生符合要求。设备运转正常； 2. 各项记录文件齐全； 3. 核对物料品名、批号、规格、数量、质量与生产指令相符合。
3	开具生产许可证	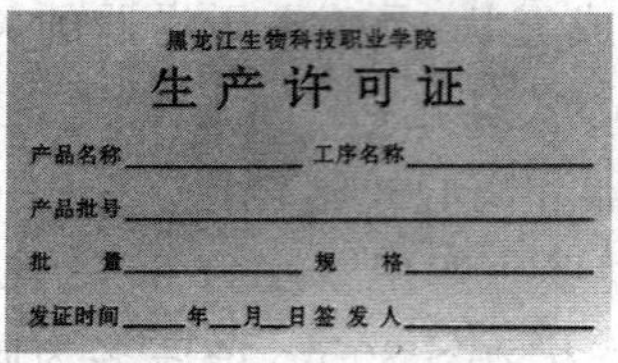 黑龙江生物科技职业学院 生产许可证 产品名称____ 工序名称____ 产品批号____ 批量____ 规格____ 发证时间____年__月__日签发人____	根据生产指令填写生产状态标志（生产许可证），并悬挂在指定位置。

二、连翘浓缩液的干燥

序号	步骤	任务实施	操作要求
1	喷雾干燥	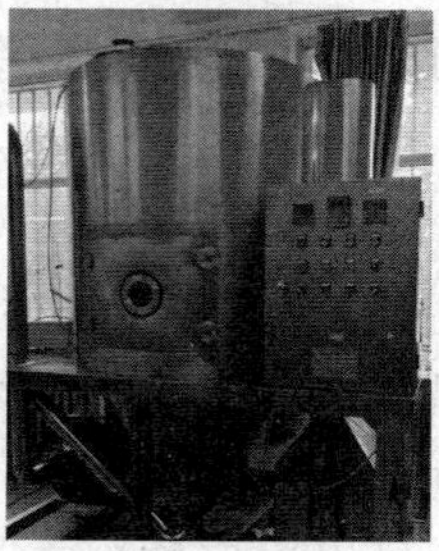 1. 开启喷雾干燥机的进风电机和出风电机，调节进风量和出风量； 2. 打开喷雾干燥机的加热开关开始对罐体进行预热，设定进风温度 120℃，出风温度 85℃； 3. 将连翘浓缩液倒入不锈钢桶中，连接蠕动泵及雾化器； 4. 当进风温度在 110～130℃，出风温度在 85～90℃时，开启空气压缩机、蠕动泵，并调整转速开始喷雾干燥。	1. 进风温度，出风温度要符合要求； 2. 转速要符合要求； 3. 及时准确填写批生产记录，并做到字迹清晰、数据完整，不得任意涂改和撕毁。

续表

序号	步骤	任务实施	操作要求
2	收率计算	1. 将干燥好的提取物从旋风分离器中取出，装入自封袋； 2. 用电子天平称量干燥粉量； 3. 填写物料卡； 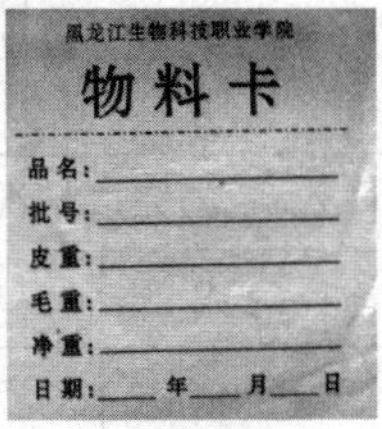 黑龙江生物科技职业学院 物料卡 品名： 批号： 皮重： 毛重： 净重： 日期：　年　月　日 4. 计算收率； 5. 填写中间产品请验单。 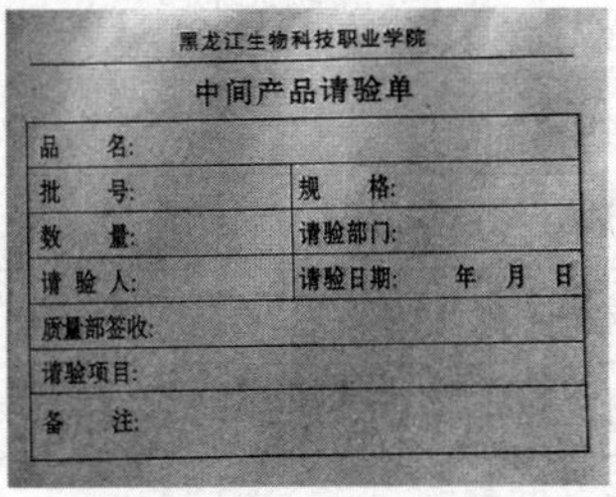 黑龙江生物科技职业学院 中间产品请验单 品　名： 批　号：　规　格： 数　量：　请验部门： 请验人：　请验日期：　年　月　日 质量部签收： 请验项目： 备　注：	1. 检查天平校验合格证； 2. 计算要准确； 3. 及时准确填写批生产记录，并做到字迹清晰、数据完整，不得任意涂改和撕毁。

三、清场

序号	步骤	任务实施	操作要求
1	清洁生产现场	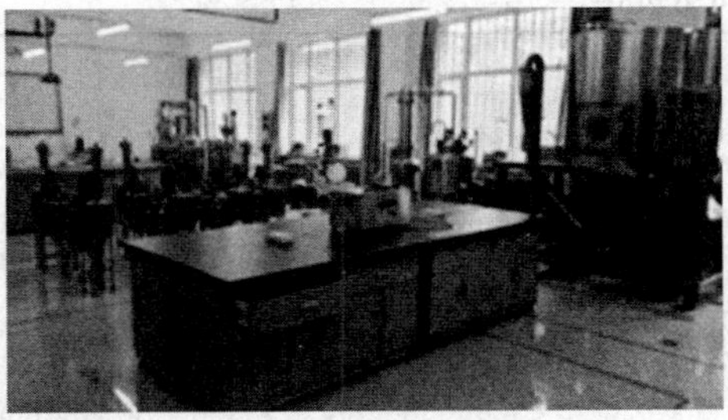 1. 清洁操作台，天平，设备，地面至干净； 2. 彻底清除产品遗留物料。	1. 无上批产品相关文件和物料； 2. 目视无污迹，表面光洁； 3. 生产所用工器具应清洁干净； 4. 地面、灯具、门窗、内墙应清洁干净。
2	填写记录	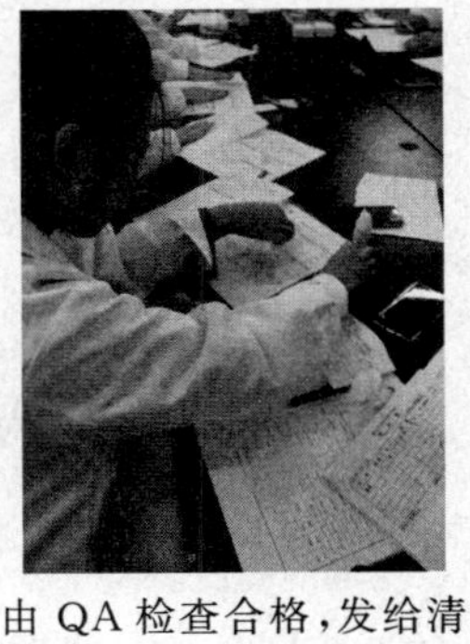 1. 填写清场记录，由 QA 检查合格，发给清场合格证； 2. 清场合格证(正本)纳入批生产记录中，及时更换状态标识。	1. 要符合清场要求； 2. 及时准确填写批生产记录。

【任务考核】

项目五　连翘中连翘苷及连翘脂苷的提取分离考核表

<table>
<tr><td rowspan="3">基本信息</td><td>姓　名</td><td colspan="3"></td><td>班　级</td><td></td></tr>
<tr><td>学　号</td><td colspan="3"></td><td>组　别</td><td></td></tr>
<tr><td>考核日期</td><td colspan="3">年　月　日</td><td>总评成绩</td><td></td></tr>
<tr><td rowspan="13">考核内容</td><td rowspan="2">序号</td><td rowspan="2">步骤</td><td colspan="2">完成情况</td><td rowspan="2">标准分</td><td rowspan="2">评分</td></tr>
<tr><td>完成</td><td>未完成</td></tr>
<tr><td>1</td><td>任务 1 操作</td><td></td><td></td><td>15</td><td></td></tr>
<tr><td>2</td><td>任务 1 产品展示</td><td></td><td></td><td>5</td><td></td></tr>
<tr><td>3</td><td>任务 1 清场检查</td><td></td><td></td><td>5</td><td></td></tr>
<tr><td>4</td><td>任务 2 操作</td><td></td><td></td><td>10</td><td></td></tr>
<tr><td>5</td><td>任务 2 产品展示</td><td></td><td></td><td>5</td><td></td></tr>
<tr><td>6</td><td>任务 2 清场检查</td><td></td><td></td><td>5</td><td></td></tr>
<tr><td>7</td><td>任务 3 操作</td><td></td><td></td><td>10</td><td></td></tr>
<tr><td>8</td><td>成品展示</td><td></td><td></td><td>10</td><td></td></tr>
<tr><td>9</td><td>任务 3 清场检查</td><td></td><td></td><td>5</td><td></td></tr>
<tr><td>10</td><td>批记录、凭证填写</td><td></td><td></td><td>20</td><td></td></tr>
<tr><td>11</td><td>团队协作</td><td></td><td></td><td>10</td><td></td></tr>
</table>

项目五附件 1　连翘提取批生产指令

批　生　产　指　令

<table>
<tr><td>产品名称</td><td colspan="2">连翘提取物</td><td colspan="2">规　　格</td><td colspan="3">—</td></tr>
<tr><td>产品批号</td><td colspan="2"></td><td colspan="2">计划产量</td><td colspan="3">10 g</td></tr>
<tr><td>生产车间</td><td colspan="2">提取车间</td><td colspan="2">生产日期</td><td colspan="3">年　　月　　日</td></tr>
<tr><td rowspan="3">指令签发</td><td colspan="2">起草人</td><td colspan="2">（生产部工艺员签字）</td><td>拟定日期</td><td colspan="2">××××年××月××日</td></tr>
<tr><td colspan="2">生产部核准人</td><td colspan="2">（生产部长签字）</td><td>核准日期</td><td colspan="2">××××年××月××日</td></tr>
<tr><td colspan="2">质量部核准人</td><td colspan="2">（质量部长签字）</td><td>核准日期</td><td colspan="2">××××年××月××日</td></tr>
<tr><td rowspan="2">指令接收</td><td colspan="2">接收人</td><td colspan="2">（车间工艺员签字）</td><td>接收日期</td><td colspan="2">××××年××月××日</td></tr>
<tr><td colspan="2">现场 QA</td><td colspan="2">（质量部质检员签字）</td><td>接收日期</td><td colspan="2">××××年××月××日</td></tr>
<tr><td rowspan="3">原辅料</td><td>名称</td><td>生产厂家</td><td>包装规格</td><td>厂家批号</td><td>理论用量</td><td>消耗定额</td><td>实际用量</td></tr>
<tr><td>连翘</td><td></td><td></td><td></td><td>100 g</td><td>—</td><td>100 g</td></tr>
<tr><td>—</td><td>—</td><td>—</td><td>—</td><td>—</td><td>—</td><td>—</td></tr>
<tr><td colspan="8">说明:仓库依据合格报告单发放物料。</td></tr>
</table>

生产状态标识粘贴页

领料单粘贴处：
清场合格证(副本)粘贴处：

项目五附件 2 连翘提取批生产记录

提取岗位批生产记录

产品名称		产品批号	
产品批量		生产日期	年 月 日
生产前检查			
检查项目	检查内容	检查结果	责任人签字
1. 现场状态	生产现场清洁、设备清洁状态完好，正确填写生产状态牌。	□符合 □不符合	检查人： 复核人： 现场 QA：
2. 文件	有生产指令、工艺卡、清场合格证（副本）、空白生产记录、岗位标准操作规程。	□符合 □不符合	
3. 物料	包装完整，有物料卡，物料卡内容填写齐全，品名、批号、数量正确无误，与指令要求一致。	□符合 □不符合	
4. 确认输料管道及阀门	管道走向，阀门开关是否正确无误。	□符合 □不符合	

提取生产操作			
投料量	物料名称：	物料编码/批号：	物料数量： g

煎煮提取次数	第一次	第二次
加水时间	时 分至 时 分	时 分至 时 分
加 水 量	mL	mL
浸润时间	时 分至 时 分	—
升温时间	时 分至 时 分	时 分至 时 分
煎煮时间	时 分至 时 分	时 分至 时 分
滤 液 量	mL	mL
操作人：	复核人：	现场 QA：

清 场		
清洁步骤	清洁要求	是否达到要求
执行《厂房设施清洁操作规程》《生产过程管理规程》《生产工具及容器具管理规程》《地漏清洁标准操作规程》《生产区清洁工具清洁与存放管理规程》《生产区、仓储区废弃物处理标准操作规程》《提取系统清洁标准操作规程》《出渣车清洁标准操作规程》。	无上批产品相关文件和物料。目视无污迹，表面光洁。生产所用工器具应清洁干净。地面、灯具、门窗、内墙应清洁干净。	是□ 否□
操作人：	复核人：	现场 QA：

备注	

生产状态标识粘贴页

生产许可证粘贴处：

清场合格证（正本）粘贴处：

清场合格证（副本）粘贴处：

浓缩岗位批生产记录

<table>
<tr><td>产品名称</td><td colspan="3"></td><td colspan="2">产品批号</td><td colspan="2"></td></tr>
<tr><td>产品批量</td><td colspan="3"></td><td colspan="2">生产日期</td><td colspan="2">年 月 日</td></tr>
<tr><td colspan="8">生产前检查</td></tr>
<tr><td>检查项目</td><td colspan="3">检查内容</td><td colspan="2">检查结果</td><td colspan="2">责任人签字</td></tr>
<tr><td>1. 现场状态</td><td colspan="3">生产现场清洁、设备清洁状态完好，正确填写生产状态牌。</td><td colspan="2">□符合 □不符合</td><td colspan="2" rowspan="4">检查人：

复核人：

现场 QA：</td></tr>
<tr><td>2. 文件</td><td colspan="3">有生产指令、工艺卡、清场合格证(副本)、空白生产记录、岗位标准操作规程。</td><td colspan="2">□符合 □不符合</td></tr>
<tr><td>3. 物料</td><td colspan="3">包装完整，有物料卡，物料卡内容填写齐全，品名、批号、数量正确无误，与指令要求一致。</td><td colspan="2">□符合 □不符合</td></tr>
<tr><td>4. 确认输料管道及阀门</td><td colspan="3">管道走向，阀门开关是否正确无误。</td><td colspan="2">□符合 □不符合</td></tr>
<tr><td colspan="8">浓缩生产操作</td></tr>
<tr><td>提取液总量</td><td colspan="7">mL</td></tr>
<tr><td>浓缩起止时间</td><td colspan="7">时 分至 时 分</td></tr>
<tr><td rowspan="2">浓缩参数</td><td colspan="2">蒸汽压力
0.13～0.15 MPa</td><td colspan="2">真空度
−0.05～−0.09 MPa</td><td colspan="3">温度
50～100℃</td></tr>
<tr><td colspan="2">MPa</td><td colspan="2">MPa</td><td colspan="3">℃</td></tr>
<tr><td>出液起止时间</td><td colspan="7">时 分至 时 分</td></tr>
<tr><td rowspan="2">浓缩浸膏数据</td><td>浸膏密度
g/cm³</td><td>浸膏体积
mL</td><td colspan="5">收膏率：浸膏体积×浸膏密度÷提取原料投料量×100%</td></tr>
<tr><td></td><td></td><td colspan="5">%(保留一位小数)</td></tr>
<tr><td colspan="2">偏差： 有□ 无□</td><td colspan="6">偏差说明：</td></tr>
<tr><td colspan="8">操作人： 复核人： 现场 QA：</td></tr>
<tr><td colspan="8">清 场</td></tr>
<tr><td colspan="4">清洁步骤</td><td colspan="3">清洁要求</td><td>是否达到要求</td></tr>
<tr><td colspan="4">执行《厂房设施清洁操作规程》《生产过程管理规程》《生产工具及容器具管理规程》《地漏清洁标准操作规程》《生产区清洁工具清洁与存放管理规程》《生产区、仓储区废弃物处理标准操作规程》《浓缩系统清洁标准操作规程》。</td><td colspan="3">无上批产品相关文件和物料。目视无污迹，表面光洁。生产所用工器具应清洁干净。地面、灯具、门窗、内墙应清洁干净。</td><td>是□
否□</td></tr>
<tr><td colspan="8">操作人： 复核人： 现场 QA：</td></tr>
<tr><td>备 注</td><td colspan="7"></td></tr>
</table>

生产状态标识粘贴页

生产许可证粘贴处：   清场合格证（正本）粘贴处：   清场合格证（副本）粘贴处：

醇沉岗位批生产记录

<table>
<tr><td>产品名称</td><td colspan="3"></td><td colspan="2">产品批号</td><td colspan="2"></td></tr>
<tr><td>产品批量</td><td colspan="3"></td><td colspan="2">生产日期</td><td colspan="2">年　月　日</td></tr>
<tr><td colspan="8">生产前检查</td></tr>
<tr><td>检查项目</td><td colspan="3">检查内容</td><td colspan="2">检查结果</td><td colspan="2">责任人签字</td></tr>
<tr><td>1. 现场状态</td><td colspan="3">生产现场清洁、设备清洁状态完好，正确填写生产状态牌。</td><td colspan="2">□符合　□不符合</td><td colspan="2" rowspan="4">检查人：
复核人：
现场 QA：</td></tr>
<tr><td>2. 文件</td><td colspan="3">有生产指令、工艺卡、清场合格证(副本)、空白生产记录、岗位标准操作规程。</td><td colspan="2">□符合　□不符合</td></tr>
<tr><td>3. 物料</td><td colspan="3">包装完整，有物料卡，物料卡内容填写齐全，品名、批号、数量正确无误，与指令要求一致。</td><td colspan="2">□符合　□不符合</td></tr>
<tr><td>4. 确认输料管道及阀门</td><td colspan="3">管道走向，阀门开关是否正确无误。</td><td colspan="2">□符合　□不符合</td></tr>
<tr><td colspan="8">醇沉生产操作</td></tr>
<tr><td colspan="2">浓缩液总量</td><td colspan="2">加入乙醇量</td><td colspan="2">加入乙醇浓度</td><td colspan="2">醇沉液浓度</td></tr>
<tr><td colspan="2">mL</td><td colspan="2">mL</td><td colspan="2">%</td><td colspan="2">%</td></tr>
<tr><td>醇沉起止时间</td><td colspan="7">时　分至　时　分</td></tr>
<tr><td>上清液</td><td colspan="7">mL</td></tr>
<tr><td colspan="8">乙醇回收生产操作</td></tr>
<tr><td rowspan="2">回收运行参数</td><td colspan="3">浓缩温度</td><td colspan="4">真空度</td></tr>
<tr><td colspan="3">℃</td><td colspan="4">MPa</td></tr>
<tr><td>回收起止时间</td><td colspan="7">时　分至　时　分</td></tr>
<tr><td rowspan="2">回收乙醇数据</td><td colspan="2">乙醇回收量</td><td colspan="2">乙醇回收浓度</td><td>回收乙醇批号</td><td colspan="2">浓缩后清膏体积</td></tr>
<tr><td colspan="2">mL</td><td colspan="2">%</td><td></td><td colspan="2">mL</td></tr>
<tr><td colspan="8">操作人：　复核人：　现场 QA：</td></tr>
<tr><td colspan="8">清　场</td></tr>
<tr><td colspan="5">清洁步骤</td><td colspan="2">清洁要求</td><td>是否达到要求</td></tr>
<tr><td colspan="5">执行《厂房设施清洁操作规程》《生产过程管理规程》《生产工具及容器具管理规程》《地漏清洁标准操作规程》《生产区清洁工具清洁与存放管理规程》《生产区、仓储区废弃物处理标准操作规程》《浓缩系统清洁标准操作规程》。</td><td colspan="2">无上批产品相关文件和物料。目视无污迹，表面光洁。生产所用工器具应清洁干净。地面、灯具、门窗、内墙应清洁干净。</td><td>是□
否□</td></tr>
<tr><td colspan="8">操作人：　复核人：　现场 QA：</td></tr>
<tr><td>备　注</td><td colspan="7"></td></tr>
</table>

生产状态标识粘贴页

生产许可证粘贴处：

清场合格证（正本）粘贴处：

清场合格证（副本）粘贴处：

干燥岗位批生产记录

<table>
<tr><td>产品名称</td><td colspan="2"></td><td>产品批号</td><td colspan="2"></td></tr>
<tr><td>产品批量</td><td colspan="2"></td><td>生产日期</td><td colspan="2">年　月　日</td></tr>
<tr><td colspan="6">生产前检查</td></tr>
<tr><td>检查项目</td><td colspan="2">检查内容</td><td>检查结果</td><td colspan="2">责任人签字</td></tr>
<tr><td>1. 现场状态</td><td colspan="2">生产现场清洁、设备清洁状态完好，正确填写生产状态牌。</td><td>□符合　□不符合</td><td colspan="2" rowspan="4">检查人：

复核人：

现场 QA：</td></tr>
<tr><td>2. 文件</td><td colspan="2">有生产指令、工艺卡、清场合格证（副本）、空白生产记录、岗位标准操作规程。</td><td>□符合　□不符合</td></tr>
<tr><td>3. 物料</td><td colspan="2">包装完整，有物料卡，物料卡内容填写齐全，品名、批号、数量正确无误，与指令要求一致。</td><td>□符合　□不符合</td></tr>
<tr><td>4. 确认输料管道及阀门</td><td colspan="2">管道走向，阀门开关是否正确无误。</td><td>□符合　□不符合</td></tr>
<tr><td colspan="6">干燥生产操作</td></tr>
<tr><td>浸膏体积</td><td colspan="5">mL</td></tr>
<tr><td>预热起止时间</td><td colspan="5">时　分至　时　分</td></tr>
<tr><td>干燥起止时间</td><td colspan="5">时　分至　时　分</td></tr>
<tr><td rowspan="2">干燥设备名称</td><td colspan="2">电热鼓风干燥箱□</td><td colspan="2">真空干燥箱□</td><td>高速离心喷雾干燥机□</td></tr>
<tr><td colspan="2">HB-841-2□　GZX-9067-MBE□</td><td colspan="2">GETS-2AZ-1□</td><td>LPG-5□</td></tr>
<tr><td>干燥参数</td><td colspan="2">干燥温度：　℃</td><td colspan="2">干燥温度：　℃
真空度：　MPa</td><td>进风温度 1：　℃
进风温度 2：　℃
转速：</td></tr>
<tr><td rowspan="2">收率</td><td>投料量 g</td><td>浸膏粉量 g</td><td colspan="3">收率：浸膏粉量÷提取投料量×100%</td></tr>
<tr><td></td><td></td><td colspan="3">%（保留一位小数）</td></tr>
<tr><td colspan="2">偏差：　有□　无□</td><td colspan="4">偏差说明：</td></tr>
<tr><td colspan="2">操作人：</td><td colspan="2">复核人：</td><td colspan="2">现场 QA：</td></tr>
<tr><td colspan="6">清　场</td></tr>
<tr><td colspan="3">清洁步骤</td><td colspan="2">清洁要求</td><td>是否达到要求</td></tr>
<tr><td colspan="3">执行《厂房设施清洁操作规程》《生产过程管理规程》《生产工具及容器具管理规程》《地漏清洁标准操作规程》《生产区清洁工具清洁与存放管理规程》《生产区、仓储区废弃物处理标准操作规程》《干燥系统清洁标准操作规程》。</td><td colspan="2">无上批产品相关文件和物料。目视无污迹，表面光洁。生产所用工器具应清洁干净。地面、灯具、门窗、内墙应清洁干净。</td><td>是□
否□</td></tr>
<tr><td colspan="2">操作人：</td><td colspan="2">复核人：</td><td colspan="2">现场 QA：</td></tr>
<tr><td>备　注</td><td colspan="5"></td></tr>
</table>

生产状态标识粘贴页

生产许可证粘贴处：   清场合格证(正本)粘贴处：   中间产品请验单粘贴处：

项目五附件 3 标准操作规程

中药提取岗位标准操作规程

目的：建立中药提取岗位操作的文件，规范中药提取岗位的操作。

范围：适用于中药提取岗位。

职责：中药提取岗位操作工、QA、工艺员、车间主任对操作规程的实施负责。

内容：

1. 工前准备

(1)检查提取罐是否已清洗，有无上一品种或上一批次的清场合格证，并检查岗位上有无与本批生产无关的物品。

(2)核对本批生产文件，从饮片库领取本批中药材及辅料，置备料区，并核对品名、规格、批号、编号、重量。

(3)检查多功能提取罐及各阀门、仪表是否正常。

(4)挂上生产状态标志牌。

2. 操作

(1)关闭多功能提取罐底盖，检查是否锁紧。

(2)按生产指令，根据该品种生产工艺规程要求，将提取的药材按处方量投入多功能提取罐内，按工艺规程要求的加水量、提取次数、提取时间、温度或蒸汽压力进行操作。可将冷凝水储罐中冷凝水打入提取罐用于煮提。

(3)根据生产工艺规程要求，如果是醇提，则从乙醇配制罐用泵将规定浓度和数量的乙醇打入多功能提取罐。醇提应控制较低的温度，工艺参数见具体品种工艺规程。

(4)按《多功能提取罐标准操作规程》，开启疏水阀和进汽阀，调节好蒸汽压力和各控制阀门，进行提取操作。

(5) 如果工艺规程要求提取过程中应上下搅动，则开启提取罐轴搅动开关，搅动次数和时间见工艺规程。

(6)如果工艺规程要求提取挥发油，则在提取罐内加热至 60～70℃时，开启挥发油收集管路的阀门和冷却水上下水阀门，至工艺规程要求的提取挥发油时间，用另外洁净容器盛装挥发油，标签上写明挥发油名称、数量、批号、操作人及时间等。

(7)关闭提取液储罐底阀，打开提取液储罐进料阀和排空阀。将提取液过滤。开启提取罐放料阀和提取液泵或真空泵，将提取液转入储罐，并在储罐上贴签，注明品名、规格、批号、批量、体积、日期，静置规定时间后移至浓缩岗位。

(8)开启空气压缩机至 0.8 MPa 压力。将出渣车推至多功能提取罐罐底，对准出渣口，人员离开出渣区后，按下按钮，开启出渣底盖，中药药渣装入出渣车中，将出渣车开至卸渣地点卸渣。

3. 清场

(1)提取结束后，换上“待清场”状态标志牌。

(2)清除岗位废弃物和废药渣,清洗出渣区。

(3)清洁多功能提取罐。

(4)清洁门窗、玻璃、墙面、操作台面、地面。

(5)工序组长检查并换上“已清场”状态标志牌。

(6)QA 检查合格后发放清场合格证。

4. 重点操作的复核、复查

(1)复核采用两人复核制:一人操作、一人复核。

(2)复核批文件及饮片的品名、规格、批号、批量、数量。

(3)复核提取的工艺技术参数,如浸润时间、加水量、提取次数、煎煮时间、温度或蒸汽压力。

5. 劳动保护及安全

(1)严格按《多功能提取罐标准操作规程》操作,严禁违章作业。

(2)严格控制蒸汽压力,防止蒸汽压力太大,设备损坏而发生安全事故。

(3)提取时应查看冷却循环水的压力及提取罐内压,以免因无法冷却使罐压升高。

(4)下盖与上盖的联锁开关应严格按规定开启或关闭,以免误操作而跑料。

(5)控制好沸腾速度及冷却水,以防剧烈沸腾或冷却困难而跑料。

(6)注意防止蒸汽、热水烫伤。

(7)使用醇提时,应控制乙醇打料速度,宜慢,防止产生静电火花,要注意排风及严禁烟火、撞击。如产生静电火花,不要惊慌,应迅速冲水熄灭,或用棉被压紧隔绝空气。

(8)上、下操作台时,应注意抓好扶手,以防滑倒、撞伤。

(9)清洁时,应注意保护电气,防止进水,漏电。

(10)提取过程中,不能擅自离岗。

6. 记录填写与岗位文件保管

(1)填写记录,工序组长负责复核、检查。

(2)岗位文件由组长保管,不得丢失、缺少、损坏、弄脏。

7. 设备操作、清洁及保养

(1)设备操作、清洁及维护保养按相应设备的标准操作规程、清洁操作规程、维护保养操作规程进行操作,禁止任意更改操作程序。

(2)设备、电气出现故障,应及时停机,尽快联系维修人员,并报告车间主任。

8. 异常情况处理

(1)提取过程中,如发现视镜满料,则应关闭蒸汽阀门,待视镜内无料后,再打开蒸汽阀门,控制阀门大小保持温度适中。

(2)设备出现满容、冷凝器堵塞、提取罐内压力升高,请维修人员修理正常后方可使用。

(3)出现异常情况,按《生产异常情况及偏差处理规程》进行处理。

9. 岗位卫生

(1)人员卫生

1)人员进入岗位,按《人员进入一般生产区标准操作规程》执行。

2)人员卫生符合《人员卫生管理规程》。

(2)设备清洁:按设备清洁操作规程进行清洁。

(3)室内环境清洁:地面、门窗、玻璃、墙壁、天花板、照明等清洁完好。

多功能提取罐标准操作规程

目的:建立多功能提取罐操作规程,以规范多功能提取罐操作过程。

范围:适用于多功能提取罐的操作管理。

职责:中药提取岗位操作工、QA、工艺员、设备维修人员对操作规程的实施负责。

内容:

1. 使用前的准备

(1)检查设备清洁状况,各部位应清洁干净,检查设备标识状况,有无清场合格证。

(2)检查提取罐上下盖是否严密,水阀、气阀是否有泄漏和堵塞,自来水、视镜灯是否正常,检查出液管路、储液罐、过滤器是否干净、通畅。

(3)检查确认供汽(锅炉蒸汽)、供水(生产用水、冷却水)、供电、供气(压缩空气)等均正常。

(4)检查确认各控制部分(含电气、仪表)正常。

(5)取下“已清洁”状态标志牌,挂上“正在运行中”状态标志牌。

(6)按照生产要求,领取原料。

2. 操作程序

(1)水提

1)开启空气压缩机,同时打开提取罐相对应的压缩空气管道上的阀门,使压力达到0.7 MPa。打开电磁阀的总电源,及相对应提取罐的分电源,使相应提取罐关上底盖,待底盖靠拢后,按锁紧按钮锁定后,关闭电磁阀的分电源。

2)打开提取罐上盖,按工艺要求投料。

3)一般煎煮按工艺条件加水后,关闭加料盖。开启直汽阀门,加热至沸腾。然后关闭直汽阀门,开启夹层蒸汽阀门,通过视窗观察,夹套压力不超过0.3 MPa,使罐内保持微沸状态,按工艺要求进行煎煮。

(2)醇提

1)开启空气压缩机,同时打开提取罐相对应的压缩空气管道上的阀门,使压力达到0.7 MPa。打开电磁阀的总电源,及相对应提取罐的分电源,使相应提取罐关上底盖,待底盖靠拢后,按锁紧按钮锁定后,关闭电磁阀的分电源。

2)打开提取罐上盖,按工艺要求投料。

3)按工艺规定将乙醇加入罐内,然后必须密闭给夹层蒸汽,打开冷却水使罐内达到需要温度时再减少加热蒸汽,使冷却后的酒精回流即可。为了提高效率,可用泵强制循环,使药液从罐底部通过泵吸出再在罐上部回流口回至罐内,罐内设有分配器,使回流液能均匀回落至罐内,解除局部沟流。

(3)提油

先把含有挥发油的中药加入提取罐内,打开油分离器的循环阀门,关闭旁通回流阀门,开蒸汽阀门达到挥发温度时打开冷却水进行冷却,经冷却的药液应在分离器内保持一定液位差使之分离。

3. 结束程序

(1)煎煮结束后,关闭夹层蒸汽,打开出液阀门、气动泵开关,出液管道上的出液阀门向相应储液罐送药液,出液完毕,关闭出液阀、出液泵开关及出液管道上的阀门。

(2)检查渣车、搅拌器一切正常后,将渣车开到相应提取罐下面,开启排汽扇。打开空气压缩机,使压力达 0.7 MPa 时,开启电磁阀,依次关闭锁紧按钮,开启底盖按钮开关,进行排渣,将渣车开至出渣处,打开底盖,观察出渣口是否有人,确定无人后,开动搅拌器,排净药渣后关闭底盖。

(3)药渣排尽后,喷淋饮用水将提取罐清洗干净。

(4)进行清场,整理好各项相关记录并挂上设备状态标志牌。

4. 注意事项

(1)安全阀的压力设定不得超过规定的工作压力≤0.2 MPa。

(2)设备上所有运动件如轴承、活动轴、气缸杆、活塞及转动销轴等应保持清洁、润滑。

(3)不工作时主罐加料口、出渣门,应放松以防密封胶圈失去弹性影响密封作用。

(4)本设备带压操作时或设备内残余压力尚未泄放完之前,严禁开启投料口及排渣门。

喷雾干燥岗位标准操作规程

目的：建立喷雾干燥岗位操作的文件，规范中药喷雾干燥岗位的操作。

范围：适用于中药喷雾干燥岗位。

职责：中药喷雾干燥岗位操作工、QA、工艺员、车间主任对操作规程的实施负责。

内容：

1. 工前准备

(1)检查核对操作间及喷雾干燥机组、高压均质泵各辅助设备是否有质量检查员发放的“清场合格证”和允许生产的“生产许可证”。

(2)检查喷雾干燥机组、高压均质泵、输液泵各辅助设备是否完好，仪器仪表是否灵敏准确，阀门是否处于关闭状态，是否灵活严密。

(3)检查蒸汽系统是否正常。

(4)检查物料是否是所要喷雾干燥的物料。符合以上条件时，开始喷雾干燥。

2. 喷雾干燥

(1)先打开配电柜的电源开关、送风、引风按钮，再开启蒸汽阀门，开始升温。

(2)温度表达到所需温度时，控制温度约 30 min 后准备喷粉。

(3)接通雾化器油泵开关，打开雾化盘转数调节器，设定相应转数，当雾化器达到所需转数时，打开上料罐的出口阀门，用手盘(上料泵)车，使浸膏通过上料泵后，再接通上料泵按钮，开始喷粉。

3. 收粉

(1)收粉室收粉人员，十几分钟时，先关闭一次旋风分离器出口阀门。将收粉筒卸下，药粉倒入塑料袋内。再迅速将收粉筒上好，打开一次旋风分离器阀门，继续收粉，重复上述过程。

(2) 当塑料袋装满，称重 15 kg 后，将药粉袋拿到内包装室封口，再套上一层塑料袋，密封。

(3)一个班次下来，收粉人员将本班所收药粉通过传递窗送到中间站。

(4)送到中间站的药粉，放入物料卡，注明品名、批号、数量、班次、生产日期、操作人。封好外包装袋交给中间站管理人员。

4. 清场

(1)提取结束后，换上“待清场”状态标志牌。

(2)清除岗位废弃物和废药渣，清洗出渣区。

(3)清洁喷雾干燥机组。

(4)清洁门窗、玻璃、墙面、操作台面、地面。

(5)工序组长检查并换上“已清场”状态标志牌。

(6)QA 检查合格后，发放清场合格证。

5. 重点操作的复核、复查

(1)复核采用两人复核制：一人操作、一人复核。

(2)复核批文件及提取物的品名、规格、批号、批量、数量。

(3)复核提取的工艺技术参数,如温度或蒸汽压力。

6. 注意事项

(1)喷雾干燥时,对药液品种确认,要求工段长复核。

(2)及时记录每个环节数据,并认真填写喷雾干燥、收粉生产记录。

(3)工作时认真操作,不得离岗。

(4)喷雾干燥时一定要按照设备操作规程操作,注意安全。

7. 劳动保护及安全

(1)严格按《喷雾干燥机组标准操作规程》操作,严禁违章作业。

(2)严格控制蒸汽压力,防止蒸汽压力太大,设备损坏而发生安全事故。

(3)清洁时,应注意保护电气,防止进水,漏电。

(4)干燥过程中,不能擅自离岗。

8. 记录填写与岗位文件保管

(1)填写记录,工序组长负责复核、检查。

(2)岗位文件由组长保管,不得丢失、缺少、损坏、弄脏。

9. 设备操作、清洁及保养

(1)设备操作、清洁及维护保养按相应设备的标准操作规程、清洁操作规程、维护保养操作规程进行操作,禁止任意更改操作程序。

(2)设备、电气出现故障,应及时停机,尽快联系维修人员,并报告车间主任。

10. 异常情况处理

(1)刚开始喷粉时要勤检查浸提粉,看是否有结块、浸膏或糊粉等现象,以便对喷粉塔温度及时做出调整。

(2)出现异常情况,按《生产异常情况及偏差处理规程》进行处理。

11. 岗位卫生

(1)人员卫生:

1)人员进入岗位,按《人员进入洁净区标准操作规程》执行。

2)人员卫生符合《人员卫生管理规程》。

(2)设备清洁:按设备清洁操作规程进行清洁。

(3)室内环境清洁:地面、门窗、玻璃、墙壁、天花板、照明等清洁完好。

喷雾干燥机组标准操作规程

目的:建立喷雾干燥机组操作规程,以规范喷雾干燥机组操作过程。

范围:适用于喷雾干燥机组的操作管理。

职责:喷雾干燥岗位操作工、QA、工艺员、设备维修人员对操作规程的实施负责。

内容:

1. 使用前的准备

(1)检查本机组的清洁性和完好性。地面应洁净,无与生产无关的杂物。

(2)干燥塔内外壁、离心喷雾机、旋风分离器、收料布袋、加热罐、高位罐等设备应干燥洁净、无异物、无上次物料残留物。

(3)检查收粉袋是否安装到位。

(4)点动离心喷雾机,其运转应正常。

(5)点动进风机、排风机、上料泵,其运转应正常。

(6)各阀门应开启灵活,关好后处于密封状态,各管路应畅通。

(7)蒸汽压力表、真空表、温度计应完好灵敏。

(8)开启离心喷雾机前,检查冷却水是否正常。

2. 操作程序

(1)将待干燥的浓缩料液加入加热罐。

(2)启动排风机、进风机,缓慢打开蒸汽阀门,开放度由小逐渐增大,蒸汽压力控制在(0.5±0.05)MPa,观察进风口温度,应达到工艺要求的温度,若不能达到,可以启动电加热使其达到工艺要求的温度。

(3)待进风温度及塔内温度升至工艺要求的温度后,开启上料泵,将料液从加热罐抽入高位罐。启动离心喷雾机,根据塔内温度变化情况和雾化状态,通过调整离心喷雾头转速,调整料液流量,以流通平稳、雾化状态良好、塔内温度稳定为佳。

(4)控制进风温度及排风温度在工艺要求的范围内,并通过调节进风温度及料液流量,控制塔内温度保持在工艺要求范围内。

(5)观察真空表,塔内压力控制为−300～−450 Pa。

3. 结束程序

(1)关闭加热器,关闭下料阀,稍等片刻再关离心机和进风机。

(2)关闭排风机,打开喷雾干燥塔和旋风分离器底部的收料阀门进行收料。

(3)将浸膏粉装入药用塑料袋内,封口,放入塑料桶内,盖好,悬挂物料标示卡和物料货位卡。

(4)紧急停车时,先关进料阀,再依次关闭离心喷雾机和蒸汽阀门及电加热器。

(5)生产结束后,对喷雾干燥机组进行清洁。

(6)整理好各项相关记录并挂上设备状态标志牌。

4. 常见故障与排除

(1)雾化状态不好

• 原因:喷雾过程中,雾化盘进料孔孔径磨损或有杂物堵塞。

• 排除方法:更换雾化盘进料孔和清理喷嘴杂物。

(2)离心喷雾机漏油

• 原因:喷雾机润滑系统维护不当,密封损坏。

• 排除方法:检查润滑系统,更换密封件。

(3)离心喷雾机有噪音或振动

• 原因:传动部件损坏和磨损,或者是主轴弯曲。

• 排除方法:对离心喷雾机进行修理,更换损坏部件。

5. 注意事项

(1)使用蒸汽前必须彻底排净蒸汽冷凝水,蒸汽开启时要缓慢进行,进汽不能太急,特别是冬天,以防止突然热胀而损坏加热器或其他部件。

(2)配电柜及电器设备严禁进水。

(3)高位罐加料量距罐口至少 30 cm,以防料液溢出烫伤。

(4)经常检查、观察雾化盘喷雾状况,以防漏料现象,造成粘壁堵塞现象,并检查收粉时有无跑粉现象。

(5) 经常检查雾化盘冷却水是否正常。

(6)干燥温度恒定时,勿使温度过高或过低。若出现此现象,应调节进风温度及进料压力、流量。

(7)风机采风口除尘器要定期更换或清洗网袋及初效过滤器,保证洁净送风。

(8)设备运行过程中不得离人。

项目六　金银花中绿原酸的提取分离

【项目导学】

王老吉凉茶配方为何能传承百年？金银花功不可没！

王老吉凉茶配方至今已经传承百年，成为凉茶中的经典，而且在市场上一直保持领先的销量，可以说是经久不衰。在探究王老吉凉茶配方核心成分的过程当中，你会发现其中包含特别多的优质中草药成分，其中之一就是金银花。

相信很多朋友都知道金银花，因为这是一种非常常见的中药材，不仅在各种各样的保健、养生产品中可见，同时也在众多化妆品和食品中出现。由于金银花本身无毒，而且可以清热解毒，加上性质比较温和，适用于更多不同产品的成分调配，并发挥良好的补充作用。

资料显示，金银花被发现到现在已经有 2 000 多年的时间，在这个时间段里，它从不为人所知到成为人们养生保健的常用药材，经历了一个非常迅速的发展过程。值得一提的是，王老吉也正是在这个过程中与金银花结缘。

在 19 世纪的时候，王老吉就已经推出了凉茶包，那个时候金银花就已经成为王老吉凉茶配方中的重要成分。再到 20 世纪凉茶粉的推出，又让王老吉凉茶持续火爆，一直到现在的王老吉凉茶，凭借优质的制作工艺，针对金银花全方位开发，赋予了王老吉凉茶更加优良的品质，使得王老吉凉茶能够经久不衰。

【项目要求】

能力目标	知识目标	素质目标
1. 能正确应用超声提取法进行中药提取操作； 2. 能正确运用吸附澄清法对中药提取物进行分离与精制； 3. 能正确运用离心分离法对中药提取物进行分离； 4. 能按规程对设备进行清洁、保养； 5. 能了解中药提取各岗位的生产流程； 6. 能根据提取过程绘制工艺流程图，并规范标识物料加入点、工艺条件等信息。	1. 理解超声提取技术，描述其原理及影响因素； 2. 理解吸附澄清法和离心分离法，描述其原理； 3. 描述超声提取机结构及使用注意事项； 4. 识记超声提取的提取过程。	1. 认识中药提取、分离岗位的职业要求； 2. 热爱中医药事业，传承中医药文化； 3. 培养爱国精神及民族自豪感； 4. 培养学生质量意识及责任意识； 5. 培养学生沟通与团队意识； 6. 通过任务结果评价，促进培养学生求精、拓新的工匠精神。

【生产指令】

公司采购了1批金银花，经质量部门检验合格，生产部马上就下达了批生产指令（见项目六附件），安排生产金银花提取物。

一、产品概述

1. 产品名称：金银花提取物
2. 处方：每批产量 20 mL

原辅料名称	每 1 mL 用量	每批生产用量
金银花	1 g	20 g

二、生产工艺流程图

金银花提取的生产工艺流程图见图 6-1。

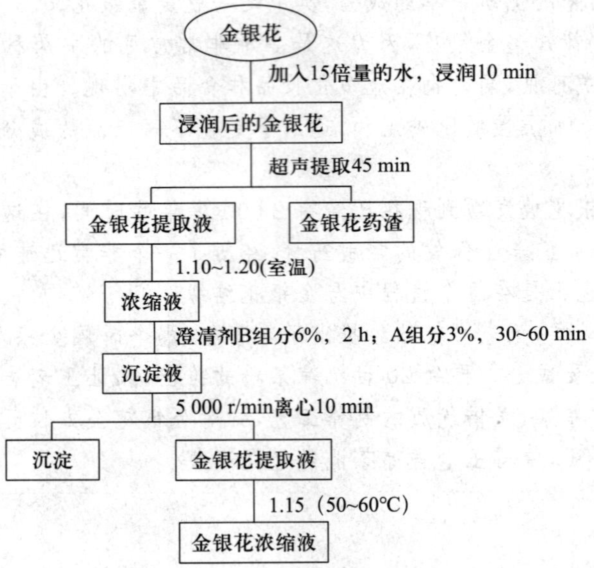

图 6-1　金银花提取工艺流程图

任务 1　金银花的超声提取

【职业能力】

1. 能按规程进行生产前检查，并确认检查结果；
2. 能正确填写生产过程凭证；

3. 能根据生产过程正确填写批生产记录；
4. 能读懂工艺规程及标准操作规程；
5. 能清楚生产后清场要求；
6. 能按规程运用超声提取法提取中药；
7. 能正确使用超声提取机。

【任务描述】

取称量好的金银花投入超声提取器中，加入 15 倍量的水，浸润 10 min 后，打开超声提取装置，提取 45 min，用 300 目滤网过滤，滤液备用。

【任务准备】

1. 任务场地：一体化实训室
2. 建议学时：4 学时
3. 物料要求：金银花、饮用水
4. 仪器设备要求：电子天平、超声提取器、500 mL 量筒、300 目滤网
5. 文件要求：工艺规程、批生产记录、生产凭证

【知识准备】

一、超声波提取法的定义

超声波提取法（二维码 6-1）是将超声波产生的空化、振动、粉碎、搅拌等综合效应应用到中药化学成分提取工艺中，通过破坏细胞壁，增加溶剂穿透力，从而提高提取率和缩短提取时间，达到高效、快速提取有效成分的方法。

二维码 6-1
超声波提取法

二、超声波提取的原理

超声波提取主要是利用超声波对媒质产生空化作用、热力学作用和机械作用，从而增加介质分子的运动速度、增大介质的穿透力来提取有效成分。

1. 机械效应　超声波在介质中的传播，可以使介质质点在其传播间内产生振动，从而强化介质的扩散、传播。

2. 空化效应　介质内部的微气泡在超声波的作用下产生振动，形成共振腔，然后突然闭合，这就是超声波的空化效应。这种气泡在闭合时会在其周围产生几千个大气压的压力，形成微激波，可造成植物细胞壁及整个生物体破裂，而且整个破裂过程在瞬间完成，有利于有效成分的溶出。

3. 热效应　超声波在介质的传播过程中，其声能不断被介质的质点吸收，介质将所吸收的能量全部或大部分转变成热能，从而导致介质本身和药材组织温度的升高，增大了药物有效成分的溶解速度。

总之，超声波提取分离中药化学成分的过程，是超声波在液-固提取分离过程中产生的三种效应的综合作用，促进了药材中化学成分向液体的溶解，从而加快提取分离过程的进行，以提高药材中化学成分的提取率。

三、仪器设备

超声提取机主要由提取槽、超声波发生器和电源等3部分组成。其中超声波发生器是关键部件，作用是将电能转化成机械能，又称换能器。超声波提取设备根据换能器放置位置的不同，大致可分为外置式、内置式和多频组合式。

四、操作流程

超声提取的流程由简单4步组成：投料→加入溶剂→超声提取→药液过滤。

(1)将中药材根据需要粉碎或切成颗粒状放入提取槽中。

(2)加入提取溶剂(如水、乙醇或其他有机溶剂等)。

(3)开启超声波提取器提取，超声波换能器向提取溶媒中发出超声波，超声波在提取溶媒中产生的空化效应和机械作用一方面可有效地破碎药材的细胞壁，使有效成分呈游离状态并溶入提取溶媒中；另一方面可加速提取溶媒的分子运动，使得提取溶媒和药材中的有效成分快速接触，相互融合、混合。

(4)经过一定时间后提取结束，过滤提取液并回收溶剂得到提取物。

五、影响因素

1. 溶剂　超声提取的选择性主要是通过溶剂的选择性来实现的，根据成分的性质选择不同的溶剂可以达到提取的目的。同时，由于超声波不能破坏药材中的酶，因此，苷类和多糖类成分等用超声提取时要注意选择利于抑制酶活性的溶剂。

2. 时间　超声波提取通常比常规提取的时间短。超声波提取的时间一般在10～100 min以内即可得到较好的提取效果。不过因药材不同，提取率随超声波时间的变化也不同。

3. 超声波频率　超声波频率是影响有效成分提取率的主要因素之一。有些中药，超声波频率越低，有效成分提取率越高。例如用不同频率超声波从黄芩中提取黄芩苷，20 kHz时提取率最高。有些中药，超声提取使用的频率越高，有效成分提取率越高。如用频率20 kHz、800 kHz、1 000 kHz超声处理穿山龙，1 000 kHz条件下薯蓣皂苷的提取率最高。因此超声波参数的选择是影响中药成分提取率的关键，在提取时必须针对具体品种进行筛选，选择适宜的超声波频率和强度等参数。

4. 温度　超声波提取时一般不需加热，但其本身有较强烈的致热作用，因此在提取过程中对温度进行控制也具有一定意义。一般在水提时，随着温度的升高得率增大，达到60℃后，温度如继续升高，得率则呈下降趋势。

综上所述，超声波提取参数的选择需要根据被提取药材的质地特性、目标成分与非目标成分的性质等因素进行综合确定，并通过实验探索出最佳条件。以上4个方面是影响超声波提取率的关键因素，而在超声波提取前的预浸处理时间、药材粒度等因素对提取效果也都有较大的影响，在实际操作中应予注意。

六、应用特点

1. 提取效率高　超声波独具的物理特性能促使植物细胞组织破壁或变形，使中药有效成分提取得更充分，提取率比传统工艺能显著提高50%～500%。

2. 提取时间短　超声波提取通常在 24～40 min 即可获得最佳提取率，提取时间较传统方法大大缩短 2/3 以上，缩短了生产周期。

3. 提取温度低　超声提取过程中一般无需加热，提取时产生热效应，使溶剂升温不高，超声提取中药材的最佳温度在 40～60℃，对遇热不稳定、易水解或氧化的药材中有效成分具有保护作用，同时大大节约能耗。

4. 适应性广　超声提取中药材不受成分极性、分子量大小的限制，适用于绝大多数种类中药材和各类成分的提取；不会改变所提取成分的化学结构，能保证有效成分及产品质量的稳定性。

5. 提取工艺运行成本低，综合经济效益显著　操作简单易行，设备维护、保养方便。提取药液杂质少，有效成分易于分离、纯化。

【任务实施】

一、生产前准备

序号	步骤	任务实施	操作要求
1	开具领料单	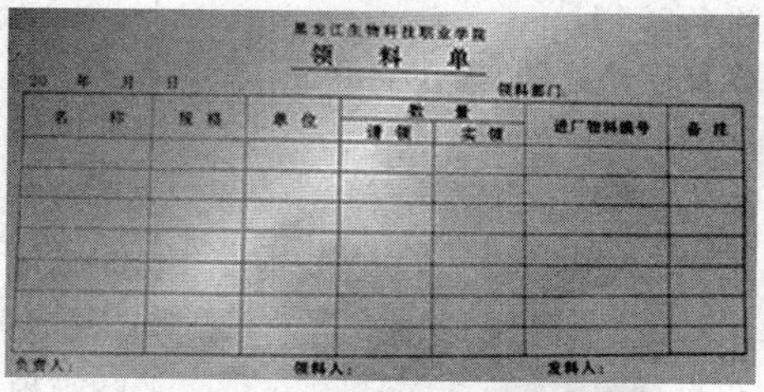 黑龙江生物科技职业学院 领　料　单 20　年　月　日　　领料部门 名称 | 规格 | 单位 | 数量（请领、实领） | 进厂物料编号 | 备注 负责人：　领料人：　发料人：	由工序负责人根据生产指令开具需料领料单，一式两份，由车间主任签字，并到中药材库领取物料。
2	检查清场合格证（副本）	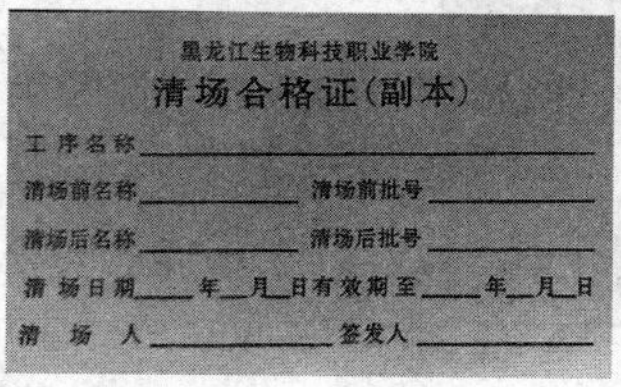 黑龙江生物科技职业学院 清场合格证（副本） 工序名称____ 清场前名称____ 清场前批号____ 清场后名称____ 清场后批号____ 清场日期___年__月__日有效期至___年__月__日 清场人____ 签发人____	检查上批清场合格证（副本），有效期是否在范围内，如合格，放入本批批生产记录中；如不合格，重新清场。
3	生产前检查	1. 检查生产现场清洁、设备清洁状态； 2. 检查是否有批生产指令、清场合格证（副本）、空白生产记录、岗位标准操作规程； 3. 检查物料包装完整，有物料标签，物料标签内容填写齐全，品名、批号、数量正确无误，与指令要求一致。	1. 环境、设备卫生符合要求。设备运转正常； 2. 各项记录文件齐全； 3. 核对物料品名、批号、规格、数量、质量与生产指令相符合。
4	开具生产许可证	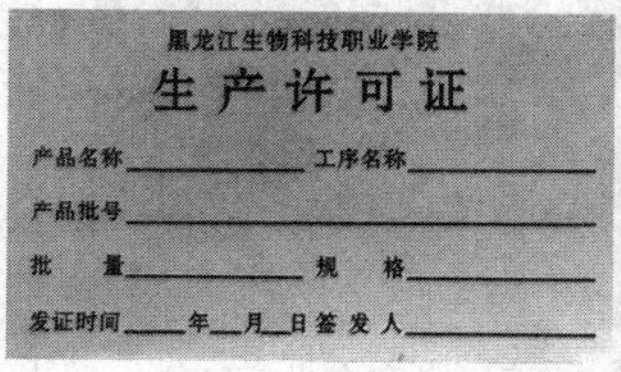 黑龙江生物科技职业学院 生产许可证 产品名称____ 工序名称____ 产品批号____ 批量____ 规格____ 发证时间___年__月__日 签发人____	根据生产指令填写生产状态标志（生产许可证），并悬挂在指定位置。
5	称量配料	1. 检查天平校验合格证； 2. 按生产指令称取 20 g 金银花备用。	记录应及时、准确、真实、完整，称取过程及时记录在批生产记录中，均需经复核人复核。

二、超声提取

序号	步骤	任务实施	操作要求
1	超声提取	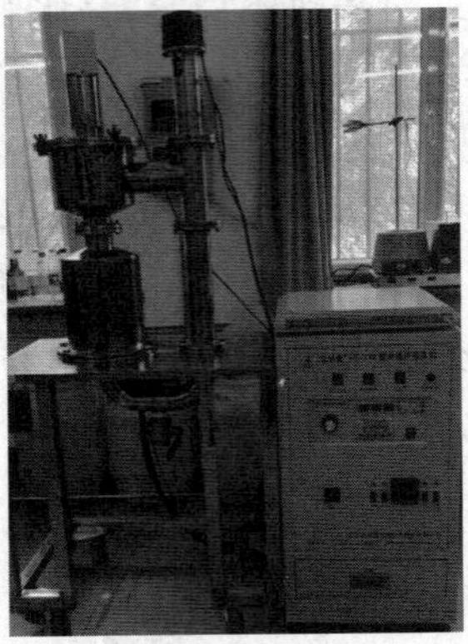 1. 取金银花投入提取槽中，加入 15 倍量的水，浸润 10 min； 2. 设定提取时间 45 min； 3. 设定提取频率 20 kHz； 4. 打开超声波发声器开关，搅拌器开关，超声提取 45 min； 5. 药液用 300 目滤网过滤； 6. 用量筒量取滤液，记录数据。	1. 加水量要符合要求； 2. 浸润时间要符合要求； 3. 提取时间要符合要求； 4. 操作时要双人复核； 5. 及时准确填写批生产记录，并做到字迹清晰、数据完整，不得任意涂改和撕毁。
2	量取提取液	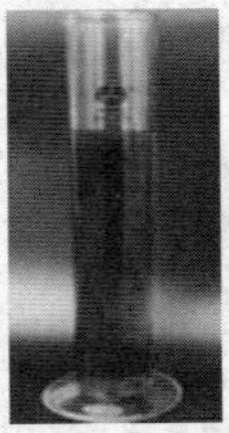	1. 准确量取滤液； 2. 及时准确填写批生产记录，并做到字迹清晰、数据完整，不得任意涂改和撕毁。

三、清场

序号	步骤	任务实施	操作要求
1	清洁生产现场	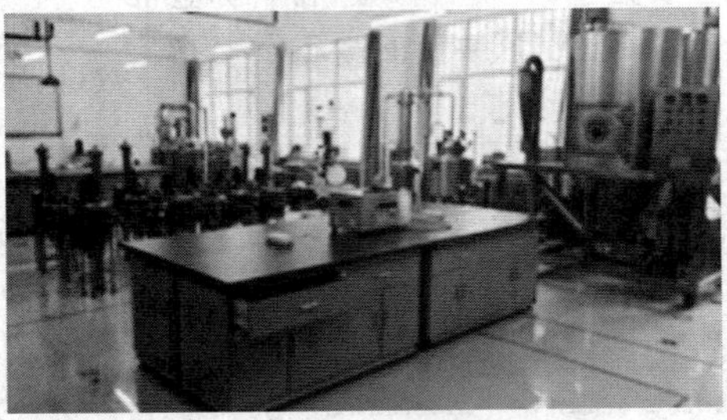 1. 清洁操作台，天平，设备，地面至干净； 2. 彻底清除产品遗留物料。	1. 无上批产品相关文件和物料； 2. 目视无污迹，表面光洁； 3. 生产所用工器具应清洁干净； 4. 地面、灯具、门窗、内墙应清洁干净。

续表

序号	步骤	任务实施	操作要求
2	填写记录	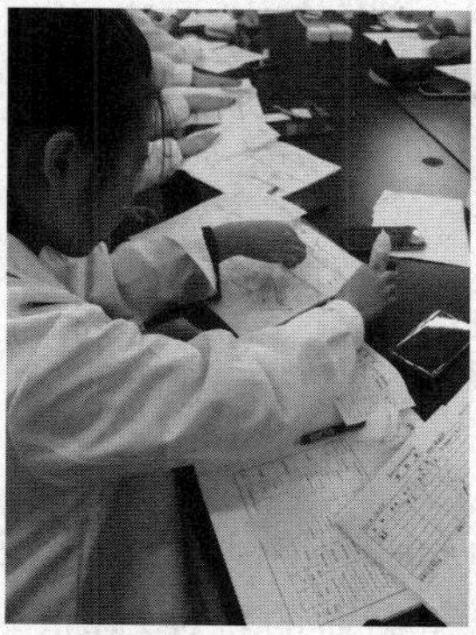 1. 填写清场记录，由 QA 检查合格，发给清场合格证； 2. 清场合格证（正本）纳入批生产记录中，及时更换状态标识。	1. 要符合清场要求； 2. 及时准确填写批生产记录。

任务 2　金银花提取液的精制

【职业能力】

1. 能按规程进行生产前检查，并确认检查结果；
2. 能正确填写生产过程凭证；
3. 能根据生产过程正确填写批生产记录；
4. 能读懂工艺规程及标准操作规程；
5. 能清楚生产后清场要求；
6. 能按规程运用吸附澄清法对中药提取物进行分离与精制；
7. 能按规程运用离心分离法对中药提取物进行分离与精制；
8. 能正确使用离心机。

【任务描述】

将金银花提取液浓缩至相对密度为 1.10～1.20（室温），先后加入吸附澄清剂 B、A 组分，分别静置 2 h 和 0.5 h，沉淀，在 5 000 r/min，离心 10 min，滤取上清液，继续浓缩至相对密度为 1.15（50～60℃），放冷即得。

【任务准备】

1. 任务场地：一体化实训室
2. 建议学时：4 学时

3. 物料要求:金银花提取液、吸附澄清剂A组分、吸附澄清剂B组分

4. 仪器设备要求:电子天平、不锈钢锅或1 000 mL烧杯、电磁炉或电陶炉、玻璃棒、20 mL量筒、100 mL量筒、500 mL量筒、温度计、比重计、300目滤网、离心机

5. 文件要求:工艺规程、批生产记录、生产凭证

【知识准备】

一、吸附澄清法

(一)定义

吸附澄清法(二维码6-2)是在中药浸出液中加入一定量的澄清剂,利用其具有可降解某些高分子杂质的特性,降低药液黏度,或能吸附、包合固体微粒的特性来加速药液中悬浮粒子的沉降,经过滤除去沉淀物而获得澄清药液的一种方法。

二维码6-2 吸附澄清法

(二)原理

1. 吸附、架桥作用　吸附澄清剂主要是线状结构,是一种高分子聚合物,可吸附分散体系中的微粒,形成架桥作用,此作用可以将许多微粒联结在一起形成一个絮团,这个絮团不断地增大,从而加快了微粒的沉降速度。

2. 凝聚作用　中药水提液中的微粒由于本身带电荷,使微粒间产生排斥作用,阻止了微粒间的相互凝聚,从而保持整个体系的稳定。通过加入无机盐凝聚剂,可中和微粒表面电荷,从而使微粒间相互凝聚而沉淀。

3. 絮凝作用　中药提取液中的微粒具有较高的表面自由能,加入高分子絮凝剂之后,可通过絮凝作用改变微粒的表面自由能,导致沉降与滤度加快,从而产生较好的澄清效果。

总之,吸附澄清剂主要是通过吸附、架桥、凝聚、絮凝等作用,将体系中具有沉淀趋势的悬浮物及粒度较大的颗粒沉淀去除,而保留大多数有效的高分子物质,使体系的澄明度和制剂的稳定性得以提高。

岗位知识扩展

中药水提液的状态

其实中药水提液不是一种真溶液,而是一种含有完全溶解的强极性的小分子化合物和大分子化合物,又含有大量极性较小的难溶于水或不溶于水,被助溶或增溶的脂溶性化合物,如黏液质、蛋白质、淀粉、果胶等复杂成分,这些物质一起共同形成1～100 nm的胶体分散体系。这种胶体分散体系从热力学方面来分析,它是不稳定状态。

(三)应用特点

吸附澄清法主要用于去除药液中粒度较大及有沉淀趋势的悬浮颗粒,以获得澄清的药液。现在生产中主要用于中药口服液体制剂,如口服液、糖浆剂、药酒等澄清工艺的研究及中药制剂,如颗粒剂、丸剂等的工艺改进及分析。

吸附澄清法的优点：

1. 吸附澄清法能较好地保留药液中的有效成分　与水醇法相比，吸附澄清法不会影响到多糖、氨基酸、维生素、多肽等有效成分，因而能较多地保留有效成分。

2. 澄清效果好，稳定性好　吸附澄清剂能去除药液中不稳定的较大悬浮颗粒及大分子物质，使得到液体趋于真溶液，长时间放置，几无沉淀产生。

3. 操作简便，成本低　多数澄清剂采取直接或简单配制后加入药物提取液中的方法，搅拌数分钟即可，用量小，静置时间短，对所需设备及工艺条件要求不高，可操作性强，与水醇法相比，成本低。

4. 安全无毒，无污染　目前常用的几种吸附澄清剂多为天然絮凝剂，属食品添加剂，能随絮团沉降，并能够自然降解，不会产生二次污染。

吸附澄清法的不足：

(1)与醇沉法相比，某些极性较低的成分在吸附澄清中可能损失较多，使用时应慎重。

(2)吸附澄清剂对有效成分有一定的吸附作用，特别是对于一些水溶性较小的生物碱影响较大。

(3)药液浓缩程度、絮凝剂添加量等也会对有效成分的含量产生影响。

(四)常用的吸附澄清剂

目前常用的吸附澄清剂包括甲壳素类澄清剂、101 果汁澄清剂和 ZTC1＋1 天然澄清剂等。

1. 甲壳素　是虾、蟹、昆虫外壳所含的氨基多糖酸化处理后得到的物质。其中壳聚糖是甲壳素类中最常用的澄清剂，是脱乙酰甲壳素，为白色或灰白色，不溶于水和碱溶液，可溶于大多数稀酸如盐酸、醋酸等生成盐，使用时应随用随配，以免在稀酸中壳聚糖缓慢水解。

2. 101 果汁澄清剂　是一种新型的食用果汁澄清剂，主要为变性淀粉，安全无毒，通过吸附与聚凝双重作用，使药液中大分子杂质快速聚凝沉淀，其本身可随处理后形成的絮状沉淀物一并滤去，故处理中不会引入任何杂质。目前在中药行业，主要是用于去除中药提取液中的蛋白质、鞣质、色素及果胶等大分子不稳定杂质，以达到澄清的目的。价格便宜，适宜在生产中大量使用。

3. ZTC1＋1 系列天然澄清剂　为一种新型的食品添加剂，以天然多糖等为原料制成，安全无毒，不引入异味，是人工合成絮凝剂的理想替代品。它由 A、B 两个组分组成，第一组分加入起主絮凝作用；第二组分在第一组分所形成的复合物基础上再架桥，使絮状物尽快形成，起辅助絮凝作用，ZTC1＋1 澄清剂能有效地去除蛋白质、鞣质、树胶等不稳定的大分子成分，澄清效果较好，特别是在热、沸水中澄清效果更好。

(五)操作流程

药材经过煎煮或其他提取方法得到提取液，提取液经过浓缩获得适宜体积、温度的浓缩液，然后加入定量浓度的澄清剂，以一定的速度搅拌，放置一定时间后，经离心或过滤，取得澄清药液，即可以进行后续生产。

(六)影响因素

1. 药液的 pH　若药液 pH 过低，可导致体系浑浊，若 pH 过高则影响絮凝。一般中药水提液呈弱酸性，大多数情况下无须调节 pH 即可获得良好的澄清效果。

2. 澄清剂的加入量　澄清剂加入量过多，会使体系浊度增加；加入量过少则使澄清剂与胶体粒子作用减弱。根据絮凝理论，一般胶体表面的 50% 被高分子链包裹时，絮凝效果最好。

3. 药液的相对密度　如相对密度较大，加入澄清剂后会难以分散，澄清效果不理想，如太低，会使澄清剂的用量增加，使成本和费用增多。所以应合理选择药液的相对密度进行澄清。

4. 絮凝温度　澄清剂的絮凝温度一般为 40～80℃。温度过低时，影响絮凝体的生长，絮凝效果较差；随絮凝温度增加，胶体粒子热运动的速度也逐渐增加，絮凝比较彻底，体系的澄明度提高。若温度过高，絮凝剂高分子可能会出现老化，效果变差。

5. 搅拌速度　搅拌速度一般在 100 r/min 左右为宜。一定范围内，随搅拌速度加快，澄清剂高分子与胶体粒子间碰撞概率增加，作用充分。而速度过快，因剪切力过大，反而使刚形成的絮体破碎，导致体系浊度上升。

二、离心分离法

离心分离法就是利用惯性离心力和物质的沉降系数或浮力密度的不同而进行的分离、浓缩或提纯操作。用于离心分离的设备称为离心机或离心设备。离心分离的特点为分离速度快，效果好。适用于含有细小微粒的溶液，具有较大黏度的溶液以及密度不同而且相互不溶解的两种液体分离。

(一)原理

离心分离法是以离心机为主要设备，通过离心机的高速旋转，离心加速度超过重力加速度上万倍，物体在高速旋转中要受到离心力的作用而沿旋转切线脱离。中药制剂采用离心分离法进行分离是利用药液中各成分的密度差异，借助于离心机的高速旋转产生不同离心使提取液中的大分子杂质沉降速度增加，杂质沉淀加速并被除去。

(二)方法

根据离心分离原理可分为离心过滤、离心沉降和离心分离 3 种。

1. 离心过滤　在离心机内部有孔的鼓内壁面覆以滤布，使悬浮液在离心力场下产生离心压力，该离心力作用在过滤介质(滤网或滤布)上使液体通过过滤介质成为滤液；而固体颗粒被截留在过滤介质表面，形成滤渣，从而实现液-固分离。过滤型转鼓圆周壁上有孔，在内壁衬以过滤介质。

2. 离心沉降　利用悬浮液(或乳浊液)密度不同的各组分在离心力场中迅速沉降分层的原理，实现液-固(或液-液)分离。沉降型转鼓圆周壁无孔。悬浮液(或乳浊液)加入转鼓后，固体颗粒(或密度较大的液体)向转鼓壁沉降，形成沉渣(或重分离液)。密度较小的液体向转鼓中心方向聚集，流至溢流口排出，成为分离液(或轻分离液)。转鼓均为间歇排渣，适用于含固体颗粒粒度较小、浓度较低的悬浮液或乳浊液分离；若转鼓用螺旋连续排渣，可分离固体颗粒粒度较大、浓度较高的悬浮液。在具有多层圆锥形碟片的转鼓中，液体被碟片分成若干薄层，缩短了沉降分离的距离，使分离加快，改善了分离效果。

3. 离心分离　对乳浊液及含有少量固体颗粒的乳浊液进行分离时，离心机转鼓周壁无孔，转速极高。离心机高速旋转时，乳浊液在离心力的作用下分为两层，相对密度高的液体首先沉降紧贴鼓壁在外侧，相对密度小的液体则在里层，从而达到液-液分离的目的。当乳浊液中含有少量固体颗粒时，则能进行液-液-固分离。

(三)设备

离心机的种类很多，外形、适应性各异，根据其不同的特性分类如下：

按照分离因数的大小可分为常速离心机，高速离心机和超高速离心机。

按照离心操作过程原理不同，可分为过滤式离心机、沉降式离心机和分离式离心机。

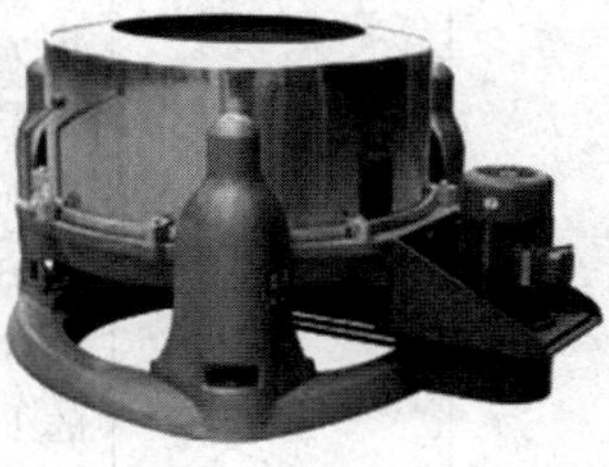

图 6-2　三足式离心机

其中过滤式离心机在工业生产中较为常见，这类离心机有转鼓、滤布或滤网构成。转鼓壁上有许多小孔，壁内有过滤网(滤布)，悬浮液在转鼓内旋转，靠离心力把液相甩出滤网，而固相颗粒被滤网截留，形成滤饼，从而实现固-液分离。

其中三足式离心机(图 6-2)是应用面最广的过滤式离心机。又分沉降型和过滤型两大类。在中药制剂生产中应用最多的是过滤型三足式离心机。它的主要优点是：①对物料适应性强，可用于固-液分离、成品脱液、滤饼洗涤。②结构简单，制造、安装、维修、使用成本低。③运转平稳，易于实现密闭和防爆。主要缺点就是卸料要停车，效率低。

【任务实施】

一、生产前准备

序号	步骤	任务实施	操作要求
1	检查清场合格证(副本)	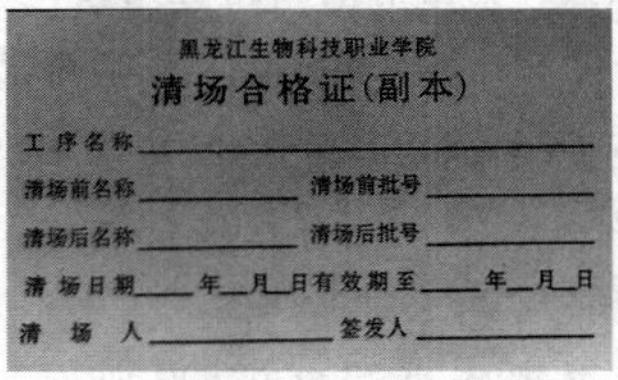 黑龙江生物科技职业学院 清场合格证(副本) 工序名称____ 清场前名称____ 清场前批号____ 清场后名称____ 清场后批号____ 清场日期__年__月__日有效期至__年__月__日 清场人____ 签发人____	检查上批清场合格证(副本)，有效期是否在范围内，如合格，放入本批批生产记录中；如不合格，重新清场。
2	生产前检查	1. 检查生产现场清洁、设备清洁状态； 2. 检查是否有批生产指令、清场合格证(副本)、空白生产记录、岗位标准操作规程； 3. 检查物料包装完整，有物料标签，物料标签内容填写齐全，品名、批号、数量正确无误，与指令要求一致。	1. 环境、设备卫生符合要求。设备运转正常； 2. 各项记录文件齐全； 3. 核对物料品名、批号、规格、数量、质量与生产指令相符合。
3	开具生产许可证	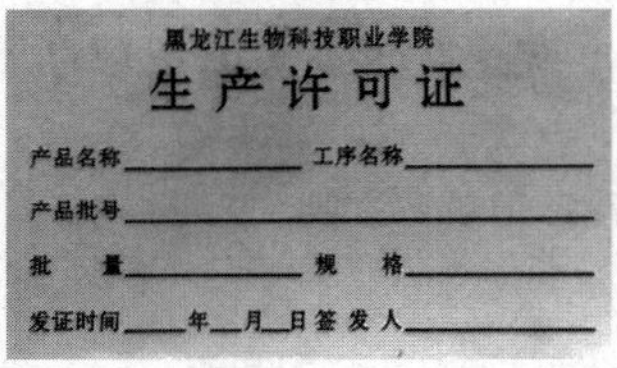 黑龙江生物科技职业学院 生产许可证 产品名称____ 工序名称____ 产品批号____ 批量____ 规格____ 发证时间__年__月__日 签发人____	根据生产指令填写生产状态标志(生产许可证)，并悬挂在指定位置。

二、浓缩液精制

序号	步骤	任务实施	操作要求
1	澄清剂的配制	1. A组分配制：先用少量水搅成糊状，然后加入需要量的水，溶胀24 h，搅拌，用绢布过滤，即得1%黏胶液。 2. B组分配制：先配制1%醋酸。然后用少量1%醋酸溶解B组分并搅成糊状，加入足够量的1%醋酸，溶胀24 h，用绢布过滤，即得1%黏胶液。	1. 配制过程中复核人需进行复核； 2. 配制后贴好标签，防止混淆。
2	浓缩	1. 将金银花提取液倒入不锈钢锅中； 2. 用电磁炉或电陶炉加热浓缩； 3. 将浓缩液倒入500 mL的量筒内，读取体积数； 4. 用比重计测定浓缩液相对密度； 5. 计算收膏率，进行偏差分析。	1. 提取液的量不得超过容积的2/3； 2. 蒸发过程中必须用玻璃棒不断搅拌，以防止局部温度过高而使液体飞溅； 3. 将比重计垂直放入量筒，比重计不晃动时观察水平液面的刻度值即为测量结果； 4. 操作要双人复核； 5. 及时准确填写批生产记录，并做到字迹清晰、数据完整，不得任意涂改和撕毁。
3	浓缩液精制	1. 根据浓缩液体积数计算澄清剂B组分用量； 2. 将B组分加入金银花浓缩液中，边加边搅拌； 3. 每间隔30 min搅拌一次，静置2 h； 4. 根据浓缩液体积数计算澄清剂A组分用量； 5. 将A组分加入金银花浓缩液中，边加边搅拌； 6. 静置30 min。	1. $V_{B组分}=V_{浓缩液}\times 6\%$； 2. $V_{A组分}=V_{浓缩液}\times 3\%$； 3. 沉降时间要符合要求； 4. 操作时要双人复核； 5. 及时准确填写批生产记录，并做到字迹清晰、数据完整，不得任意涂改和撕毁。
4	离心过滤	1. 将混悬液均匀倒入离心管中； 2. 设定离心机转速5 000 r/min； 3. 设定离心时间10 min； 4. 按运行开关，启动离心机开始离心； 5. 待离心结束，取出离心管，用300目筛网过滤上清液； 6. 用量筒量取上清液，记录数据。	1. 记录离心时间； 2. 记录转速； 3. 准确量取滤液； 4. 及时准确填写批生产记录，并做到字迹清晰、数据完整，不得任意涂改和撕毁。

续表

<table>
<tr><th>序号</th><th>步骤</th><th>任务实施</th><th>操作要求</th></tr>
<tr><td>5</td><td>二次浓缩</td><td>1. 将上清液倒入不锈钢锅中；
2. 用电磁炉或电陶炉加热浓缩；
3. 用温度计测量浓缩液温度，监控浓缩液温度达到 50～60℃；
4. 将浓缩液倒入 500 mL 的量筒内，读取体积数；
5. 用比重计测定浓缩液相对密度；
6. 计算收膏率，进行偏差分析；
7. 填写中间产品请验单。
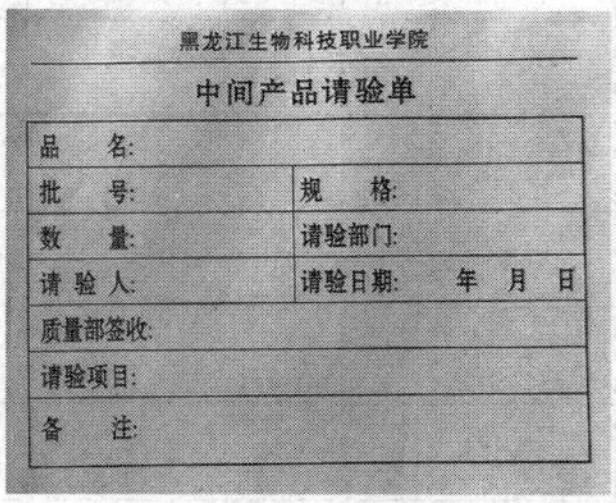
黑龙江生物科技职业学院
中间产品请验单
品　名:
批　号:　规　格:
数　量:　请验部门:
请 验 人:　请验日期:　年　月　日
质量部签收:
请验项目:
备　注:</td><td>1. 提取液的量不得超过容积的 2/3；
2. 蒸发过程中必须用玻璃棒不断搅拌，以防止局部温度过高而使液体飞溅；
3. 将比重计垂直放入量筒，比重计不晃动时观察水平液面的刻度值即为测量结果；
4. 操作要双人复核；
5. 及时准确填写批生产记录，并做到字迹清晰、数据完整，不得任意涂改和撕毁。</td></tr>
</table>

三、清场

<table>
<tr><th>序号</th><th>步骤</th><th>任务实施</th><th>操作要求</th></tr>
<tr><td>1</td><td>清洁生产现场</td><td>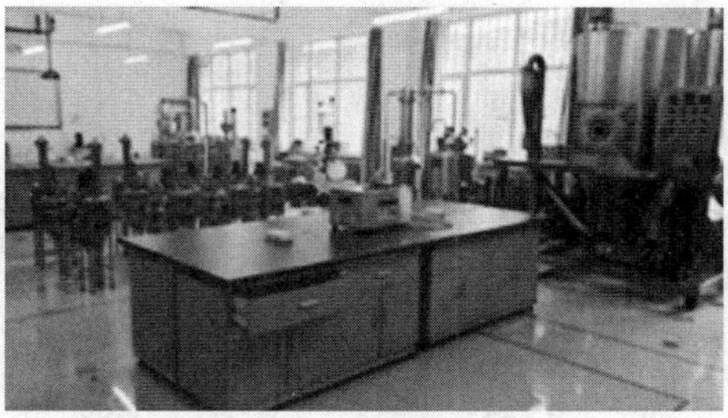
1. 清洁操作台，天平，设备，地面至干净；
2. 彻底清除产品遗留物料。</td><td>1. 无上批产品相关文件和物料；
2. 目视无污迹，表面光洁；
3. 生产所用工器具应清洁干净；
4. 地面、灯具、门窗、内墙应清洁干净。</td></tr>
<tr><td>2</td><td>填写记录</td><td>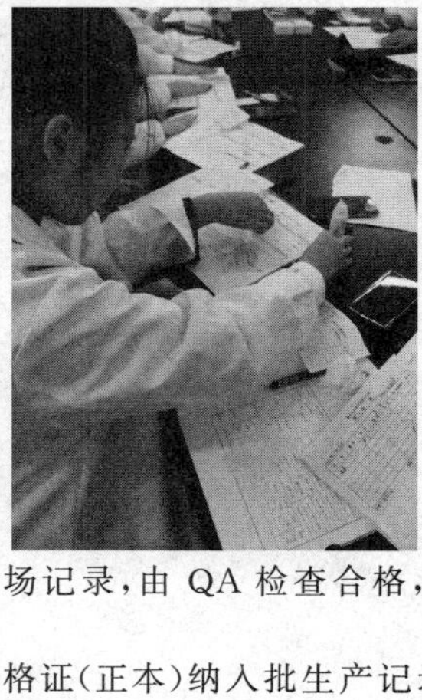
1. 填写清场记录，由 QA 检查合格，发给清场合格证；
2. 清场合格证（正本）纳入批生产记录中，及时更换状态标识。</td><td>1. 要符合清场要求；
2. 及时准确填写批生产记录。</td></tr>
</table>

【任务考核】

项目六　金银花中绿原酸的提取分离考核表

基本信息	姓　名			班　级		
	学　号			组　别		
	考核日期	年　月　日		总评成绩		
考核内容	序号	步骤	完成情况		标准分	评分
			完成	未完成		
	1	任务1操作			20	
	2	任务1产品展示			5	
	3	任务1清场检查			5	
	4	任务2操作			20	
	5	成品展示			15	
	6	任务2清场检查			5	
	7	批记录、凭证填写			20	
	8	团队协作			10	

项目六附件 1　金银花提取批生产指令

批　生　产　指　令

<table>
<tr><td>产品名称</td><td colspan="2">金银花提取物</td><td colspan="2">规　　格</td><td colspan="3">—</td></tr>
<tr><td>产品批号</td><td colspan="2"></td><td colspan="2">计划产量</td><td colspan="3">20 mL</td></tr>
<tr><td>生产车间</td><td colspan="2">提取车间</td><td colspan="2">生产日期</td><td colspan="3">年　　月　　日</td></tr>
<tr><td rowspan="3">指令签发</td><td colspan="2">起草人</td><td colspan="2">（生产部工艺员签字）</td><td>拟定日期</td><td colspan="2">××××年××月××日</td></tr>
<tr><td colspan="2">生产部核准人</td><td colspan="2">（生产部长签字）</td><td>核准日期</td><td colspan="2">××××年××月××日</td></tr>
<tr><td colspan="2">质量部核准人</td><td colspan="2">（质量部长签字）</td><td>核准日期</td><td colspan="2">××××年××月××日</td></tr>
<tr><td rowspan="2">指令接收</td><td colspan="2">接收人</td><td colspan="2">（车间工艺员签字）</td><td>接收日期</td><td colspan="2">××××年××月××日</td></tr>
<tr><td colspan="2">现场 QA</td><td colspan="2">（质量部质检员签字）</td><td>接收日期</td><td colspan="2">××××年××月××日</td></tr>
<tr><td rowspan="3">原辅料</td><td>名称</td><td>生产厂家</td><td>包装规格</td><td>厂家批号</td><td>理论用量</td><td>消耗定额</td><td>实际用量</td></tr>
<tr><td>金银花</td><td></td><td></td><td></td><td>20 g</td><td>—</td><td>20 g</td></tr>
<tr><td>—</td><td>—</td><td>—</td><td>—</td><td>—</td><td>—</td><td>—</td></tr>
<tr><td colspan="8">说明：仓库依据合格报告单发放物料。</td></tr>
</table>

生产状态标识粘贴页

领料单粘贴处： 清场合格证(副本)粘贴处：

项目六附件 2　金银花提取批生产记录

提取岗位批生产记录

<table>
<tr><td>产品名称</td><td></td><td>产品批号</td><td colspan="2"></td></tr>
<tr><td>产品批量</td><td></td><td>生产日期</td><td colspan="2">年　　月　　日</td></tr>
<tr><td colspan="5">生产前检查</td></tr>
<tr><td>检查项目</td><td>检查内容</td><td>检查结果</td><td colspan="2">责任人签字</td></tr>
<tr><td>1. 现场状态</td><td>生产现场清洁、设备清洁状态完好，正确填写生产状态牌。</td><td>□符合　□不符合</td><td colspan="2" rowspan="4">检查人：

复核人：

现场 QA：</td></tr>
<tr><td>2. 文件</td><td>有生产指令、工艺卡、清场合格证（副本）、空白生产记录、岗位标准操作规程。</td><td>□符合　□不符合</td></tr>
<tr><td>3. 物料</td><td>包装完整，有物料卡，物料卡内容填写齐全，品名、批号、数量正确无误，与指令要求一致。</td><td>□符合　□不符合</td></tr>
<tr><td>4. 确认输料管道及阀门</td><td>管道走向，阀门开关是否正确无误。</td><td>□符合　□不符合</td></tr>
<tr><td colspan="5">提取生产操作</td></tr>
<tr><td>投料量</td><td>物料名称：</td><td colspan="2">物料编码/批号：</td><td>物料数量：　g</td></tr>
<tr><td>加水时间</td><td colspan="4">时　　分至　　时　　分</td></tr>
<tr><td>加 水 量</td><td colspan="4">mL</td></tr>
<tr><td>浸润时间</td><td colspan="4">时　　分至　　时　　分</td></tr>
<tr><td>超声时间</td><td colspan="4">时　　分至　　时　　分</td></tr>
<tr><td>滤 液 量</td><td colspan="4">mL</td></tr>
<tr><td colspan="5">操作人：　　　　　　复核人：　　　　　　现场 QA：</td></tr>
<tr><td colspan="5">清　场</td></tr>
<tr><td colspan="2">清洁步骤</td><td colspan="2">清洁要求</td><td>是否达到要求</td></tr>
<tr><td colspan="2">执行《厂房设施清洁操作规程》《生产过程管理规程》《生产工具及容器具管理规程》《地漏清洁标准操作规程》《生产区清洁工具清洁与存放管理规程》《生产区、仓储区废弃物处理标准操作规程》《提取系统清洁标准操作规程》《出渣车清洁标准操作规程》。</td><td colspan="2">无上批产品相关文件和物料。目视无污迹，表面光洁。生产所用工器具应清洁干净。地面、灯具、门窗、内墙应清洁干净。</td><td>是□
否□</td></tr>
<tr><td colspan="5">操作人：　　　　　　复核人：　　　　　　现场 QA：</td></tr>
<tr><td>备　注</td><td colspan="4"></td></tr>
</table>

生产状态标识粘贴页

生产许可证粘贴处：   清场合格证（正本）粘贴处：   清场合格证（副本）粘贴处：

浓缩岗位批生产记录

<table>
<tr><td>产品名称</td><td colspan="3"></td><td>产品批号</td><td></td></tr>
<tr><td>产品批量</td><td colspan="3"></td><td>生产日期</td><td>年　月　日</td></tr>
<tr><td colspan="6">生产前检查</td></tr>
<tr><td>检查项目</td><td colspan="3">检查内容</td><td>检查结果</td><td>责任人签字</td></tr>
<tr><td>1. 现场状态</td><td colspan="3">生产现场清洁、设备清洁状态完好，正确填写生产状态牌。</td><td>□符合　□不符合</td><td rowspan="4">检查人：

复核人：

现场 QA：</td></tr>
<tr><td>2. 文件</td><td colspan="3">有生产指令、工艺卡、清场合格证(副本)、空白生产记录、岗位标准操作规程。</td><td>□符合　□不符合</td></tr>
<tr><td>3. 物料</td><td colspan="3">包装完整，有物料卡，物料卡内容填写齐全，品名、批号、数量正确无误，与指令要求一致。</td><td>□符合　□不符合</td></tr>
<tr><td>4. 确认输料管道及阀门</td><td colspan="3">管道走向，阀门开关是否正确无误。</td><td>□符合　□不符合</td></tr>
<tr><td colspan="6">浓缩生产操作</td></tr>
<tr><td>提取液总量</td><td colspan="5">mL</td></tr>
<tr><td>浓缩起止时间</td><td colspan="5">时　分至　时　分</td></tr>
<tr><td rowspan="2">浓缩参数</td><td colspan="2">蒸汽压力
0.13～0.15 MPa</td><td colspan="2">真空度
－0.05～－0.09 MPa</td><td>温度
50～100℃</td></tr>
<tr><td colspan="2">MPa</td><td colspan="2">MPa</td><td>℃</td></tr>
<tr><td>出液起止时间</td><td colspan="5">时　分至　时　分</td></tr>
<tr><td rowspan="2">浓缩浸膏数据</td><td>浸膏密度
g/cm³</td><td>浸膏体积
mL</td><td colspan="3">收膏率：浸膏体积×浸膏密度÷提取原料投料量×100%</td></tr>
<tr><td></td><td></td><td colspan="3">%(保留一位小数)</td></tr>
<tr><td colspan="2">偏差：　有□　无□</td><td colspan="4">偏差说明：</td></tr>
<tr><td colspan="6">操作人：　　　　复核人：　　　　现场 QA：</td></tr>
<tr><td colspan="6">清　场</td></tr>
<tr><td colspan="4">清洁步骤</td><td>清洁要求</td><td>是否达到要求</td></tr>
<tr><td colspan="4">执行《厂房设施清洁操作规程》《生产过程管理规程》《生产工具及容器具管理规程》《地漏清洁标准操作规程》《生产区清洁工具清洁与存放管理规程》《生产区、仓储区废弃物处理标准操作规程》《浓缩系统清洁标准操作规程》。</td><td>无上批产品相关文件和物料。目视无污迹，表面光洁。生产所用工器具应清洁干净。地面、灯具、门窗、内墙应清洁干净。</td><td>是□
否□</td></tr>
<tr><td colspan="6">操作人：　　　　复核人：　　　　现场 QA：</td></tr>
<tr><td>备　注</td><td colspan="5"></td></tr>
</table>

生产状态标识粘贴页

生产许可证粘贴处：

清场合格证（正本）粘贴处：

清场合格证（副本）粘贴处：

醇沉岗位批生产记录

产品名称		产品批号	
产品批量		生产日期	年　月　日

生产前检查			
检查项目	检查内容	检查结果	责任人签字
1. 现场状态	生产现场清洁、设备清洁状态完好，正确填写生产状态牌。	□符合　□不符合	检查人：
2. 文件	有生产指令、工艺卡、清场合格证（副本）、空白生产记录、岗位标准操作规程。	□符合　□不符合	复核人：
3. 物料	包装完整，有物料卡，物料卡内容填写齐全，品名、批号、数量正确无误，与指令要求一致。	□符合　□不符合	现场 QA：
4. 确认输料管道及阀门	管道走向，阀门开关是否正确无误。	□符合　□不符合	

醇沉生产操作			
浓缩液总量	mL	澄清剂 B 组分加入量	mL
搅拌次数	第一次	第二次	第三次
搅拌时间	时　分	时　分	时　分
澄清剂 A 组分加入量	mL		
搅拌次数	第一次	第二次	
搅拌时间	时　分	时　分	
离心机转速	r/min	离心起止时间	时　分至　时　分
精滤液总量	mL		
操作人：	复核人：	现场 QA：	

清　场		
清洁步骤	清洁要求	是否达到要求
执行《厂房设施清洁操作规程》《生产过程管理规程》《生产工具及容器具管理规程》《地漏清洁标准操作规程》《生产区清洁工具清洁与存放管理规程》《生产区、仓储区废弃物处理标准操作规程》《浓缩系统清洁标准操作规程》。	无上批产品相关文件和物料。目视无污迹，表面光洁。生产所用工器具应清洁干净。地面、灯具、门窗、内墙应清洁干净。	是□ 否□
操作人：	复核人：	现场 QA：

备　注	

生产状态标识粘贴页

生产许可证粘贴处：

清场合格证(正本)粘贴处：

清场合格证(副本)粘贴处：

浓缩岗位批生产记录

<table>
<tr><td>产品名称</td><td colspan="3"></td><td colspan="2">产品批号</td><td></td></tr>
<tr><td>产品批量</td><td colspan="3"></td><td colspan="2">生产日期</td><td>年 月 日</td></tr>
<tr><td colspan="7">生产前检查</td></tr>
<tr><td>检查项目</td><td colspan="3">检查内容</td><td colspan="2">检查结果</td><td>责任人签字</td></tr>
<tr><td>1. 现场状态</td><td colspan="3">生产现场清洁、设备清洁状态完好,正确填写生产状态牌。</td><td colspan="2">□符合 □不符合</td><td rowspan="4">检查人:

复核人:

现场 QA:</td></tr>
<tr><td>2. 文件</td><td colspan="3">有生产指令、工艺卡、清场合格证(副本)、空白生产记录、岗位标准操作规程。</td><td colspan="2">□符合 □不符合</td></tr>
<tr><td>3. 物料</td><td colspan="3">包装完整,有物料卡,物料卡内容填写齐全,品名、批号、数量正确无误,与指令要求一致。</td><td colspan="2">□符合 □不符合</td></tr>
<tr><td>4. 确认输料管道及阀门</td><td colspan="3">管道走向,阀门开关是否正确无误。</td><td colspan="2">□符合 □不符合</td></tr>
<tr><td colspan="7">浓缩生产操作</td></tr>
<tr><td>提取液总量</td><td colspan="6">mL</td></tr>
<tr><td>浓缩起止时间</td><td colspan="6">时 分至 时 分</td></tr>
<tr><td rowspan="2">浓缩参数</td><td colspan="2">蒸汽压力
0.13～0.15 MPa</td><td colspan="2">真空度
－0.05～－0.09 MPa</td><td colspan="2">温度
50～100℃</td></tr>
<tr><td colspan="2">MPa</td><td colspan="2">MPa</td><td colspan="2">℃</td></tr>
<tr><td>出液起止时间</td><td colspan="6">时 分至 时 分</td></tr>
<tr><td rowspan="2">浓缩浸膏数据</td><td>浸膏密度
g/cm^3</td><td>浸膏体积
mL</td><td colspan="4">收膏率:浸膏体积×浸膏密度÷提取原料投料量×100%</td></tr>
<tr><td></td><td></td><td colspan="4">%(保留一位小数)</td></tr>
<tr><td colspan="2">偏差: 有□ 无□</td><td colspan="5">偏差说明:</td></tr>
<tr><td colspan="7">操作人: 复核人: 现场 QA:</td></tr>
<tr><td colspan="7">清 场</td></tr>
<tr><td colspan="4">清洁步骤</td><td colspan="2">清洁要求</td><td>是否达到要求</td></tr>
<tr><td colspan="4">执行《厂房设施清洁操作规程》《生产过程管理规程》《生产工具及容器具管理规程》《地漏清洁标准操作规程》《生产区清洁工具清洁与存放管理规程》《生产区、仓储区废弃物处理标准操作规程》《浓缩系统清洁标准操作规程》。</td><td colspan="2">无上批产品相关文件和物料。目视无污迹,表面光洁。生产所用工器具应清洁干净。地面、灯具、门窗、内墙应清洁干净。</td><td>是□
否□</td></tr>
<tr><td colspan="7">操作人: 复核人: 现场 QA:</td></tr>
<tr><td>备 注</td><td colspan="6"></td></tr>
</table>

生产状态标识粘贴页

生产许可证粘贴处：

清场合格证（正本）粘贴处：

中间产品请验单粘贴处：

项目七 黄芩中黄芩苷的提取分离

【项目导学】

探访国家级非遗京万红软膏技艺传承之路

京万红软膏的组方由黄芩、黄连、紫草、当归、金银花、地榆等30多种中药组成，以蜂蜡、麻油为基质，经过传统特殊的配伍制成，能起到很好的生血止血、活血解毒的作用。京万红软膏作为国家级非遗项目，来源于古方黄连解毒膏，由东汉名医华佗弟子吴普创立并传于其后裔。后代代相传至安徽省著名老中医吴香山。20世纪60年代，在吴香山的亲自指点下，科研人员进行了拆方组方的深入研究，终于将黄连解毒膏成功研制成了可以规模化生产的油膏，对外称“5470”。越战期间，“5470”被用于越战伤员外伤的治疗，发挥了极大的作用。“5470”于1970年被命名为“京万红”，取“亚非拉万众心向北京，祖国山河一片红”之意。“京万红”寓意着中国的京万红软膏及品牌恒久绵长、传承永远、唱响神州，成为享誉全球的国药经典。京万红除继承最初的技艺和精神，恪守“不欺祖，谨遵遗训，以德立业；不欺人，以诚以敬，如事父母；不欺心，襟怀磊落，日月光明”的信条外，还不断根据新时代要求进行创新，通过对膏体流动性研究，实现了从提取到制膏等全过程的连续密闭制作，基本实现了无菌化生产，并创建了突出传统中医药特色的中药外用药研发转化基地。

中药制作技艺不只是一种技术，更是中医药文化的传承，有其独特的优势及存在价值，需要精心传承和保护。京万红药业作为中华老字号企业，甘当中医药文化的承袭者和传播者，将京万红软膏组方与制作技艺妥善保护起来，不断挖掘和创新，让这项非遗“瑰宝”不断焕发出新的活力！

【项目要求】

能力目标	知识目标	素质目标
1. 能正确应用煎煮法进行中药提取操作； 2. 能正确运用酸碱法对中药提取物进行分离与精制； 3. 能正确进行微波干燥操作； 4. 能了解中药提取各岗位的生产流程； 5. 能根据提取过程绘制工艺流程图，并规范标识物料加入点、工艺条件等信息。	1. 理解蒽醌类化合物的化学性质和药理作用； 2. 理解酸碱法，描述其原理； 3. 描述微波干燥机结构及使用注意事项； 4. 识记酸碱法分离的过程。	1. 认识中药提取、分离岗位的职业要求； 2. 热爱中医药事业，传承中医药文化； 3. 培养爱国精神及民族自豪感； 4. 培养学生质量意识及责任意识； 5. 培养学生沟通与团队意识； 6. 通过任务结果评价，促进培养学生求精、拓新的工匠精神。

【知识加油站】

从化合物的结构上来看，具有蒽醌母核结构的化合物总称为蒽醌类化合物。蒽醌类化合物在蒽醌母核上常有羟基、羟甲基、甲基、甲氧基和羧基取代，它们以游离形式或与糖结合成苷的形式存在；游离形式称之为游离蒽醌或蒽醌苷元，苷的形式称为蒽醌苷。蒽醌类化合物具有多方面的活性，但最主要的是致泻和抗菌作用。

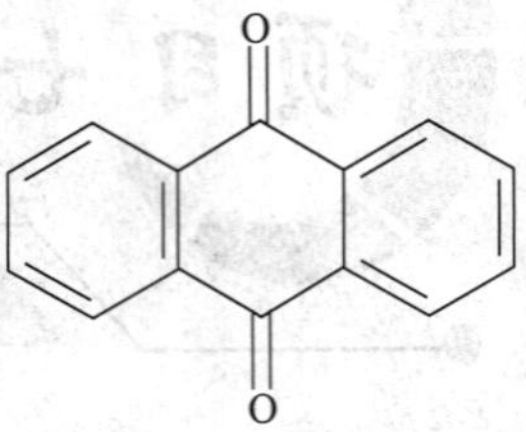

蒽醌母核

(一)蒽醌类的化学结构

一般蒽醌类化合物按结构的不同可分为：羟基蒽醌类，蒽酮及蒽酚类，二蒽酮类，二蒽醌类4种类型。

羟基蒽醌类是蒽醌的衍生物，根据羟基在蒽醌母核上的分布状况不同，我们又将羟基蒽醌分为大黄素型和茜草素型2类。

蒽酮及蒽酚类是蒽醌在酸性介质中被还原，生成蒽酮及互变异构的蒽酚。

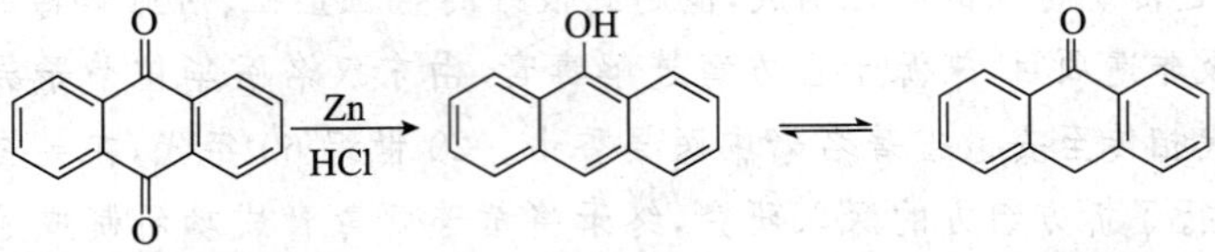

蒽醌　　蒽酚　　蒽酮

二蒽酮类，可以看成是两分子的蒽酮通过C—C键相互结合而成的化合物。如中药番泻叶中的主要有效成分番泻苷A、B、C、D均为二蒽酮类衍生物。

二蒽醌类是由两分子的蒽醌聚合而成的蒽醌衍生物，存在于真菌、地衣植物中。

1. 大黄素型　羟基分布于两侧苯环上，多呈黄色。如大黄、决明中有致泻作用的1,8-二羟基蒽醌衍生物均属于这一类型。大黄药材中含有的大黄酚、大黄素、大黄素甲醚、芦荟大黄素、大黄酸这五种大黄素型羟基蒽醌在中药中分布比较广泛。

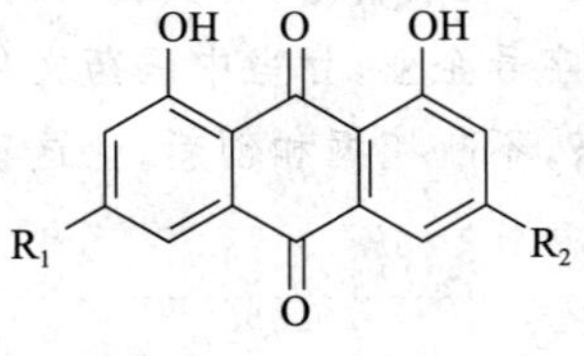

	R_1	R_2
大黄酚	H	CH_3
大黄素	OH	CH_3
大黄素甲醚	OCH_3	CH_3
芦荟大黄素	H	CH_2OH
大黄酸	H	COOH

2. 茜草素型　羟基分布于一侧苯环上，颜色较深，多呈橙黄色或橙红色。种类较少，最重要的中药是茜草。茜草的根能止血、活血，主治咳嗽、痰中带血以及风湿性关节炎。

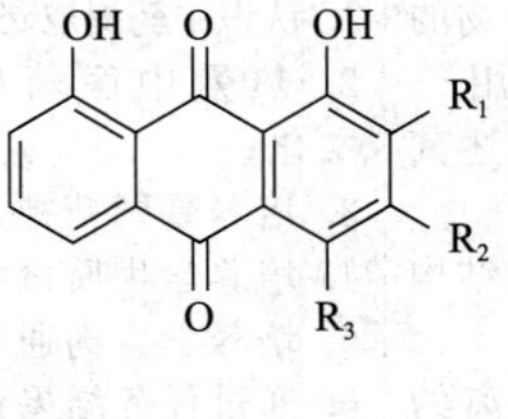

	R_1	R_2	R_3
茜草素	OH	H	H
羟基茜草素	OH	H	OH
伪羟基茜草素	OH	COOH	OH

(二)理化性质

1. 性状 蒽醌类及其苷类多成黄色或橘红色结晶,有一定的熔点。蒽醌类化合物一般具有荧光性,并在不同的 pH 时显示不同的颜色。

2. 溶解性 蒽醌成苷后易溶于甲醇、热水,在稀醇中的溶解度比在高浓度醇中大,难溶于乙醚等与水不相混溶的有机溶剂。蒽醌苷元大多具结晶型,不溶或难溶于水,可溶于乙醇、氯仿、乙醚等有机溶剂中。

3. 升华性 游离蒽醌具有升华性,常压下加热可升华而不分解,如大黄酚与大黄酚甲醚的升华温度在 124℃、芦荟大黄素 185℃、大黄素 206℃、大黄酸 210℃。一般升华温度随酸度的增强而升高。

4. 酸性 蒽醌类化合物多具有酚羟基或羧基,故多具有酸性。蒽醌类化合物因分子中羧基的有无以及酚羟基的数目和位置的不同,酸性强弱表现出显著差异。一般说来,含有羧基的蒽醌类化合物的酸性强于不含羧基者;酚羟基数目增多,酸性增强,β-羟基蒽醌类化合物的酸性强于 α-羟基蒽醌类化合物。因此,游离蒽醌的酸性强弱顺序为:COOH>2 个以上 β-羟基 >1 个 β-羟基>2 个以上 α-羟基>1 个 α-羟基。

(三)提取方法

1. 有机溶剂提取法 一般选用甲醇或乙醇为溶剂,可同时将游离态和成苷的蒽醌类化合物从药材中提取出来,浓缩后再依次用有机溶剂提取,可根据极性大小不同进行初步分离(如将苷和苷元分开)。

2. 碱提酸沉法 利用蒽醌具有的酸性,可以采用碱提酸沉法,主要是提取具有游离酚羟基的蒽醌类化合物。酚羟基与碱成盐而溶于碱水溶液中,酸化后酚羟基游离而沉淀析出。

【生产指令】

流感季节,感冒药销量逐渐增加,为了满足市场需要,公司紧急采购了 1 批黄芩,要求提取车间尽快完成其提取工作,生产部根据检验情况及时下达了生产计划(批生产指令见项目七附件)。

一、产品概述

1. 产品名称:黄芩提取物
2. 处方:每批产量 10 g

原辅料名称	每 1 g 用量	每批生产用量
黄芩	12.5 g	125 g

二、生产工艺流程图

黄芩提取的工艺流程图见图 7-1。

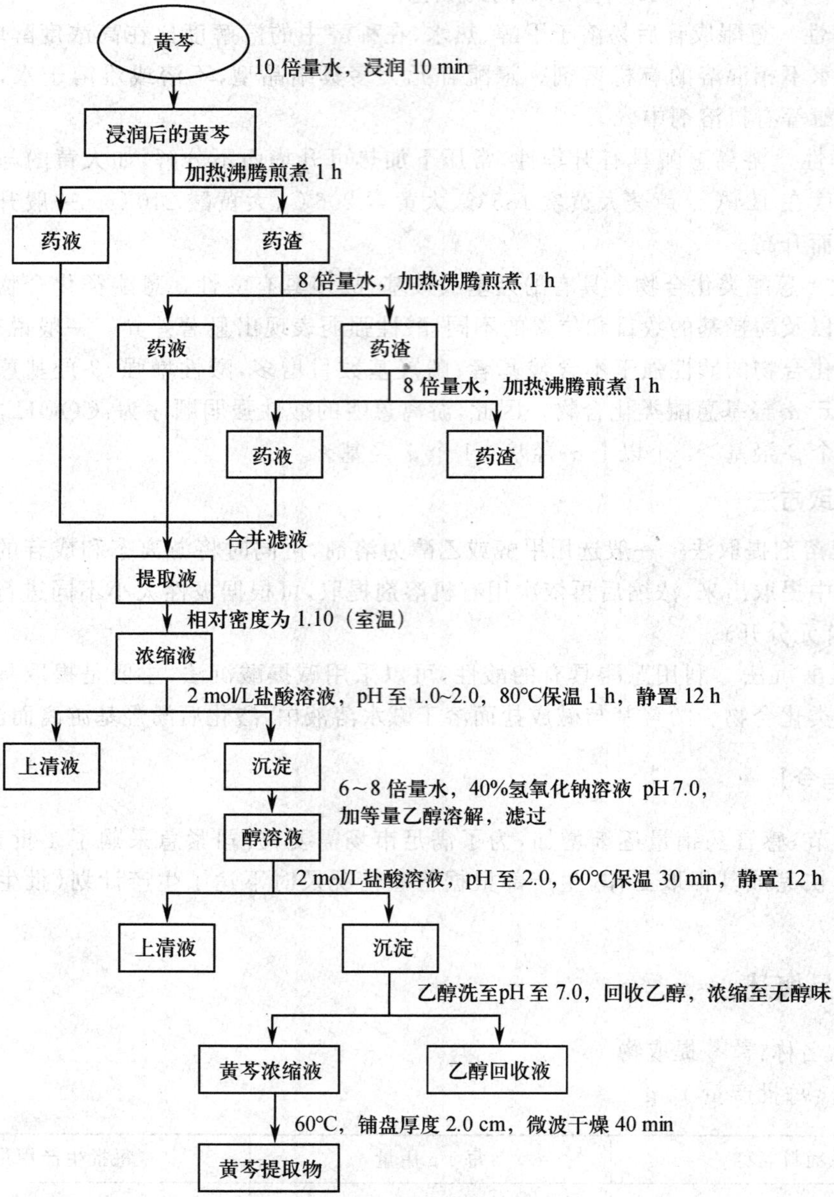

图 7-1　黄芩提取工艺流程图

任务1　黄芩的煎煮提取

【职业能力】

1. 能按规程进行生产前检查，并确认检查结果；
2. 能正确填写生产过程凭证；
3. 能根据生产过程正确填写批生产记录；
4. 能读懂工艺规程及标准操作规程；
5. 能清楚生产后清场要求；
6. 能按规程运用煎煮法提取中药；
7. 能正确使用多功能提取罐。

【任务描述】

取称量好的黄芩投入提取罐中，加入10倍量的水，浸润10 min后，打开加热装置，开始加热，自沸腾起开始记录时间，提取1 h后，用300目滤网过滤。滤渣再提取2次，每次加入8倍量水，提取1 h，用300目滤网过滤。合并3次滤液，备用。

【任务准备】

1. 任务场地：一体化实训室
2. 建议学时：4学时
3. 物料要求：黄芩、饮用水
4. 仪器设备要求：电子天平、提取罐、不锈钢桶、1 000 mL量筒、300目滤网
5. 文件要求：工艺规程、批生产记录、生产凭证

【任务实施】

一、生产前准备

序号	步骤	任务实施	操作要求
1	开具领料单	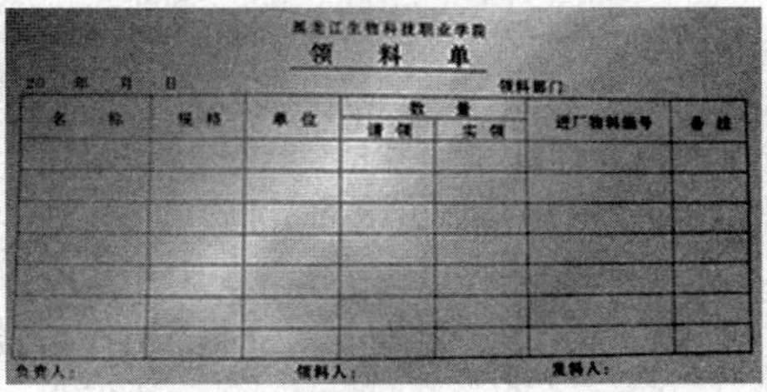	由工序负责人根据生产指令开具需料领料单，一式两份，由车间主任签字，并到中药材库领取物料。

黑龙江生物科技职业学院
领　料　单
20　年　月　日　　　　领料部门

名　称	规　格	单　位	数量		进厂物料编号	备　注
			请　领	实　领		

负责人：　　　领料人：　　　发料人：

续表

序号	步骤	任务实施	操作要求
2	检查清场合格证(副本)	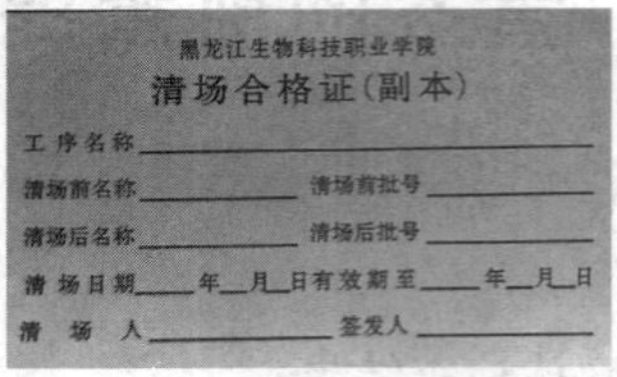 黑龙江生物科技职业学院 清场合格证(副本) 工序名称____ 清场前名称____ 清场前批号____ 清场后名称____ 清场后批号____ 清场日期___年__月__日有效期至___年__月__日 清场人____ 签发人____	检查上批清场合格证(副本),有效期是否在范围内,如合格,放入本批批生产记录中;如不合格,重新清场。
3	生产前检查	1. 检查生产现场清洁、设备清洁状态; 2. 检查是否有批生产指令、清场合格证(副本)、空白生产记录、岗位标准操作规程; 3. 检查物料包装完整,有物料标签,物料标签内容填写齐全,品名、批号、数量正确无误,与指令要求一致。	1. 环境、设备卫生符合要求。设备运转正常; 2. 各项记录文件齐全; 3. 核对物料品名、批号、规格、数量、质量与生产指令相符合。
4	开具生产许可证	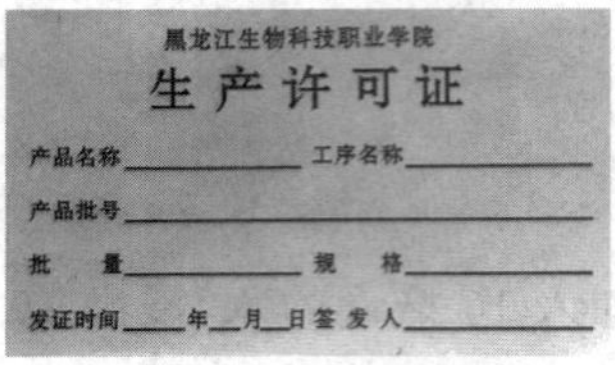 黑龙江生物科技职业学院 生产许可证 产品名称____ 工序名称____ 产品批号____ 批量____ 规格____ 发证时间___年__月__日签发人____	根据生产指令填写生产状态标志(生产许可证),并悬挂在指定位置。
5	称量配料	1. 检查天平校验合格证; 2. 按生产指令称取 125 g 黄芩备用。	记录应及时、准确、真实、完整,称取过程及时记录在批生产记录中,均需经复核人复核。

二、煎煮提取

序号	步骤	任务实施	操作要求
1	第一次煎煮	1. 取黄芩投入提取罐中,加入 10 倍量的水,浸润 10 min; 2. 关闭投料口,打开加热开关,开始加热; 3. 自沸腾起开始记录时间,提取 1 h; 4. 停止加热,打开提取罐底部出液阀门,放出药液; 5. 药液用 300 目滤网过滤,药渣重新投入提取罐; 6. 用量筒量取滤液,记录数据。	1. 加水量要符合要求; 2. 浸润时间要符合要求; 3. 提取时间要符合要求; 4. 操作时要双人复核; 5. 及时准确填写批生产记录,并做到字迹清晰、数据完整,不得任意涂改和撕毁; 6. 提取时提取罐较热,要注意安全。
2	第二次煎煮	1. 加入 8 倍量的水; 2. 关闭投料口,打开加热开关,开始加热; 3. 自沸腾起开始记录时间,提取 1 h; 4. 停止加热,打开提取罐底部出液阀门,放出药液; 5. 药液用 300 目滤网过滤; 6. 用量筒量取滤液,记录数据。	1. 加水量要符合要求; 2. 提取时间要符合要求; 3. 操作时要双人复核; 4. 及时准确填写批生产记录,并做到字迹清晰、数据完整,不得任意涂改和撕毁 5. 提取时提取罐较热,要注意安全。

续表

序号	步骤	任务实施	操作要求
3	第三次煎煮	1. 加入8倍量的水； 2. 关闭投料口，打开加热开关，开始加热； 3. 自沸腾起开始记录时间，提取1 h； 4. 停止加热，打开提取罐底部出液阀门，放出药液； 5. 药液用300目滤网过滤； 6. 用量筒量取滤液，记录数据； 7. 打开提取罐底部出渣口，取出药渣。	1. 加水量要符合要求； 2. 提取时间要符合要求； 3. 操作时要双人复核； 4. 及时准确填写批生产记录，并做到字迹清晰、数据完整，不得任意涂改和撕毁； 5. 提取时提取罐较热，要注意安全。
4	合并滤液	合并三次所得滤液，备用。	及时准确填写批生产记录，并做到字迹清晰、数据完整，不得任意涂改和撕毁。

三、清场

序号	步骤	任务实施	操作要求
1	清洁生产现场	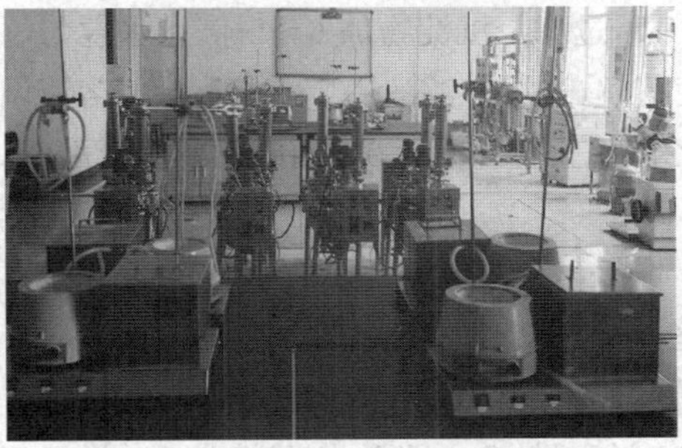 1. 清洁操作台，天平，设备，地面至干净； 2. 彻底清除产品遗留物料。	1. 无上批产品相关文件和物料； 2. 目视无污迹，表面光洁； 3. 生产所用工器具应清洁干净； 4. 地面、灯具、门窗、内墙应清洁干净。
2	填写记录	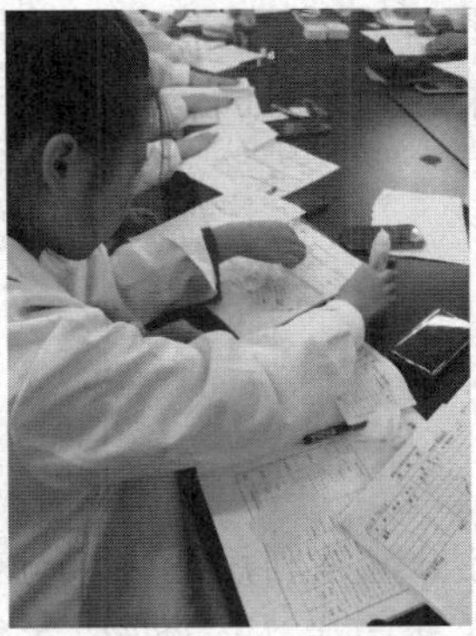 1. 填写清场记录，由QA检查合格，发给清场合格证； 2. 清场合格证（正本）纳入批生产记录中，及时更换状态标识。	1. 要符合清场要求； 2. 及时准确填写批生产记录。

任务 2　黄芩提取液的精制

【职业能力】

1. 能按规程进行生产前检查,并确认检查结果;
2. 能正确填写生产过程凭证;
3. 能根据生产过程正确填写批生产记录;
4. 能读懂工艺规程及标准操作规程;
5. 能清楚生产后清场要求;
6. 能按规程运用酸碱法对中药提取物进行分离与精制。

【任务描述】

将黄芩提取液浓缩至相对密度为 1.10(室温)的清膏,加入 2 mol/L 盐酸溶液适量调节 pH 至 1.0～2.0,80℃保温 1 h,静置 12 h,过滤。沉淀物加 6～8 倍量水搅匀,用 40%氢氧化钠溶液调节 pH 至 7.0,加等量乙醇,搅拌使溶解,过滤。滤液用 2 mol/L 盐酸溶液调节 pH 至 2.0,60℃保温 30 min,静置 12 h,过滤。沉淀用乙醇洗至 pH 至 7.0。回收乙醇至无醇味,备用。

【任务准备】

1. 任务场地:一体化实训室
2. 建议学时:8 学时
3. 物料要求:黄芩提取液、95%乙醇、2 mol/L 盐酸溶液、40%氢氧化钠溶液
4. 仪器设备要求:电子天平、不锈钢锅或 1 000 mL 烧杯、电磁炉或电陶炉、玻璃棒、100 mL 量筒、500 mL 量筒、温度计、比重计、酒精计、300 目滤网、pH 试纸
5. 文件要求:工艺规程、批生产记录、生产凭证

【知识准备】

一、酸碱法

(一)定义

酸碱法(二维码 7-1)又称酸碱沉淀法,就是利用酸性成分在碱中成盐而溶解、在酸中游离而沉淀,而碱性成分在酸中成盐而溶解、在碱中游离而沉淀的性质,来进行分离的一种分离方法。酸碱沉淀法具有沉淀反应可逆性。

二维码 7-1
酸碱法

(二)沉淀方式

目前应用酸碱法一般可以分为 3 种沉淀方式。

1. 酸提取碱沉淀　可用于一些生物碱的提取分离。
2. 碱提取酸沉淀　用于黄酮类、蒽醌类、酚酸性成分和内酯类成分的提

取分离。

3. 调 pH 等电点　调节 pH 至等电点，使蛋白质、多肽等酸碱两性的化学成分沉淀析出而分离。

通过 3 种酸碱法的沉淀方式，可以看出酸碱法仅适用于酸性或碱性化合物的提取分离，对于没有酸、碱基团的化合物不建议采用。

在应用酸碱沉淀法时，还需要考虑 3 个因素：首先，酸碱法要具有一定的选择性，否则不能使目标成分很好地分离。其次，对于一些活性物质，必须要考虑其活性和化学结构是否被破坏。最后，使用酸碱法必须要充分估量试剂残留对人体的影响。

(三)应用特点

酸碱法选择性好，分辨率高；工艺设备简单，操作方便，成本低，便于批量生产，在有效成分浓度越高的溶液中，沉淀越有利，收率越高。但沉淀效果受时间、温度、溶解度、pH 等多方面因素的干扰，需要很好地把握这些条件因素，这就要求操作人员要非常熟练。

二、沉淀法

沉淀法又称沉淀分离法，是在样品中加入某些试剂或溶剂，使被分离化学成分或杂质的溶解度降低而以固体形态沉淀析出的一种分离方法。因其操作简便，不需要特殊或专用设备，无论在实验室的研究工作还是工业化生产中，其应用均很普遍。

沉淀法包括醇沉法、酸碱法、铅盐沉淀法、盐析法。铅盐沉淀法因含有重金属铅，所以被限制使用。盐析法一般可用于生物碱、皂苷和挥发油的提取分离。

【任务实施】

一、生产前准备

序号	步骤	任务实施	操作要求
1	检查清场合格证(副本)	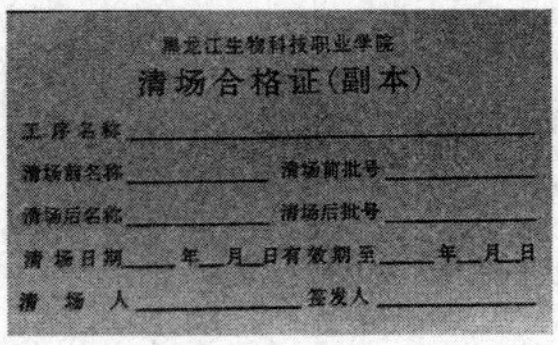 黑龙江生物科技职业学院 清场合格证(副本) 工序名称____ 清场前名称____ 清场前批号____ 清场后名称____ 清场后批号____ 清场日期____年__月__日有效期至____年__月__日 清场人____ 签发人____	检查上批清场合格证(副本)，有效期是否在范围内，如合格，放入本批批生产记录中；如不合格，重新清场。
2	生产前检查	1. 检查生产现场清洁、设备清洁状态； 2. 检查是否有批生产指令、清场合格证(副本)、空白生产记录、岗位标准操作规程； 3. 检查物料包装完整，有物料标签，物料标签内容填写齐全，品名、批号、数量正确无误，与指令要求一致。	1. 环境、设备卫生符合要求。设备运转正常； 2. 各项记录文件齐全； 3. 核对物料品名、批号、规格、数量、质量与生产指令相符合。
3	开具生产许可证	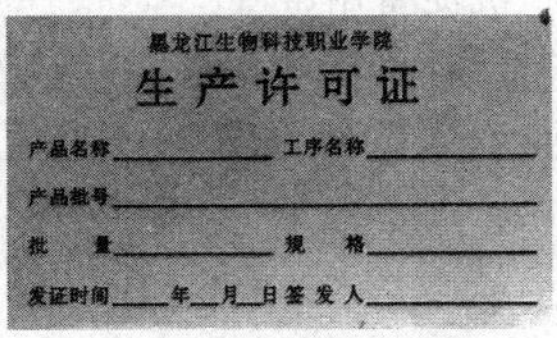 黑龙江生物科技职业学院 生产许可证 产品名称____ 工序名称____ 产品批号____ 批量____ 规格____ 发证时间____年__月__日 签发人____	根据生产指令填写生产状态标志(生产许可证)，并悬挂在指定位置。

二、提取液酸碱法精制

序号	步骤	任务实施	操作要求
1	浓缩	1. 将黄芩提取液倒入不锈钢锅中； 2. 用电磁炉或电陶炉加热浓缩； 3. 将浓缩液放凉至室温； 4. 将浓缩液倒入 500mL 的量筒内，读取体积数； 5. 用比重计测定浓缩液相对密度； 6. 计算收膏率，进行偏差分析。	1. 提取液的量不得超过容积的 2/3； 2. 蒸发过程中必须用玻璃棒不断搅拌，以防止局部温度过高而使液体飞溅； 3. 将比重计垂直放入量筒，比重计不晃动时观察水平液面的刻度值即为测量结果； 4. 比重与温度有关，浓缩液温度一定要符合工艺要求； 5. 操作要双人复核； 6. 及时准确填写批生产记录，并做到字迹清晰、数据完整，不得任意涂改和撕毁。
2	酸沉	1. 取黄芩清膏置烧杯中，加入 2mol/L 盐酸溶液适量，调节 pH 至 1.0～2.0； 2. 80℃保温 1 h； 3. 静置 12 h； 4. 用 300 目滤网过滤，沉淀备用； 5. 用天平称量沉淀重量。	1. pH 要符合要求； 2. 保温温度和时间要符合要求； 3. 静置时间要符合要求； 4. 操作时要双人复核； 5. 及时准确填写批生产记录，并做到字迹清晰、数据完整，不得任意涂改和撕毁。
3	碱溶	1. 取沉淀物加 6～8 倍量水搅匀； 2. 用 40%氢氧化钠溶液调节 pH 至 7.0； 3. 加等量乙醇，搅拌使溶解； 4. 用 300 目滤网过滤，滤液备用。	1. 加水量要符合要求； 2. pH 要符合要求； 3. 加醇量要符合要求； 4. 操作时要双人复核； 5. 及时准确填写批生产记录，并做到字迹清晰、数据完整，不得任意涂改和撕毁。
4	酸沉	1. 滤液加入 2 mol/L 盐酸溶液适量，调节 pH 至 2.0； 2. 60℃保温 30 min； 3. 静置 12 h； 4. 用 300 目滤网过滤，沉淀备用； 5. 用天平称量沉淀重量。	1. pH 要符合要求； 2. 保温温度和时间要符合要求； 3. 静置时间要符合要求； 4. 操作时要双人复核； 5. 及时准确填写批生产记录，并做到字迹清晰、数据完整，不得任意涂改和撕毁。

续表

序号	步骤	任务实施	操作要求
5	醇洗	沉淀用乙醇洗至 pH 至 7.0。	1. pH 要符合要求； 2. 操作时要双人复核； 3. 及时准确填写批生产记录，并做到字迹清晰、数据完整，不得任意涂改和撕毁。
6	乙醇回收及浓缩	1. 当系统开始达到负压时，打开加料阀，加入提取液； 2. 摇动升降摇柄调整水浴锅高度，使水浴液面与蒸馏瓶液面相平； 3. 打开旋转马达，设定转速 10～13 转； 4. 打开冷凝水； 5. 打开水浴锅加热并设定加热温度 80℃； 6. 浓缩至相对密度为 1.15～1.20(80℃测)； 7. 关闭旋转蒸发仪，按相反顺序进行，先关加热开关，再让蒸馏瓶停转，并离开水浴锅，开放空阀门，停真空泵，关蒸发仪电源，关冷凝水，放冷即可。 8. 打开放料阀，收集乙醇液； 9. 取下旋转瓶，倒出浓缩液。	1. 记录回收时间； 2. 记录加热温度和真空度； 3. 及时准确填写批生产记录，并做到字迹清晰、数据完整，不得任意涂改和撕毁。
7	产品数据分析	1. 将浓缩液倒入 500 mL 的量筒内，读取体积数； 2. 将回收乙醇倒入 500 mL 的量筒内，读取体积数； 3. 用酒精计测定回收乙醇。	1. 将酒精计垂直放入量筒，酒精计不晃动时观察水平液面的刻度值即为测量结果； 2. 计算要准确； 3. 及时准确填写批生产记录，并做到字迹清晰、数据完整，不得任意涂改和撕毁。

三、清场

序号	步骤	任务实施	操作要求
1	清洁生产现场	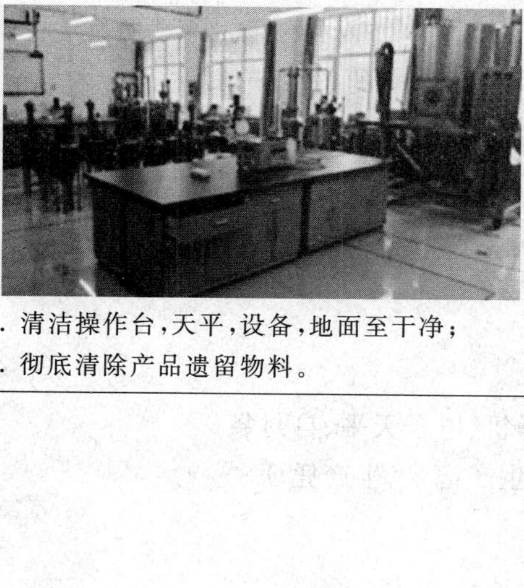 1. 清洁操作台，天平，设备，地面至干净； 2. 彻底清除产品遗留物料。	1. 无上批产品相关文件和物料； 2. 目视无污迹，表面光洁； 3. 生产所用工器具应清洁干净； 4. 地面、灯具、门窗、内墙应清洁干净。

续表

序号	步骤	任务实施	操作要求
2	填写记录	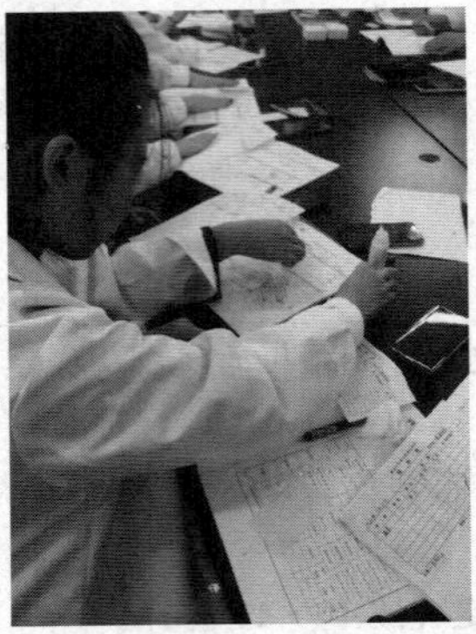 1. 填写清场记录，由 QA 检查合格，发给清场合格证； 2. 清场合格证（正本）纳入批生产记录中，及时更换状态标识。	1. 要符合清场要求； 2. 及时准确填写批生产记录。

任务 3 黄芩提取物的微波干燥

【职业能力】

1. 能按规程进行生产前检查，并确认检查结果；
2. 能正确填写生产过程凭证；
3. 能根据生产过程正确填写批生产记录；
4. 能读懂工艺规程及标准操作规程；
5. 能清楚生产后清场要求；
6. 能按规程对中药提取液进行微波干燥。

【任务描述】

黄芩浓缩液在 60℃，铺盘厚度 2.0 cm 的条件下，微波干燥 40 min。干燥结束后，取出干膏，称重（双人复核），装于洁净塑料袋内，密封。

【任务准备】

1. 任务场地：一体化实训室
2. 建议学时：2 学时
3. 物料要求：黄芩浓缩液
4. 仪器设备要求：微波干燥机、电子天平、自封袋
5. 文件要求：工艺规程、批生产记录、生产凭证

【知识准备】

一、微波干燥的定义

微波干燥是通过微波加热原理使物料内部水分加热蒸发得到干燥效果的一种干燥方式。

二、微波干燥的原理

微波是一种频率非常高的电磁波，其频率在 300 MHz(兆赫)至 300 kMHz(千兆赫) 之间，波长在 1～1 000 mm 之间。

由于水分子是极性分子，微波干燥就是利用磁场方向的高频转变，使极性分子产生剧烈运动与摩擦碰撞，物料产生热量，使物料温度不断升高，水分变成水蒸气而被排走，从而迅速完成干燥的目的。和传统干燥方式不同，微波干燥时物体本身成为发热体，并且热传导方向与水分扩散方向相同。因此，微波干燥是利用电磁波作为加热源、被干燥物料本身为发热体的一种干燥方式。

三、应用特点

1. 干燥速度快　常规加热方法采用热空气、燃气、蒸汽或过热蒸汽等对物料进行加热，其实质是通过物料内部的温度梯度来实现热量传递的，因而加热速度慢。而采用微波加热，是利用微波场与物料的整体发生作用，在物料内迅速地产生热效应，加热速度很快，通常在几秒内便可完成加热过程。

2. 干燥均匀　微波干燥的最大特点是微波在被加热物内部产生的，热源来自物体内部，加热均匀，不会出现物料表面过热和“结壳”的现象，有利于提高产品质量。

3. 能迅速控制干燥温度　常规的加热方法，如蒸汽加热、电热、红外加热等，要达到一定的温度，需要一定的时间，在发生故障或停止加热时，温度的下降又要较长时间。而微波加热无滞后效应，当关闭微波源后，再无微波能量传向物质，利用这一特性可进行对温度控制要求很高的反应。

4. 灭菌功能　微波加热可以在极短的时间内上升到需要的加工温度。场强高温还能在产品的质量不受影响下，产生杀菌作用。所以在干燥的同时，又能达到灭菌功能。

5. 微波加热穿透能力强，能量利用效率高　穿透能力就是电磁波穿透到介质内部的本领，电磁波从表面进入介质并在其内部传播时，由于能量不断被吸收并转化为热能，一般可以做到表里一起加热。微波加热能量利用效率很高，物质升温非常迅速，运用得当可加快物料干燥速度。

6. 物料收率高，操作简易　在整个干燥过程中，物料不会散失，其收料率极高，这对于贵重物料的干燥显得更为重要。

四、仪器设备

微波干燥器一般由直流电源、微波发生器、波导、微波干燥室及冷却系统组成。直流电源供给微波发生器高压直流电；微波干燥设备的核心是微波发生器，目前微波干燥的频率主要为 2450 MHz,微波发生器能将电能转换为微波能。波导是用来传输微波的金属导管,冷却系统则对微波发生器具有冷却作用。

微波干燥器具有加热迅速,干燥速度快,干燥时间短,穿透能力强,干燥均匀,产品质量好,能选择性加热、防霉、杀菌,流水线作业,操作环境好,设备即开即用,没有常规热力干燥的热惯性,操作灵活方便,微波功率可调等优点。

知识扩展

干燥方法的对比

干燥类型	干燥温度	干燥时间	干燥品质量	能耗	占地面积
常压干燥	温度高	时间长	质量低	能耗大	占地面积小
减压干燥	温度较低	时间较长	质量较低	能耗大	占地面积略大
喷雾干燥	温度高	时间较短	质量高	能耗大	占地面积大
微波干燥	温度低	时间短	质量高	能耗低	占地面积略大

【任务实施】

一、生产前准备

序号	步骤	任务实施	操作要求
1	检查清场合格证(副本)	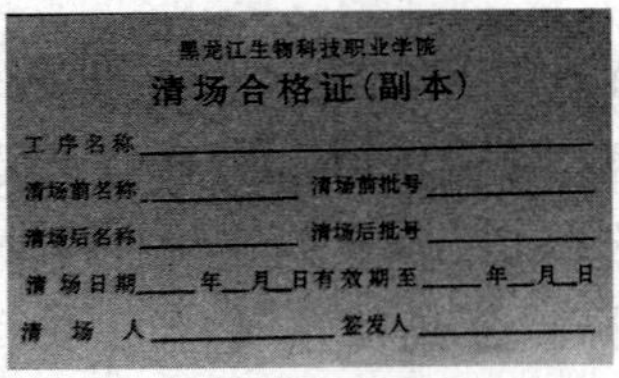 黑龙江生物科技职业学院 清场合格证(副本) 工序名称______ 清场前名称______ 清场前批号______ 清场后名称______ 清场后批号______ 清场日期____年__月__日有效期至____年__月__日 清场人______ 签发人______	检查上批清场合格证(副本),有效期是否在范围内,如合格,放入本批批生产记录中;如不合格,重新清场。
2	生产前检查	1. 检查生产现场清洁、设备清洁状态; 2. 检查是否有批生产指令、清场合格证(副本)、空白生产记录、岗位标准操作规程; 3. 检查物料包装完整,有物料标签,物料标签内容填写齐全,品名、批号、数量正确无误,与指令要求一致。	1. 环境、设备卫生符合要求。设备运转正常; 2. 各项记录文件齐全; 3. 核对物料品名、批号、规格、数量、质量与生产指令相符合。
3	开具生产许可证	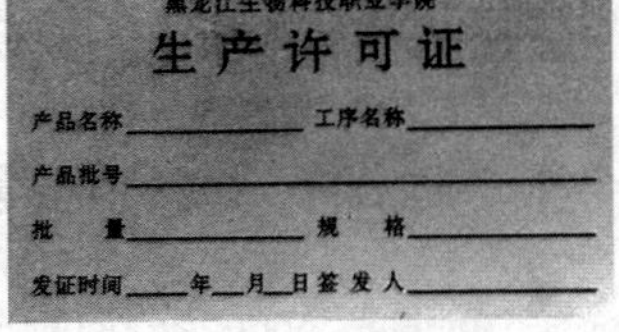 黑龙江生物科技职业学院 生产许可证 产品名称______ 工序名称______ 产品批号______ 批量______ 规格______ 发证时间____年__月__日 签发人______	根据生产指令填写生产状态标志(生产许可证),并悬挂在指定位置。

二、微波干燥

序号	步骤	任务实施	操作要求
1	干燥	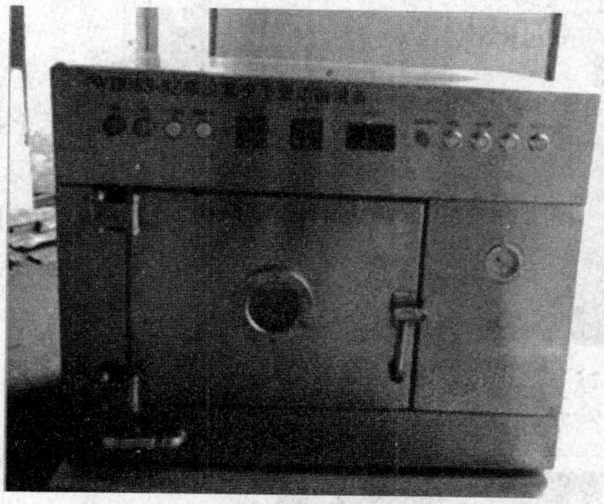 1. 将黄芩浓缩液倒入不锈钢盘中，厚度 2 cm，放入箱内； 2. 设定干燥箱额定温度为 60℃； 3. 将盛有浓缩液的不锈钢盘放入微波干燥箱内干燥 40 min。	1. 厚度要符合要求； 2. 干燥温度要符合要求； 3. 干燥时间要符合要求； 4. 及时准确填写批生产记录，并做到字迹清晰、数据完整，不得任意涂改和撕毁。
2	收率计算	1. 将干燥好的提取物放凉后，取出，装入自封袋； 2. 用电子天平称量干燥粉量； 3. 填写物料卡； 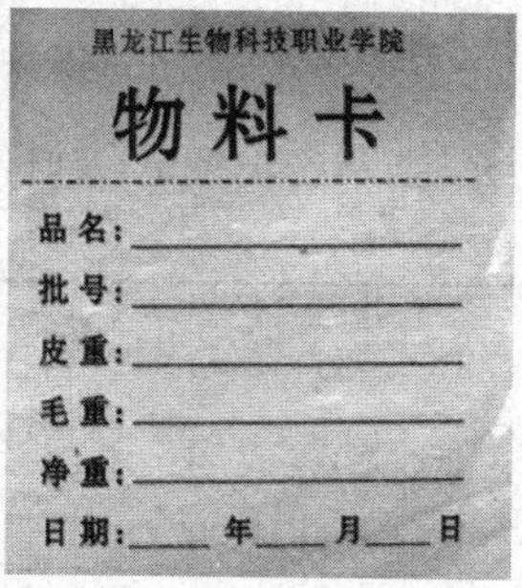 黑龙江生物科技职业学院 物料卡 品名： 批号： 皮重： 毛重： 净重： 日期：　年　月　日 4. 计算收率； 5. 填写中间产品请验单。 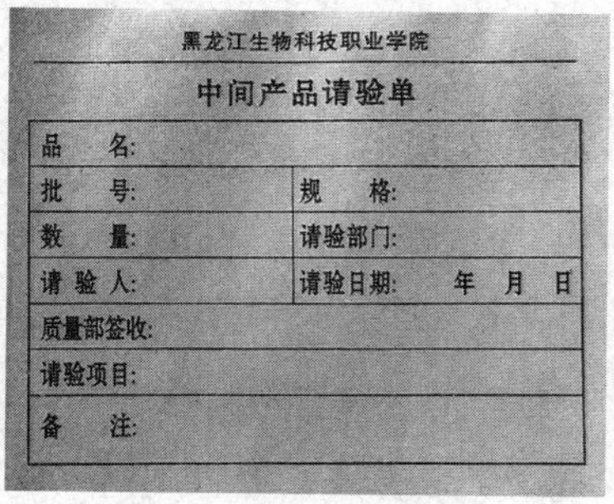 黑龙江生物科技职业学院 中间产品请验单 品　名： 批　号：　规　格： 数　量：　请验部门： 请验人：　请验日期：　年　月　日 质量部签收： 请验项目： 备　注：	1. 检查天平校验合格证； 2. 计算要准确； 3. 及时准确填写批生产记录，并做到字迹清晰、数据完整，不得任意涂改和撕毁。

三、清场

序号	步骤	任务实施	操作要求
1	清洁生产现场	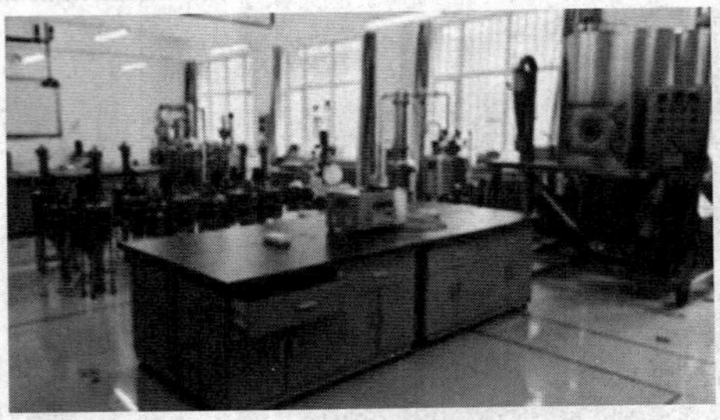 1. 清洁操作台，天平，设备，地面至干净； 2. 彻底清除产品遗留物料。	1. 无上批产品相关文件和物料； 2. 目视无污迹，表面光洁； 3. 生产所用工器具应清洁干净； 4. 地面、灯具、门窗、内墙应清洁干净。
2	填写记录	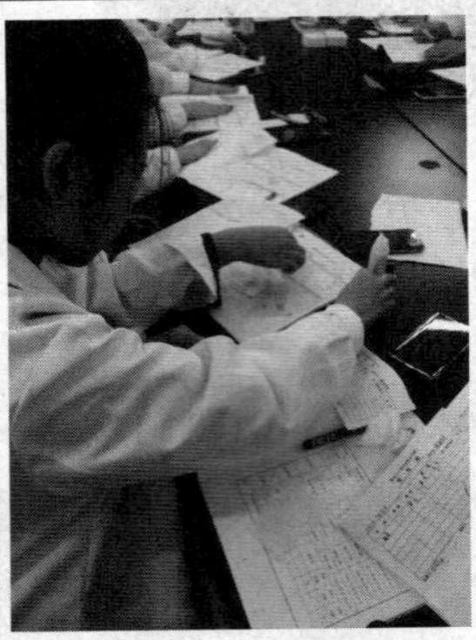 1. 填写清场记录，由 QA 检查合格，发给清场合格证； 2. 清场合格证(正本)纳入批生产记录中，及时更换状态标识。	1. 要符合清场要求； 2. 及时准确填写批生产记录。

【任务考核】

项目七 黄芩中黄芩苷的提取分离考核表

基本信息	姓　名			班　级	
	学　号			组　别	
	考核日期	年　月　日		总评成绩	
考核内容	序号	步骤	完成情况		标准分	评分
			完成	未完成		
	1	任务1操作			15	
	2	任务1产品展示			5	
	3	任务1清场检查			5	
	4	任务2操作			10	
	5	任务2产品展示			5	
	6	任务2清场检查			5	
	7	任务3操作			10	
	8	成品展示			10	
	9	任务3清场检查			5	
	10	批记录、凭证填写			20	
	11	团队协作			10	

项目七附件 1　黄芩提取批生产指令

<table>
<caption>批　生　产　指　令</caption>
<tr><td>产品名称</td><td colspan="2">黄芩提取物</td><td colspan="2">规　　格</td><td colspan="3">—</td></tr>
<tr><td>产品批号</td><td colspan="2"></td><td colspan="2">计划产量</td><td colspan="3">10 g</td></tr>
<tr><td>生产车间</td><td colspan="2">提取车间</td><td colspan="2">生产日期</td><td colspan="3">年　　月　　日</td></tr>
<tr><td rowspan="3">指令签发</td><td colspan="2">起草人</td><td colspan="2">（生产部工艺员签字）</td><td>拟定日期</td><td colspan="2">××××年××月××日</td></tr>
<tr><td colspan="2">生产部核准人</td><td colspan="2">（生产部长签字）</td><td>核准日期</td><td colspan="2">××××年××月××日</td></tr>
<tr><td colspan="2">质量部核准人</td><td colspan="2">（质量部长签字）</td><td>核准日期</td><td colspan="2">××××年××月××日</td></tr>
<tr><td rowspan="2">指令接收</td><td colspan="2">接收人</td><td colspan="2">（车间工艺员签字）</td><td>接收日期</td><td colspan="2">××××年××月××日</td></tr>
<tr><td colspan="2">现场 QA</td><td colspan="2">（质量部质检员签字）</td><td>接收日期</td><td colspan="2">××××年××月××日</td></tr>
<tr><td rowspan="3">原辅料</td><td>名称</td><td>生产厂家</td><td>包装规格</td><td>厂家批号</td><td>理论用量</td><td>消耗定额</td><td>实际用量</td></tr>
<tr><td>黄芩</td><td></td><td></td><td></td><td>125 g</td><td>—</td><td>125 g</td></tr>
<tr><td>—</td><td>—</td><td>—</td><td>—</td><td>—</td><td>—</td><td>—</td></tr>
<tr><td colspan="8">说明：仓库依据合格报告单发放物料。</td></tr>
</table>

生产状态标识粘贴页

领料单粘贴处：

清场合格证(副本)粘贴处：

项目七附件 2　黄芩提取批生产记录

提取岗位批生产记录

产品名称		产品批号	
产品批量		生产日期	年　月　日
生产前检查			
检查项目	检查内容	检查结果	责任人签字
1. 现场状态	生产现场清洁、设备清洁状态完好，正确填写生产状态牌。	□符合　□不符合	检查人：
2. 文件	有生产指令、工艺卡、清场合格证（副本）、空白生产记录、岗位标准操作规程。	□符合　□不符合	复核人：
3. 物料	包装完整，有物料卡，物料卡内容填写齐全，品名、批号、数量正确无误，与指令要求一致。	□符合　□不符合	现场 QA：
4. 确认输料管道及阀门	管道走向，阀门开关是否正确无误。	□符合　□不符合	

提取生产操作			
投料量	物料名称：	物料编码/批号：	物料数量：　g
煎煮提取次数	第一次	第二次	第三次
加水时间	时　分至　时　分	时　分至　时　分	时　分至　时　分
加 水 量	mL	mL	mL
浸润时间	时　分至　时　分	—	—
升温时间	时　分至　时　分	时　分至　时　分	时　分至　时　分
煎煮时间	时　分至　时　分	时　分至　时　分	时　分至　时　分
滤 液 量	mL	mL	mL
操作人：	复核人：	现场 QA：	

清　场		
清洁步骤	清洁要求	是否达到要求
执行《厂房设施清洁操作规程》《生产过程管理规程》《生产工具及容器具管理规程》《地漏清洁标准操作规程》《生产区清洁工具清洁与存放管理规程》《生产区、仓储区废弃物处理标准操作规程》《提取系统清洁标准操作规程》《出渣车清洁标准操作规程》。	无上批产品相关文件和物料。目视无污迹，表面光洁。生产所用工器具应清洁干净。地面、灯具、门窗、内墙应清洁干净。	是□ 否□
操作人：	复核人：	现场 QA：

备注	

生产状态标识粘贴页

生产许可证粘贴处：

清场合格证（正本）粘贴处：

清场合格证（副本）粘贴处：

浓缩岗位批生产记录

产品名称		产品批号	
产品批量		生产日期	年　月　日
生产前检查			
检查项目	检查内容	检查结果	责任人签字
1. 现场状态	生产现场清洁、设备清洁状态完好，正确填写生产状态牌。	□符合　□不符合	检查人：
2. 文件	有生产指令、工艺卡、清场合格证（副本）、空白生产记录、岗位标准操作规程。	□符合　□不符合	复核人：
3. 物料	包装完整，有物料卡，物料卡内容填写齐全，品名、批号、数量正确无误，与指令要求一致。	□符合　□不符合	现场 QA：
4. 确认输料管道及阀门	管道走向，阀门开关是否正确无误。	□符合　□不符合	

浓缩生产操作			
提取液总量	mL		
浓缩起止时间	时　分至　时　分		
浓缩参数	蒸汽压力 0.13～0.15 MPa	真空度 －0.05～－0.09 MPa	温度 50～100℃
	MPa	MPa	℃
出液起止时间	时　分至　时　分		
浓缩浸膏数据	浸膏密度 g/cm³	浸膏体积 mL	收膏率：浸膏体积×浸膏密度÷提取原料投料量×100％
			％（保留一位小数）
偏差：　有□　无□	偏差说明：		
操作人：	复核人：	现场 QA：	

清　场		
清洁步骤	清洁要求	是否达到要求
执行《厂房设施清洁操作规程》《生产过程管理规程》《生产工具及容器具管理规程》《地漏清洁标准操作规程》《生产区清洁工具清洁与存放管理规程》《生产区、仓储区废弃物处理标准操作规程》《浓缩系统清洁标准操作规程》。	无上批产品相关文件和物料。目视无污迹，表面光洁。生产所用工器具应清洁干净。地面、灯具、门窗、内墙应清洁干净。	是□ 否□
操作人：	复核人：	现场 QA：
备　注		

生产状态标识粘贴页

生产许可证粘贴处：
清场合格证(正本)粘贴处：
清场合格证(副本)粘贴处：

醇沉岗位批生产记录

产品名称		产品批号	
产品批量		生产日期	年　月　日

生产前检查			
检查项目	检查内容	检查结果	责任人签字
1. 现场状态	生产现场清洁、设备清洁状态完好，正确填写生产状态牌。	□符合　□不符合	检查人：
2. 文件	有生产指令、工艺卡、清场合格证（副本）、空白生产记录、岗位标准操作规程。	□符合　□不符合	复核人：
3. 物料	包装完整，有物料卡，物料卡内容填写齐全，品名、批号、数量正确无误，与指令要求一致。	□符合　□不符合	
4. 确认输料管道及阀门	管道走向，阀门开关是否正确无误。	□符合　□不符合	现场QA：

醇沉生产操作			
第一次调酸	pH	80℃保温起止时间	静置起止时间
		时　分至　时　分	时　分至　时　分
沉淀物重量	g	加水量	mL
加碱中和	pH：	加乙醇量	mL
滤液总量	mL		
第二次调酸	pH	60℃保温起止时间	静置起止时间
		时　分至　时　分	时　分至　时　分
沉淀物重量		醇洗	pH：

乙醇回收生产操作				
回收运行参数	浓缩温度		真空度	
	℃		MPa	
回收起止时间	时　分至　时　分			
回收乙醇数据	乙醇回收量	乙醇回收浓度	回收乙醇批号	浓缩后清膏体积
	mL	%		mL
操作人：	复核人：		现场QA：	

清场		
清洁步骤	清洁要求	是否达到要求
执行《厂房设施清洁操作规程》《生产过程管理规程》《生产工具及容器具管理规程》《地漏清洁标准操作规程》《生产区清洁工具清洁与存放管理规程》《生产区、仓储区废弃物处理标准操作规程》《浓缩系统清洁标准操作规程》。	无上批产品相关文件和物料。目视无污迹，表面光洁。生产所用工器具应清洁干净。地面、灯具、门窗、内墙应清洁干净。	是□ 否□
操作人：	复核人：	现场QA：
备　注		

生产状态标识粘贴页

生产许可证粘贴处：
清场合格证(正本)粘贴处：
清场合格证(副本)粘贴处：

干燥岗位批生产记录

<table>
<tr><td>产品名称</td><td colspan="2"></td><td colspan="2">产品批号</td><td colspan="2"></td></tr>
<tr><td>产品批量</td><td colspan="2"></td><td colspan="2">生产日期</td><td colspan="2">年　月　日</td></tr>
<tr><td colspan="7">生产前检查</td></tr>
<tr><td>检查项目</td><td colspan="2">检查内容</td><td colspan="2">检查结果</td><td colspan="2">责任人签字</td></tr>
<tr><td>1. 现场状态</td><td colspan="2">生产现场清洁、设备清洁状态完好，正确填写生产状态牌。</td><td colspan="2">□符合　□不符合</td><td colspan="2" rowspan="4">检查人：
复核人：
现场 QA：</td></tr>
<tr><td>2. 文件</td><td colspan="2">有生产指令、工艺卡、清场合格证(副本)、空白生产记录、岗位标准操作规程。</td><td colspan="2">□符合　□不符合</td></tr>
<tr><td>3. 物料</td><td colspan="2">包装完整，有物料卡，物料卡内容填写齐全，品名、批号、数量正确无误，与指令要求一致。</td><td colspan="2">□符合　□不符合</td></tr>
<tr><td>4. 确认输料管道及阀门</td><td colspan="2">管道走向，阀门开关是否正确无误。</td><td colspan="2">□符合　□不符合</td></tr>
<tr><td colspan="7">干燥生产操作</td></tr>
<tr><td>浸膏体积</td><td colspan="6">mL</td></tr>
<tr><td>预热起止时间</td><td colspan="6">时　分至　时　分</td></tr>
<tr><td>干燥起止时间</td><td colspan="6">时　分至　时　分</td></tr>
<tr><td rowspan="2">干燥设备名称</td><td colspan="2">电热鼓风干燥箱□</td><td colspan="2">真空干燥箱□</td><td colspan="2">微波真空干燥箱□</td></tr>
<tr><td colspan="2">HB-841-2□　GZX-9067-MBE□</td><td colspan="2">GETS-2AZ-1□</td><td colspan="2">WBZ08S-3Z□</td></tr>
<tr><td>干燥参数</td><td colspan="2">干燥温度：　℃</td><td colspan="2">干燥温度：　℃
真空度：　MPa</td><td colspan="2">干燥温度：　℃
料液厚度：　cm</td></tr>
<tr><td rowspan="2">收率</td><td>投料量 g</td><td>浸膏粉量 g</td><td colspan="4">收率：浸膏粉量÷提取投料量×100%</td></tr>
<tr><td></td><td></td><td colspan="4">%(保留一位小数)</td></tr>
<tr><td colspan="2">偏差：　有□　无□</td><td colspan="5">偏差说明：</td></tr>
<tr><td colspan="7">操作人：　复核人：　现场 QA：</td></tr>
<tr><td colspan="7">清　场</td></tr>
<tr><td colspan="3">清洁步骤</td><td colspan="2">清洁要求</td><td colspan="2">是否达到要求</td></tr>
<tr><td colspan="3">执行《厂房设施清洁操作规程》《生产过程管理规程》《生产工具及容器具管理规程》《地漏清洁标准操作规程》《生产区清洁工具清洁与存放管理规程》《生产区、仓储区废弃物处理标准操作规程》《干燥系统清洁标准操作规程》。</td><td colspan="2">无上批产品相关文件和物料。目视无污迹，表面光洁。生产所用工器具应清洁干净。地面、灯具、门窗、内墙应清洁干净。</td><td colspan="2">是□
否□</td></tr>
<tr><td colspan="7">操作人：　复核人：　现场 QA：</td></tr>
<tr><td>备　注</td><td colspan="6"></td></tr>
</table>

生产状态标识粘贴页

生产许可证粘贴处：

清场合格证(正本)粘贴处：

中间产品请验单粘贴处：

参考文献

[1]韩继红．中药提取分离技术．北京:化学工业出版社,2013.
[2]吕华瑛,王英．中药化学技术．北京:人民卫生出版社,2018.
[3]李小芳．中药提取工艺学．北京:人民卫生出版社,2014.
[4]杨永建．中药提取方法与研究．青岛:中国海洋大学出版社,2018.
[5]罗永明．中药化学成分提取分离技术与方法．上海:上海科学技术出版社,2015.
[6]杨红,郭素华．中药化学实用技术．北京:人民卫生出版社,2018.
[7]冯彬彬．天然药物化学．北京:中国医药科技出版社,2015.
[8]关枫．中药有效成分提取分离300例．北京:人民卫生出版社,2016.
[9]宋小妹,唐志书．中药化学成分提取分离与制备．北京:人民卫生出版社,2009.